SCHEMATISCHE SKIZZEN ZUR EINFÜHRUNG IN DIE CHIRURGIE

(MNEMOTECHNISCHE PROPAEDEUTIK)

VON

PROF. DR. TH. NAEGELI-BONN

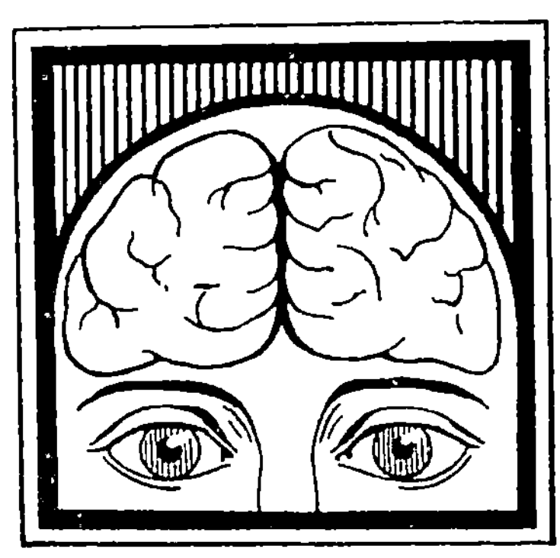

MIT 322 VIELFACH FARBIGEN ABBILDUNGEN
UND EINEM GELEITWORT VON
WEIL. GEHEIMRAT PROF. DR. C. GARRÈ-BONN

ZWEITE UNVERÄNDERTE, VERBILLIGTE AUSGABE

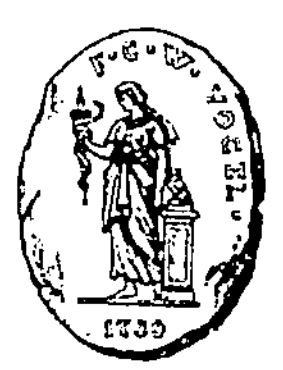

1930

VERLAG VON F. C. W. VOGEL IN LEIPZIG

ISBN-13: 978-3-642-98355-9   e-ISBN-13: 978-3-642-99167-7

DOI: 10.1007/978-3-642-99167-7

Geleitwort

von C. Garrè.

Außerordentlich groß und weitschichtig sind die Anforderungen an Wissen und Können, welche an den Studenten der Medizin heute gestellt werden, — und noch wachsen sie Jahr um Jahr. Das im klinischen Unterricht Erlernte soll ihm in seiner künftigen Betätigung als praktischer Arzt als unverrückbare Grundlage zu jeder Stunde, in allen Verhältnissen für sein Handeln am Krankenbett bereit sein.

Dem akademischen Lehrer, der es mit seinem Beruf ernst nimmt, erwächst damit die pflichtmäßige Aufgabe, den Wissensstoff nicht nur in eine klare, präzise und möglichst einfache Form zu gießen, sondern zugleich auch Methoden zu wählen, welche das Gedächtnis des Studierenden am ehesten und am dauerhaftesten beeindrucken.

Die tägliche Erfahrung, wie auch die experimentelle Psychologie sagen uns, daß die bildmäßige Anschauung es ist, welche in bezug auf Haftvermögen in der Erinnerung und der Möglichkeit unmittelbarer praktischer Auswertung allen anderen didaktischen Hilfsmitteln weit überlegen ist. Das bildmäßig farbig Erschaute bleibt uns vom Bilderbuch unserer Kinderjahre bis ins späte Alter erhalten, — während jedes abstrakte Wissen von Jahr zu Jahr mehr verblaßt und jede durch logische Ableitung vermittelte Erkenntnis auf demselben Wege erst wieder aufgesucht und erneut gefunden werden muß. Treffend sagt der Heidelberger Pathologe P. Ernst: in der Lehre, in Erziehung und Unterricht herrsche die Anschauung, denn eine Welt des Auges ist eine reichere Mitgift für den jungen Arzt als ein Schulsack voll mathematischer

Formeln und Kurven; — eine kraftvolle, farben- und gestaltenfrohe Anschauung tut uns not.

Durchdrungen von diesen Gedanken hat mein früherer Assistent Professor Naegeli es unternommen, vereinzelte in Vorlesungen und Kursen an der Tafel den Studierenden gebotene Farbenskizzen zu einem System auszubauen, welches die grundlegenden Abschnitte der allgemeinen Chirurgie umfaßt. Der Weg, den er damit beschritten, läßt sich wohl noch weiter ausbauen und auch auf andere Zweige der Medizin übertragen.

Möge das Buch die verdiente Beachtung und Wertschätzung finden, die ihm gebührt!

Bonn, zu Weihnachten 1927.

Vorwort.

Ein Bild ist mehr wert wie viele tausend Worte.
(Altes chines. Sprichwort.)

Das Buch ist ein Versuch einer Einführung in die Chirurgie. Es geht von klinischen Gesichtspunkten aus und berücksichtigt praktische Bedürfnisse. Dabei bedient es sich in erster Linie einfacher Zeichnungen. Der Text ist nur ganz knapp gehalten.

Wort und Bild sind ja verschieden wirksam, je nach dem Vorstellungstypus, den wir vor uns haben. Hier wurde vor allem versucht, dem visuellen Typus durch schematische Skizzen das Verständnis dessen, was er in der Klinik zu sehen und hören bekommt, zu erleichtern. Dabei konnten natürlich nur einzelne Zustandsbilder aus dem großen Stoffe herausgegriffen werden. Klare schematische Abbildungen können aber das Maßgebende aus dem naturwissenschaftlichen Geschehen ausschälen, — soweit es der Zeichnung zugänglich ist.

Ein Vorherrschen der konkret anschaulichen Vorstellung prädisponiert ja zum Mediziner, speziell zum praktischen Arzt und zum Chirurgen (Garrè). An diesen Typus richtet sich das Buch in erster Linie.

Mehrjährige eigene Erfahrungen in klinischem Unterricht sind in diesem Buche niedergelegt. Es folgt Garrèschen Lehrmethoden, die helle Augen und klare Überlegung fordern, um Gesehenes und Erfaßtes auf Grund gewisser notwendiger Vorkenntnisse richtig zu verwerten.

Die Ausführung des Planes in der vorliegenden Form verdanke ich großenteils der verständnisvollen unermüdlichen Unterstützung von Herrn Dr. med. Kleber, eines früheren Assistenten der Klinik, der meinen Anregungen medizinisches Verständnis entgegengebracht, meine Entwürfe verbessert und meine Wünsche durch zeichnerisches Können in jeder Richtung erfüllt hat.

Der Unvollkommenheiten dieses ersten Versuches bin ich mir bewußt. Er mußte sich auf die Hauptkapitel beschränken. Praktische Gesichtspunkte waren dabei leitend. Möge das Buch dazu dienen, den „Geist der Chirurgie" leichter zu erfassen lernen! Mögen die Eindrücke, die beim Durchblättern gewonnen werden, im Gehirn sich so einprägen, daß sie zum dauernden Besitz werden. So sucht es all die Bücher, die in der Vollständigkeit ihres Textes den Unterricht unterstützen, zu ergänzen!

Bonn, im November 1927.   Th. Naegeli.

Inhaltsverzeichnis.

Schmerzbetäubung.

Die Schmerzbetäubung zum Zweck chirurgischer Eingriffe
wird erreicht entweder durch

1. Allgemeinnarkose (zentrale Anästhesie) oder
2. Örtliche Betäubung (periphere Anästhesie).

I. Allgemeine Narkose.

Das Mittel gelangt meist auf dem Wege der Inhalation (Abb. 1)
durch die Lungen, seltener vom Mastdarm oder direkt vom Gefäßsystem (Venen) aus in den Kreislauf und wird mit dem Blut nach
dem Gehirn ge-
bracht, wo es
seine elektive
Wirkung ausübt
(Abb. 2). Das
Wesentliche die-
ser Vorgänge ist,
daß dabei die
Nervenzellen ge-
lähmt werden.
Nach Aufhören
der Zufuhr kön-
nen sie sich wie-
der völlig erho-
len, ohne daß
irgendeine Schä-
digung zurück-
bleibt, da es sich
um einen rever-
siblen Vorgang
handelt.

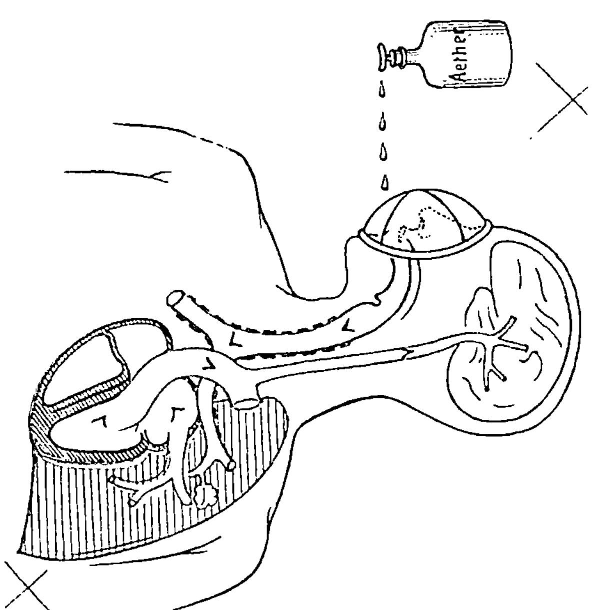

Abb. 1. Inhalationsnarkose. Äther verdunstet auf der
Maske, wird inhaliert, gelangt in die Lungen, von dort auf
dem Blutweg ins Gehirn.

Am empfindlichsten ist das Großhirn und die basalen Stammganglien, dann die Rückenmarkzentren, am längsten bleibt die
Medulla oblongata ungelähmt (Herz-, Atemzentrum), wodurch die

praktische Durchführung der Narkose auch nur möglich (Abb. 2). Die Kunst der Narkose besteht darin, so tief zu narkotisieren, daß

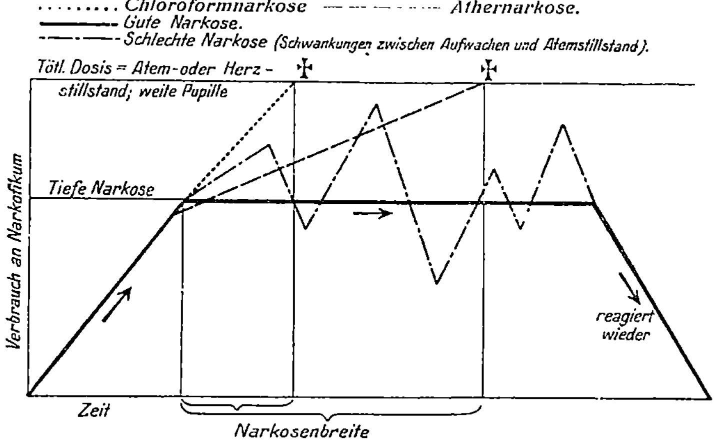

Abb. 2. Reihenfolge der Ausschaltung der verschiedenen Gehirnabschnitte. 4 = Med. obl., deren Lähmung den Tod herbeiführt.

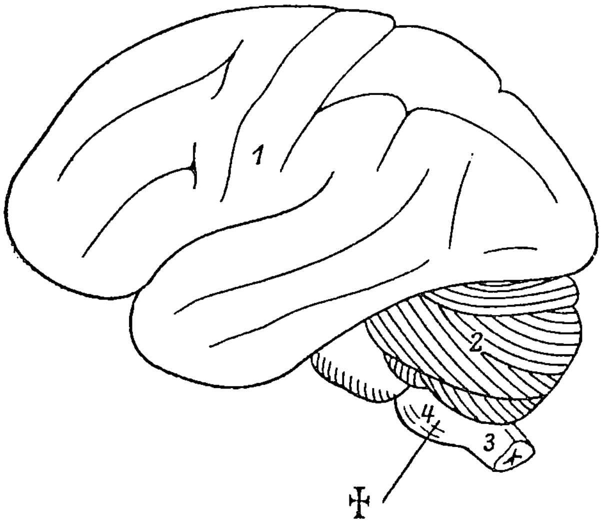

Abb. 3. Schematische Darstellung der Narkose, insbesondere der Narkosenbreite.

die Reflexe erloschen, Herztätigkeit und Atmung aber nicht in Mitleidenschaft gezogen werden. Narkosenbreite ist der Spielraum zwischen Beginn der tiefen Narkose und der Lähmung der Medulla oblongata (Abb. 3).

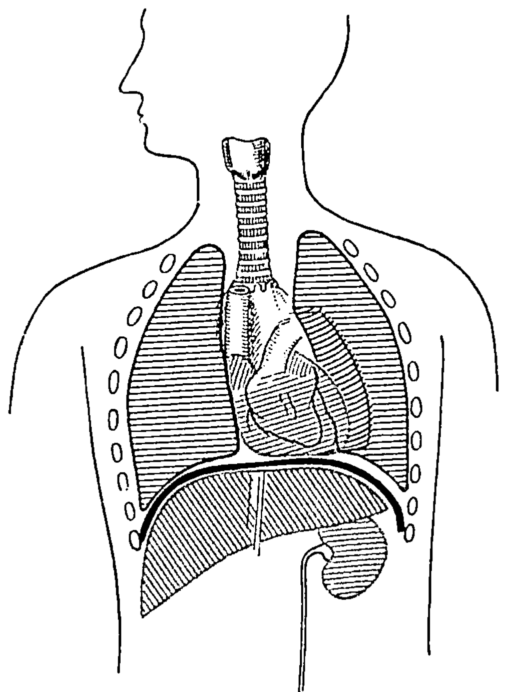

Abb. 4. Blau die durch Äther, rot die durch Chloroform in Mitleidenschaft gezogenen Organe.

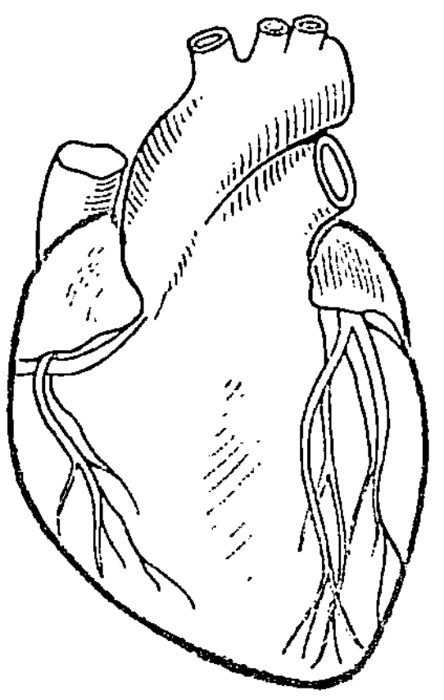

Abb. 5a. Normales Herz.

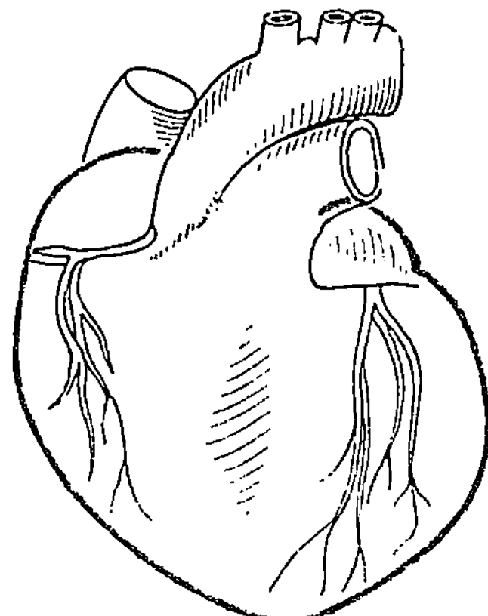

Abb. 5b. Kranker Herzmuskel. Vgl. 5a, Gefahr der Anwendung von Chloroform.

Die gebräuchlichsten Narkotica sind Äther $(C_2H_5)_2O$ und Chloroform $CHCl_3$. Sie unterscheiden sich praktisch in ihrer schädigenden Wirkung auf gewisse innere Organe. So greift der Äther die Luftwege und Lungen (Abb. 4, 6a, 6b), das Chloroform Herzmuskel (Abb. 4, 5b), Leber und Nieren an (Abb. 4). Die Narkosenbreite ist größer bei Äther, weshalb seine Verwendung leichter und weniger gefährlich ist (Abb. 3).

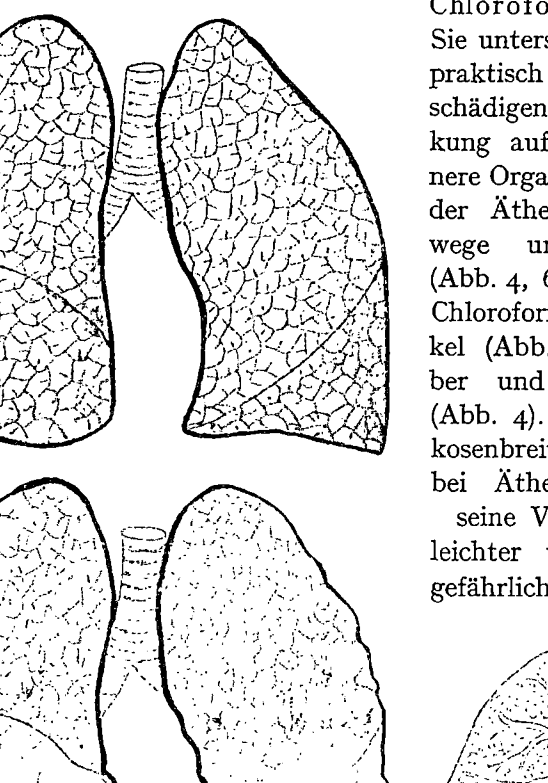

Abb. 6.   a Lungenerkrankung, z. B. Emphysem oder Bronchopneumonie (b), Kontraindikation für Äthernarkose.

Störungen der Narkose.

Mechanische Behinderung der Atmung erfolgt in erster Linie durch ein Zurücksinken der Zunge (Abb. 7). Außerdem können Speichel, erbrochener Mageninhalt, Fremdkörper (Gebiß (Abb. 8), Priemen u. dgl.) die Luftröhre verschließen. Der Handgriff nach v. Esmarch schiebt den horizontalen Unterkieferast und die an ihm fixierte Zunge nach vorn (Abb. 7), wodurch die während der Narkose in Rückenlage leicht nach hinten sinkende Zunge,

die den Kehlkopfeingang verschließt, diesen wieder freigibt. Falls dies nicht erfolgt, so muß die Zunge mit der Zungenzange nach vorne gezogen werden (Abb. 9), was manch-

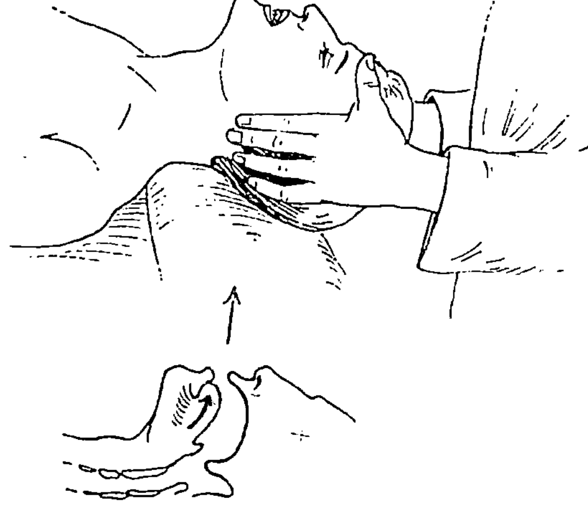

Abb. 7. 1 Verschluß des Kehlkopfes durch zurückgesunkene Zunge. 2 Möglichkeit des Lufteintrittes in die Luftröhre durch Esmarch'schen Handgriff, der den Unterkiefer mit der Zunge vorschiebt.

mal erst möglich, wenn der Kiefer durch Mundsperrer geöffnet wird (Abb. 10). Ist der Luftweg durch Schleim, Speichel, Blut und dgl.

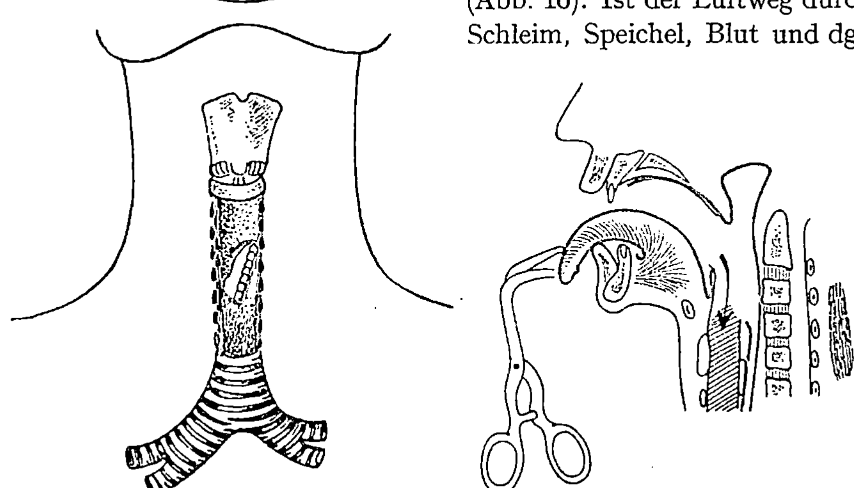

Abb. 8. Bei der Narkose aspiriertes Gebiß.

Abb. 9. Vorziehen der zurückgesunkenen Zunge durch Zungenzange.

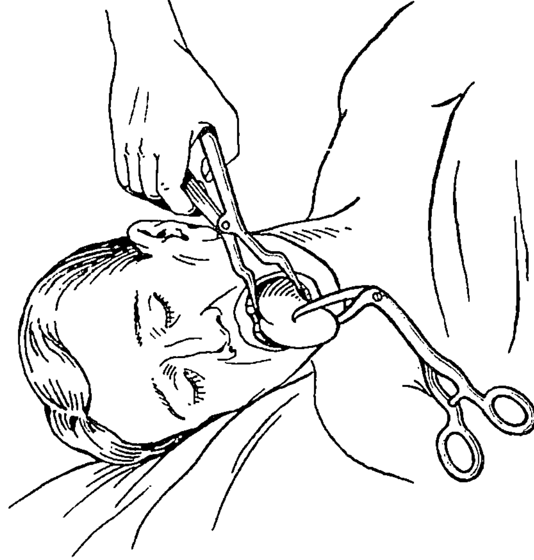

Abb. 10. Öffnen des Mundes mit Kiefersperrer und Vorziehen der Zunge mit Zungenzange.

verstopft, so muß kräftiges Auswischen ihn wieder frei machen. Lose Fremdkörper(Gebisse u. dgl.) werden vor Beginn der Narkose aus dem Munde (Abb. 11), aspirierte sofort manuell entfernt. Nur in äußerster Not schafft man der Luft durch Luftröhrenschnitt Zugang zur Lunge, wenn ein Hindernis nicht sofort zu beseitigen ist.

Zu jeder Narkose sind bereitzuhalten: Äther und Chloroform

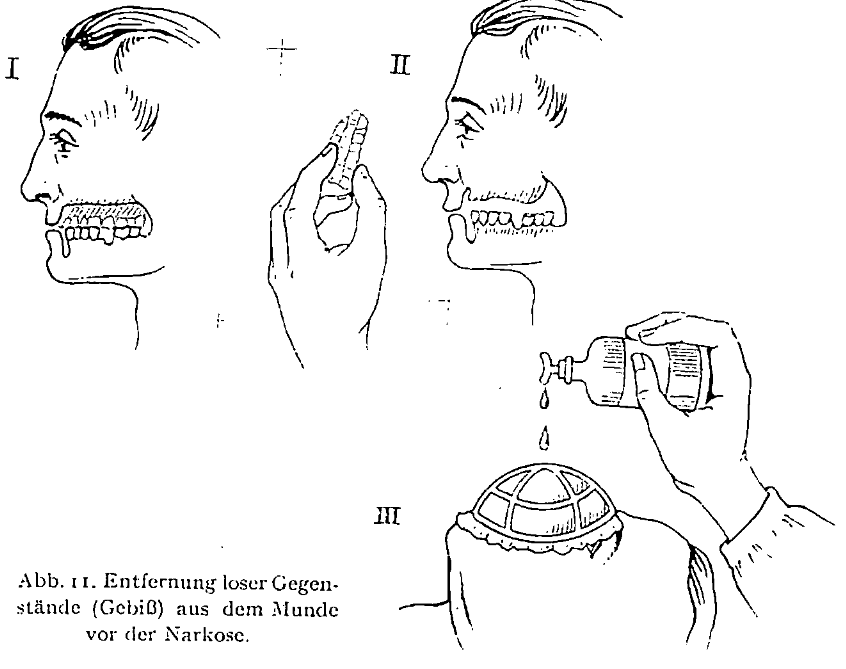

Abb. 11. Entfernung loser Gegenstände (Gebiß) aus dem Munde vor der Narkose.

oder Billrothmischung (3 Cl, 1 Äther u. 1 Alkohol) in graduierten braunen Tropfflaschen, Mundsperrer, Zungenzange, Stieltupfer zum Auswischen des Mundes (Speichel, Blut, Mageninhalt), mehrere Tropfmasken (stets sauber), eine Brechschale, und für unvorhergesehene Zufälle vor allem von seiten des Herzmuskels Herzmittel (Kampfer, Adrenalin, Strophantin) sowie Lobelin bei Atemlähmung (Abb. 12).

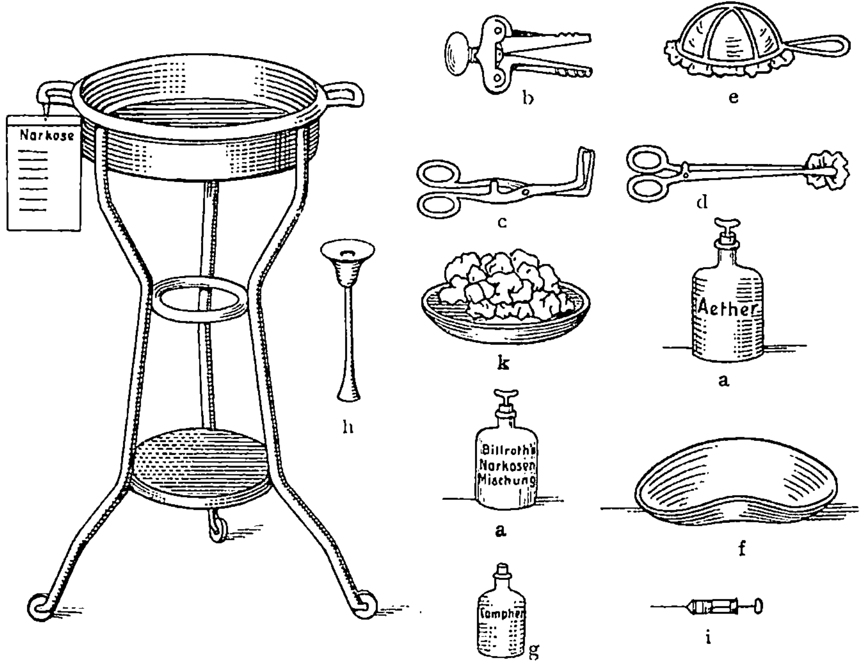

Abb. 12. Narkoseständer der die notwendigen Utensilien enthält. a Tropfflaschen, b Mundsperrer, c Zungenzange, d Stieltupfer, e Maske, f Brechschale. g Herzmittel (Kampfer), h Hörrohr, i Injektionsspritze, k lose Tupfer.

Zentrale Störungen erfordern sofortiges Weglassen jeder Zufuhr des Narkosemittels.

Künstliche Atmung wird bei Atemstillstand angewendet. Der Thorax wird passiv gehoben, wodurch die Lunge erweitert und Luft angesaugt und passiv zusammengedrückt, wobei die Luft wieder ausgepreßt wird. Man ahmt die normale Atmung in ihrem Rhythmus nach. Voraussetzung ist Freisein der Atemwege (u. U. Tracheotomie notwendig). Gleichzeitig übt diese

Dehnung und Kompression des Brustkorbes auch auf die Blutzirkulation einen günstigen Einfluß aus. Bei Überladung des Blutes mit CO_2 ist Verabreichung von O_2 angezeigt (Abb. 13, 14).

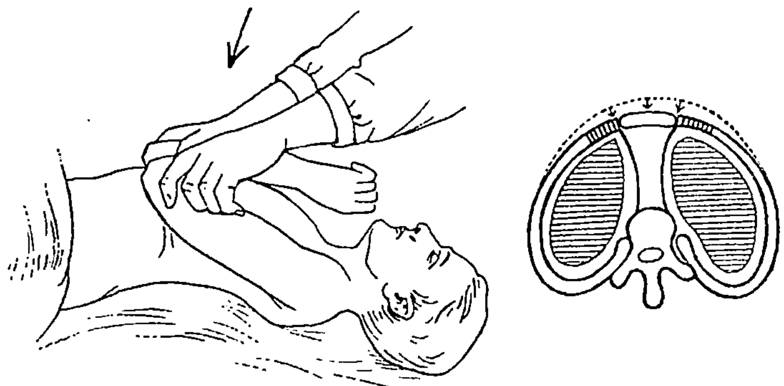

Abb. 13. Künstliche Atmung, passive Erweiterung des Thorax.
(1. Phase.)

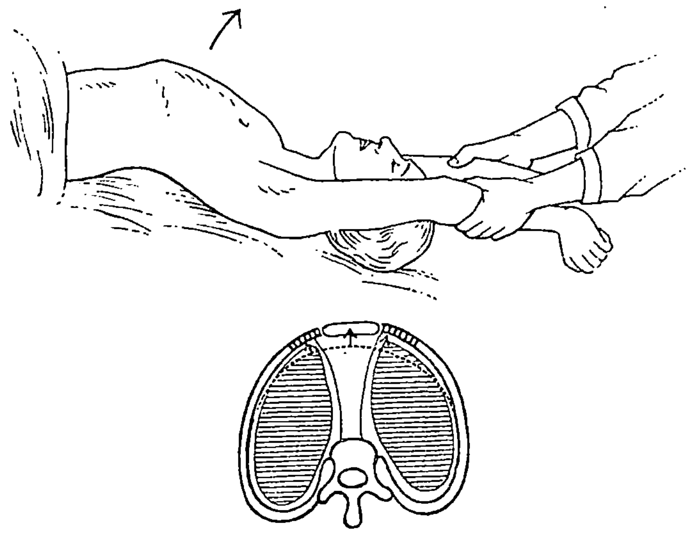

Abb. 14. Künstliche Atmung. Krompression des Thorax. (2. Phase.)

Bei Herzlähmung mit Herzstillstand kann Herzmassage durch Beklopfen der Brustwand oder manuelles Auspressen des Herzmuskels vom Bauch oder Brustraum aus die Herztätigkeit wieder in Gang bringen (Abb. 15, 16).

Auch sie ahmt — allerdings grob mechanisch — den Vorgang der Systole und Diastole des Herzmuskels nach. Direkte Injektion von Herzreizmitteln (Adrenalin) ins Herz haben in schweren Fällen mitunter ebenfalls belebenden Einfluß (Abb. 17).

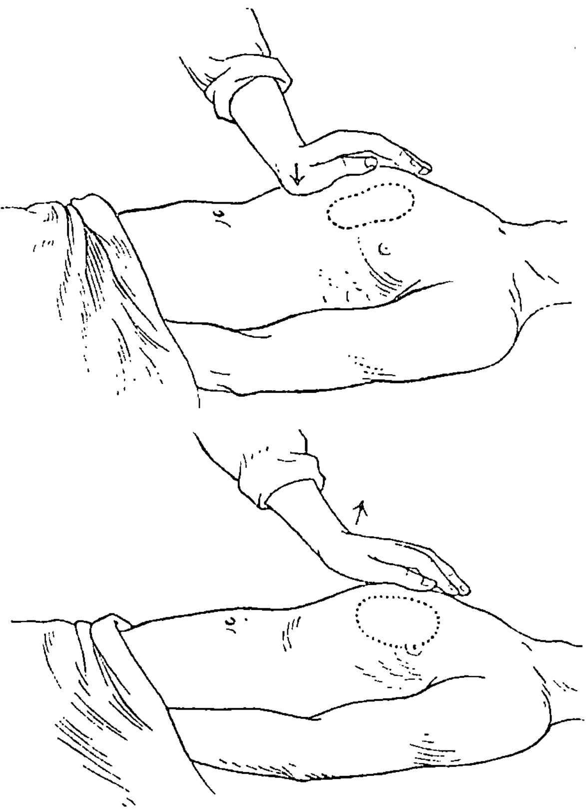

Abb. 15. Herzmassage. Rhythmische Erschütterung
der Herzgegend mit dem Daumenballen.

Zu den Vorbereitungen einer richtigen Narkose gehört auch eine entsprechende Lagerung des Kranken, bei der Hals und Brust frei sind und druckgefährdete Nerven durch Kissen unterpolstert werden (Nervus radialis am Oberarm; (Abb. 18, 19). Eine sorgfältige Mundpflege, Entfernung oder Ausbesserung schadhafter Zähne (Abb. 20), Herausnehmen loser Teile (Gebiß u. dgl.) (Abb. 11) schützen vor unangenehmen Störungen (Aspirationsgefahr) und postoperativen Komplikationen. Außerdem ist der Magen zu entleeren, falls die Operation nicht im nüchternen Zustande statt-

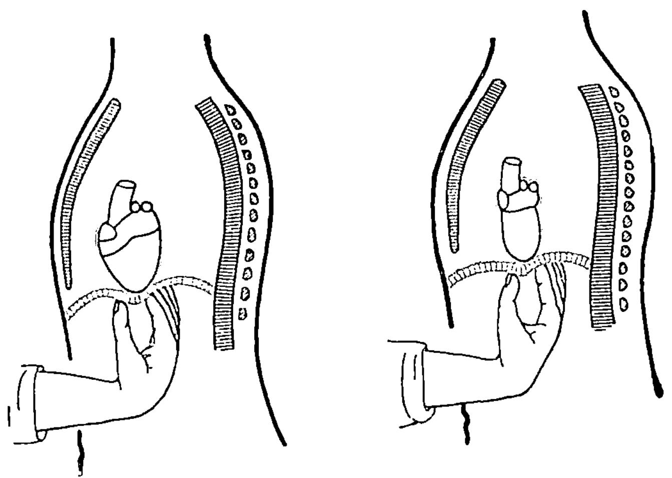

Abb. 16. Künstliche Herzmassage bei eröffnetem Abdomen. Auspressen des Herzens vom Zwerchfell her.

findet, was besonders wichtig ist bei Darmverschlußoperationen in Narkose (Abb. 21). Damit wird der Aspiration erbrochenen

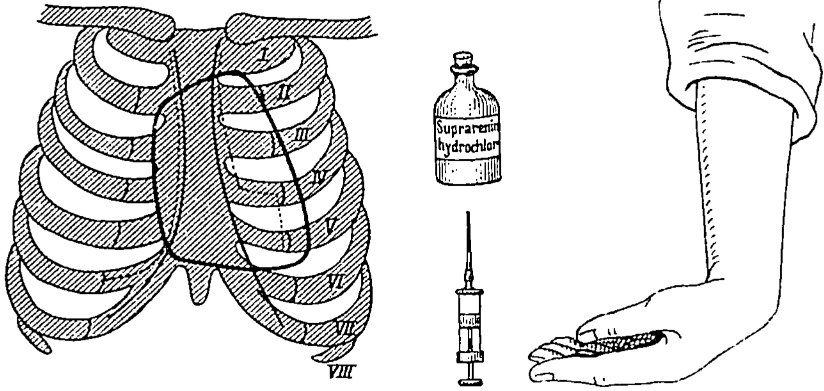

Abb. 17. Figur der Herzgrenzen zeigt die Stellen, innerhalb derer Herzinjektionen, z. B. mit Adrenalin, erfolgen müssen.

Abb. 18. Hand bei Radialislähmung. Unvermögen der Streckung vom Handgelenk.

infektiösen Mageninhalts während und nach der Narkose durch Einfließen in die Luftröhre und Bronchien vorgebeugt. Lungenentzündung und Lungenabszeß sind meist deren Folge (Abb. 21b). Bei Operationen an Mund und Kiefer in Narkose wird zweckmäßig der

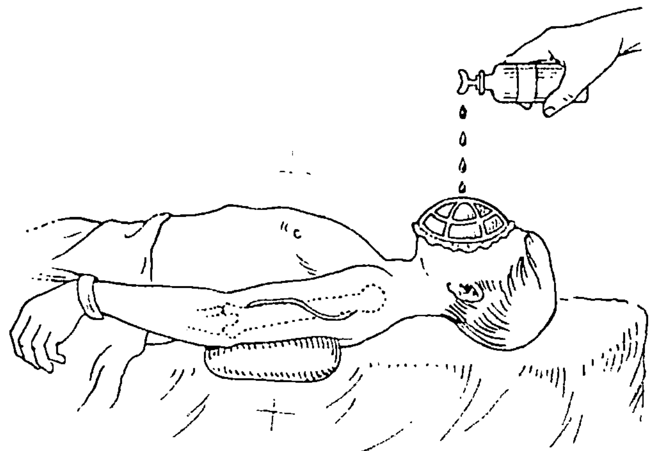

Abb. 19a. Richtige Lagerung des Kranken. Unterpolsterung durch Druck gefährdeter Nerven.

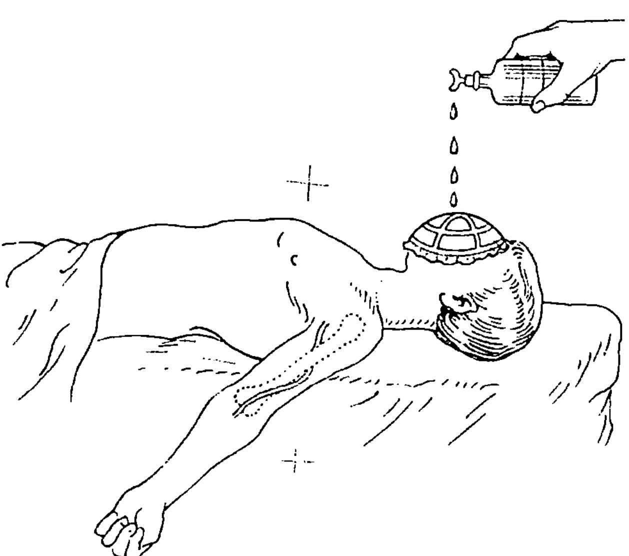

Abb. 19b. Druck der Tischkante auf N. radialis. Folge Radialislähmung.

Kopf tief gelagert, oder man bedient sich der Kuhnschen Tubage, die ein Herunterfließen von Speichel und Mundsekret in die Luftwege verhindert. Neben dem in den Kehlkopf eingeführten Tubus wird dabei die Luftröhre luftdicht abgestopft.

Um die Narkose zu erleichtern, wird dem Patienten Morphium (Abstumpfung der Schmerzempfindung) oder eines seiner Derivate kombiniert mit Atropin (Verminderung der Schleimbildung) ½—¾ Stunde vorher verabreicht. Der Kranke kommt

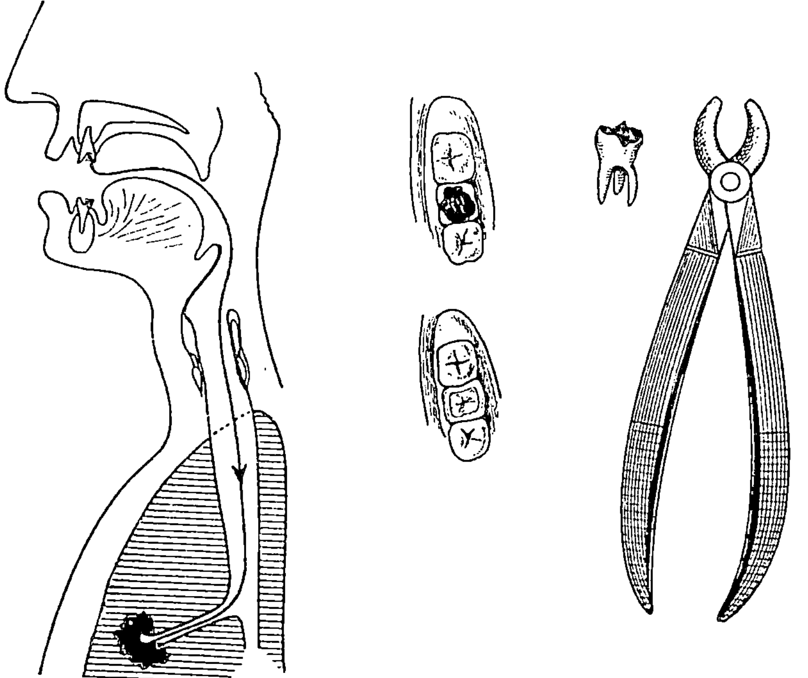

Abb. 20. Entfernung oder Ausbesserung schadhafter Zähne. Gefahr der Aspiration von infektiösem Material.

dann schon im Halbschlaf in den Operationssaal und ist psychisch aufregenden Einflüssen weniger ausgesetzt. Die Tropfnarkose selbst beginnt langsam und anfänglich unter Luftzutritt. Erst nach und nach wird die Maske luftdicht aufgesetzt.

Wir unterscheiden bei der Narkose drei Stadien: 1. das Stadium analgeticum, 2. das Exzitationsstadium, 3. das Stadium der tiefen Narkose (Abb. 22). Das erste charakterisiert sich durch Schmerzunempfindlichkeit bei noch vorhandenen Reflexen, wird als sogenannter Rausch zu kürzeren Eingriffen

verwandt. Im zweiten wird der vorher ruhige Patient wieder un-
ruhig, muß deshalb vorher festgehalten oder am Tisch festgebunden
werden. Erst nach Abklingen dieser motorischen Unruhe geht die
Narkose langsam in das tiefe Stadium über, das sich durch
Schmerz- und Reflexlosigkeit auszeichnet. Über die Tiefe der

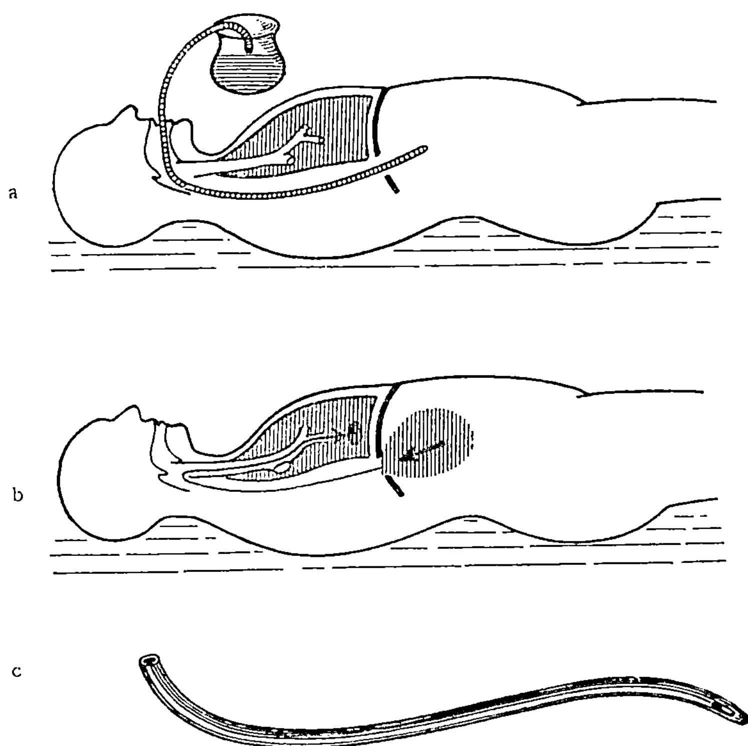

Abb. 21. Magenausheberung. a leerer Magen. b voller Magen. Gefahr
der Aspiration von Mageninhalt beim Erbrechen. c Magenschlauch.

Narkose orientiert sich der Narkotiseur durch Kontrolle von Puls,
Atmung, Pupillar- (Abb. 23) und Cornealreflex. In der tiefen
Narkose ist die Pupille eng, reagiert aber auf Lichteintritt, der
Cornealreflex ist erloschen. Eine maximal weite, reaktionslose
Pupille bedeutet Überdosierung, d. h. Gefahr der Atem- oder
Herzlähmung (Abb. 22). Das Aufwachen erfolgt unter Rückgang
der Lähmungserscheinungen. Überwachung des Patienten bis zum

völligen Erwachen ist notwendig, besonders wegen des dann häufig auftretenden Erbrechens und der damit bedingten Gefahr der

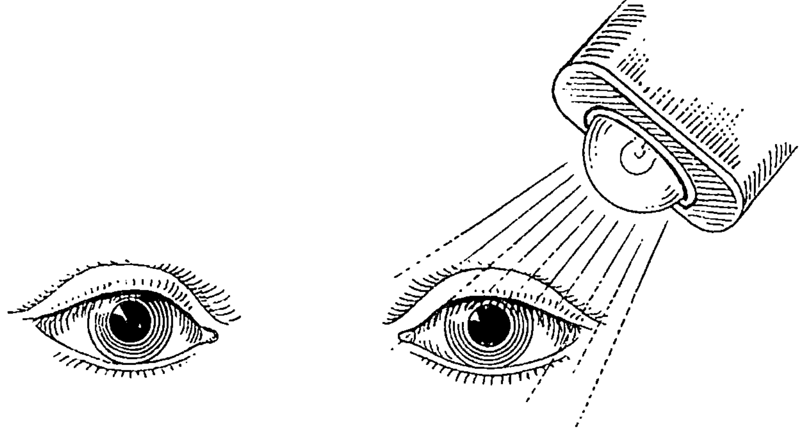

Abb. 22. Schematische Darstellung der verschiedenen Stadien der Narkose.

Aspiration. Ein warmes Bett schützt vor Abkühlung und Erkältung. Anfänglich ist flache Lagerung des Oberkörpers vorzuziehen, nach

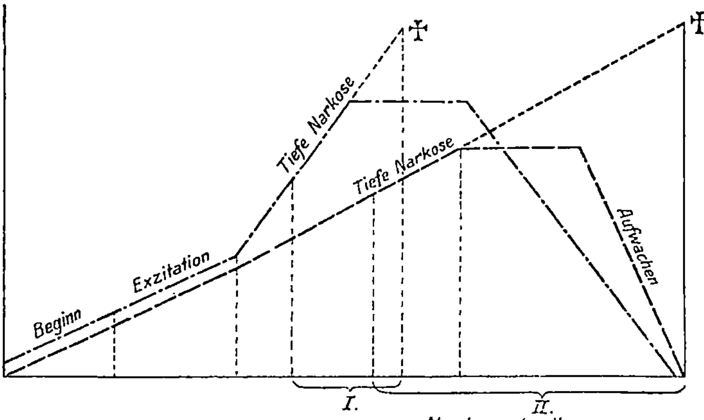

Abb. 23. Maximalweite auf Licht nicht reagierende Pupille als Zeichen der Überdosierung.

dem Erwachen ändert man dagegen die Lage mit Rücksicht auf bessere Durchlüftung der Lunge.

Nachträgliche Komplikationen.

Nach Gebrauch von Äther, der die Schleimhäute reizt, sieht man nicht allzu selten entzündliche Erkrankungen der Luftwege:

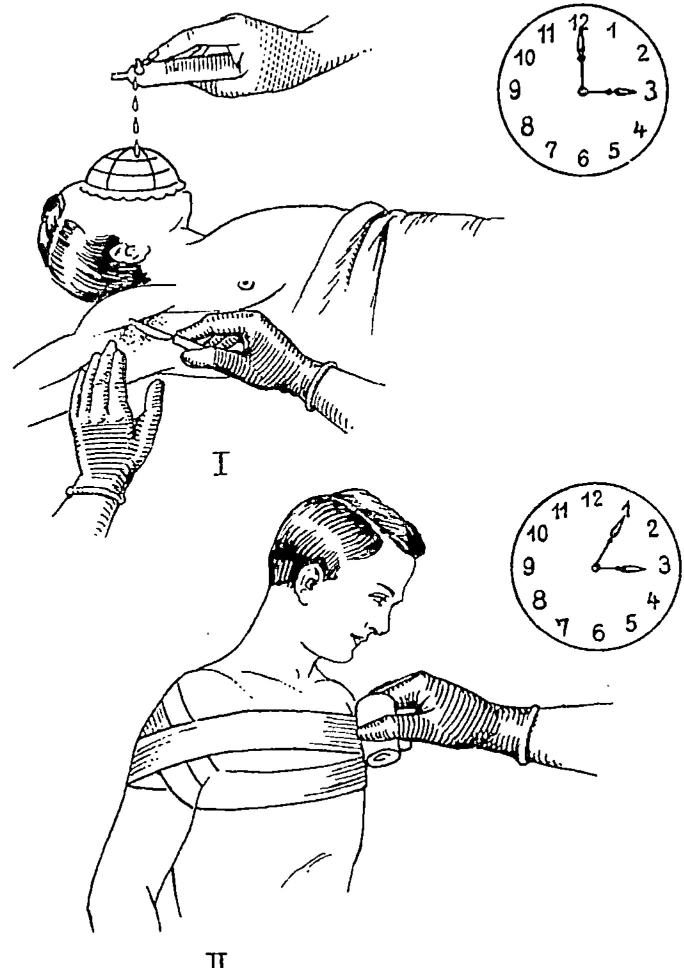

Abb. 24. Rauschnarkose zur Ausführung kleiner Eingriffe
(z. B. Abszeßspaltung).
I Schmerzlosigkeit im Rausch. II Völliges Wachsein 5 Min. später.

Bronchitis, Bronchopneumonie, Pneumonie. Ihnen wird vorgebeugt durch gute Vorbereitung, Vermeidung der Abkühlung des Kranken durch Vorwärmen des Inhalationsmittels und der Luft und durch entsprechend angeordnete und durchgeführte Atemgymnastik. Bei Chloroform findet Schädigung des Herzmuskels und parenchymatöse Degeneration von Leber und Nieren sowie Veränderungen der Nebennieren statt, die u. U. nach Tagen den Tod herbeiführen. Die postoperative akute Magendilatation, eine am 3. bis 4. Tage nach der Operation sich bemerkbar machende

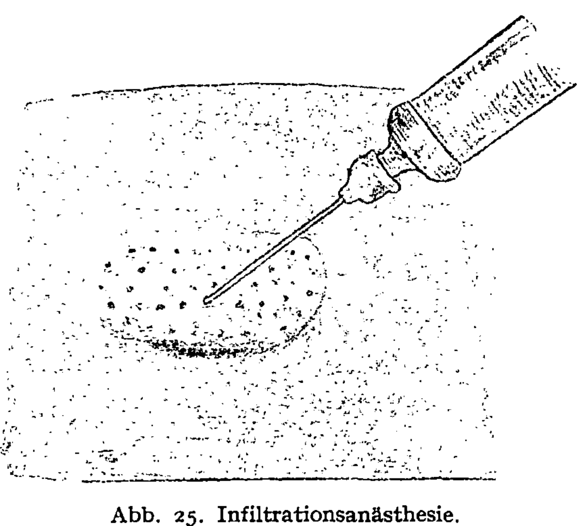

Abb. 25. Infiltrationsanästhesie.

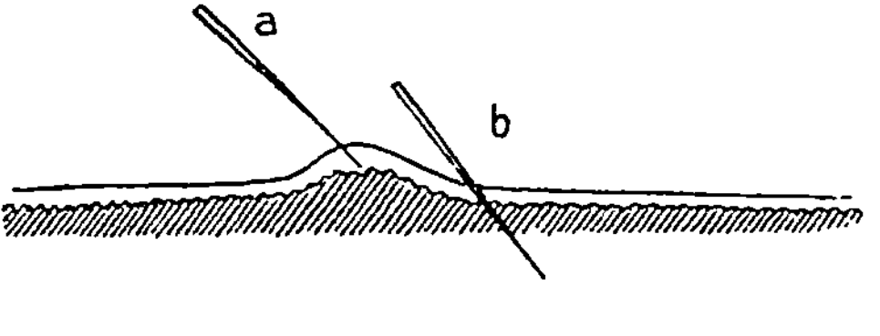

Abb. 26. Infiltration. a Haut. b Subkutan.

maximale Überdehnung mit Flüssigkeitsansammlung des Magens wird mit Einführung des Magenschlauches am wirksamsten bekämpft. Die peripheren Nervenlähmungen erklären sich aus unrichtiger Lagerung und Druck des durch die völlig erschlaffte Muskulatur nicht mehr geschützten Nerven zwischen Knochen und harter Tischkante (Abb. 19b). In Frage kommen besonders der Nervus radialis, peroneus und der Plexus brachialis.

Als postnarkotische Acidosis wird das Auftreten von abnormen Stoffwechselprodukten im Blut bezeichnet, die am besten durch Traubenzuckerinfusion oder Natrium bicarbonicum neutralisiert werden.

Als besondere Form der Narkose sind Äther- und Chloräthylrausch (C_2H_5CN) zu nennen. Ihrer bedient man sich bei der

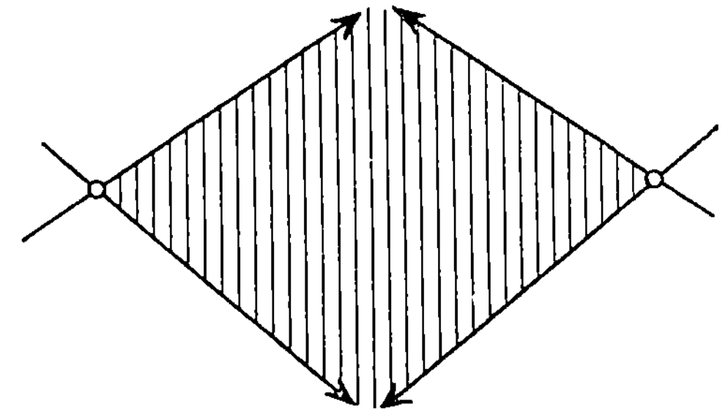

Abb. 27. Oberflächliche Umspritzung von 2 Einstichspunkten (Anästhesierung der Haut).

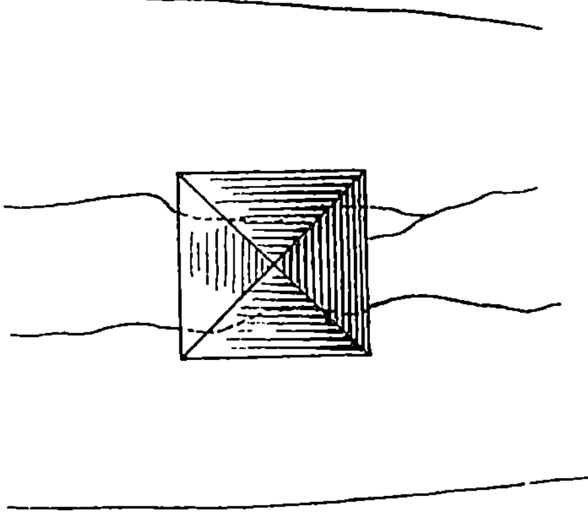

Abb. 28. Umspritzung auch tiefer gelegener, schmerzfrei zu machender Gewebe.

Ausführung kleinerer Eingriffe, bei denen aus irgendwelchen Gründen eine örtliche Anästhesie nicht möglich oder opportun. Es handelt sich dabei lediglich um Herbeiführung eines Stadium analgeticum, in dem sich Inzisionen, Revisionen, Repositionen u. dgl. sehr gut ausführen lassen. (Abb. 24.)

Einer anderen chemischen Gruppe gehört das Lachgas, Stick-Oxydul (N_2O) und seine Derivate an, die die Oxydations-

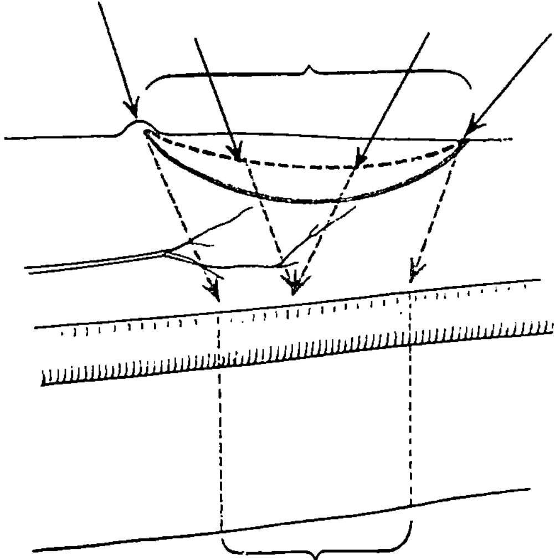

Abb. 29. Darstellung der Umspritzung tiefer
Gewebe (vgl. Abb. 28).

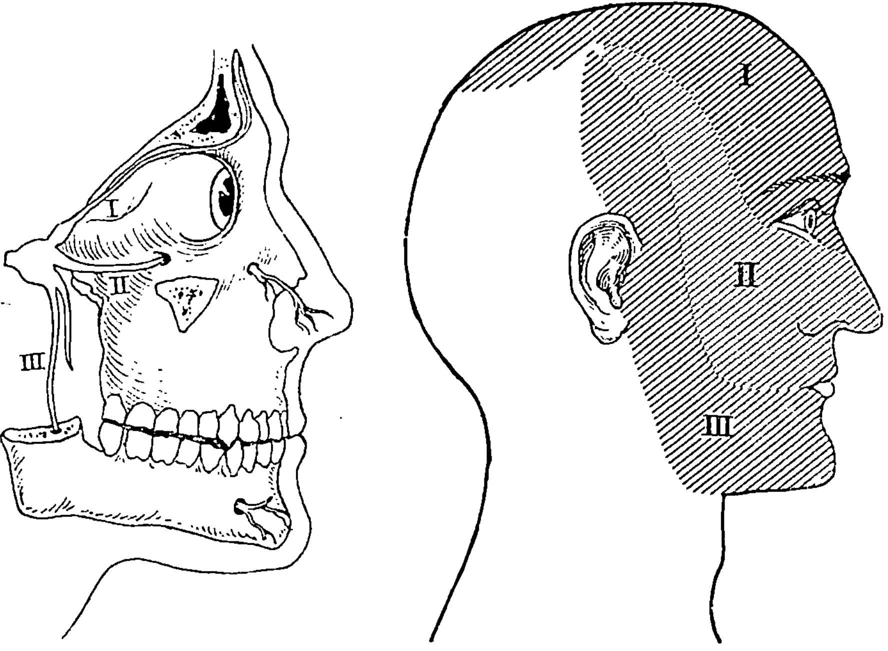

Abb. 30 a. Leitungsanästhesie
am N. trigeminus I. II. III.

Abb. 30 b. Anästhetische Zonen nach Anästhesie der verschiedenen Trigeminusäste.

vorgänge in der Nervenzelle unterbrechen. In neuester Zeit ist es vor allem das Narcylen, das häufig gebraucht wird, dessen Vorzüge unter anderm in einem raschen Eintreten der Schmerzunempfindlichkeit und ebenso raschem Wiederaufwachen, sowie dem Feheen unangenehmer Nachwirkungen besteht.

Örtliche Betäubung.

Zur peripheren oder örtlichen Betäubung verwendet man in der Hauptsache chemische Mittel alkaloider Natur, die eine

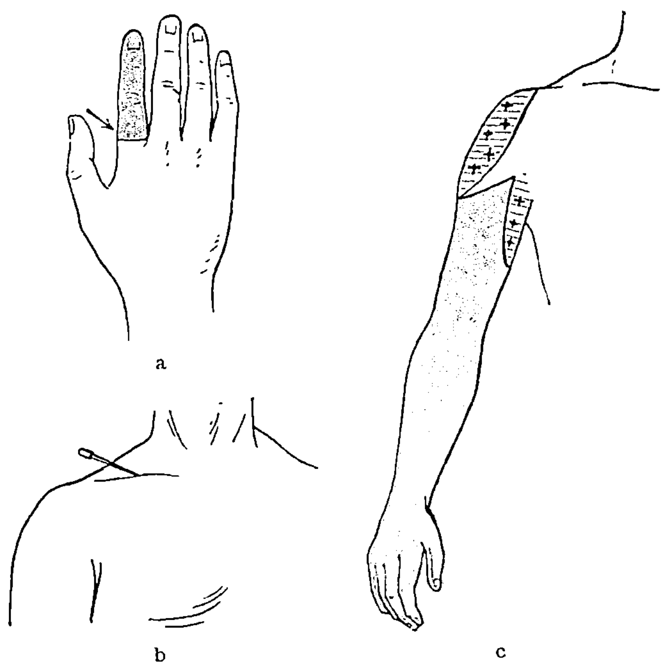

Abb. 31. Leitungsanästhesie. a) Am Finger nach Oberst. b) Einstichstelle oberhalb des Schlüsselbeines zur Plexusanästhesie nach Kulenkampff. c) Anästhetisches Gebiet nach Plexusanästhesie.

elektive Wirkung zur nervösen Substanz aufweisen, wodurch Schmerzunempfindlichkeit eintritt. Entweder wird das Gewebe, das unempfindlich gemacht werden soll, infiltriert (Abb. 25, 26), oder der operative Bezirk wird umspritzt (Abb. 27, 28, 29), wobei alle zuführenden sensiblen Nerven ausgeschaltet werden,

2*

oder man bedient sich der Leitungsanästhesie, wobei die Flüssigkeit direkt in oder an einen Nerven gebracht wird (Abb. 30, 31a, 31b). Das beste Verfahren stellt die Leitungsanästhesie dar, bei der man mit einem Einstich und einer verhältnismäßig kleinen Flüssigkeitsmenge den ganzen von diesem Nervenstamm oder Plexus versorgten Abschnitt ausschalten kann.

Die Leitungsanästhesie ist nur da ausführbar, wo Nerven an bestimmten Orten in bestimmter Tiefe möglichst auf einer festen Unterlage mit der Nadel

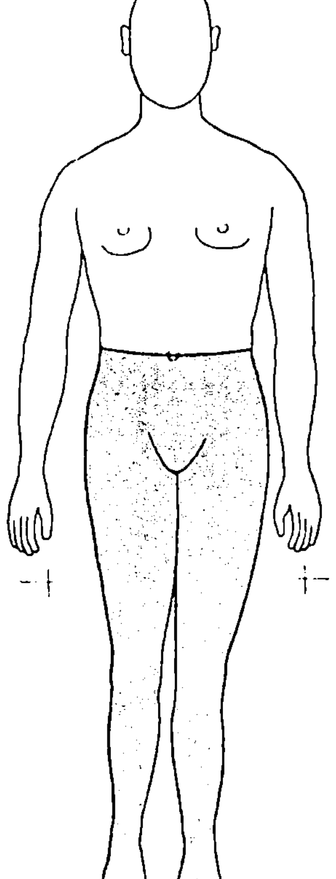

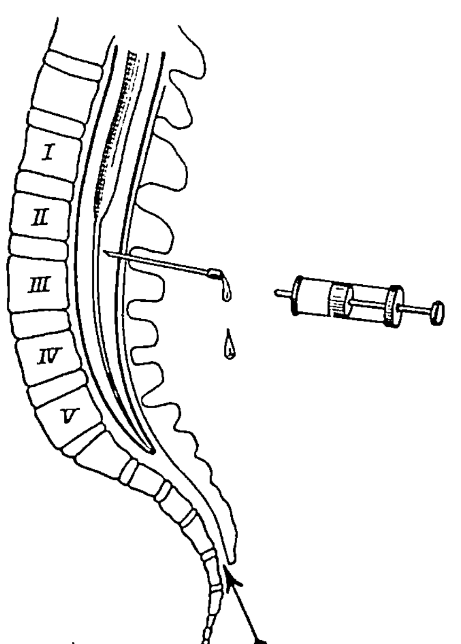

Abb. 32. Technik der Lumbalanästhesie.
Pfeil giebt Stelle der Sakralanästhesie an.

Abb. 33. Anästhetisches Ge
biet nach Lumbalanästhesie.
(Kann bis zur Brustwarze hin-
aufreichen.)

zu erreichen sind, z. B. Plexus brachialis, Trigeminus, Paraverte-brale Anästhesie. Als gebräuchlichste Mittel sind zu nennen Novo-cain, Tutocain, Alypin u. a. m. und zwar in ½- bis 2 proz. Lösung. Um die Resorption des Mittels zu verzögern, wird Su-prarenin in fertiger Mischung zugesetzt. Seine gefäßkontrahierende

Wirkung bedingt Anämisierung und dadurch eine verzögerte Aufsaugung.

Bei der Lumbalanästhesie wird das Mittel (Tropacocain) in Höhe der unteren Lumbalwirbelsäule in den Lumbalsack ein-

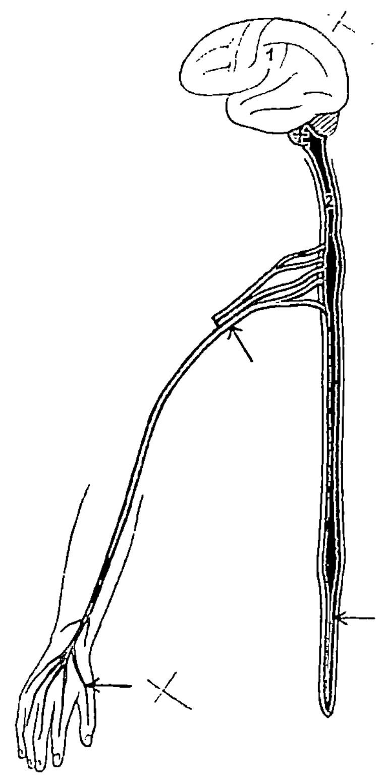

Abb. 34. Gelb: Allgemeine Narkose. Ausschaltung der Hirnrinde und Stammganglien (vgl. Abb. 2). Blau: Lumbalanästhesie (vgl. Abb. 32, 33). Rot: Plexus- bzw. Leitungsanästhesie. (Vgl. auch Abb. 31a und 31c.)

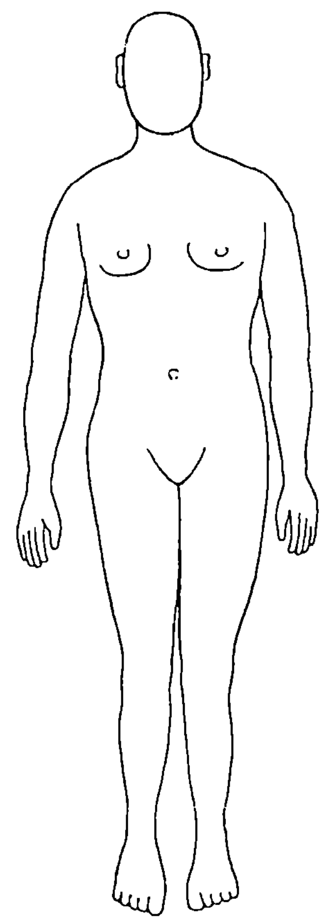

Abb. 35. Vollständige Schmerzunempfindlichkeit bei allgemeiner Narkose. (Vgl. Abb. 34.)

gespritzt und bewirkt damit eine vollständige Lähmung vom Nabel an abwärts (Abb. 33, 34). Bei höherer Einspritzung, vor allem dann, wenn die Möglichkeit des Höherfließens gegeben, besteht die Gefahr der Lähmung der Medulla, wodurch der Tod bedingt wird (Abb. 2).

Außer chemischen Mitteln findet noch die Kälte zur örtlichen Schmerzbetäubung Verwendung, meist in Form des Chloräthyl-sprays (Kelen). Bei Aufspritzung auf die Haut führt die Flüssigkeit

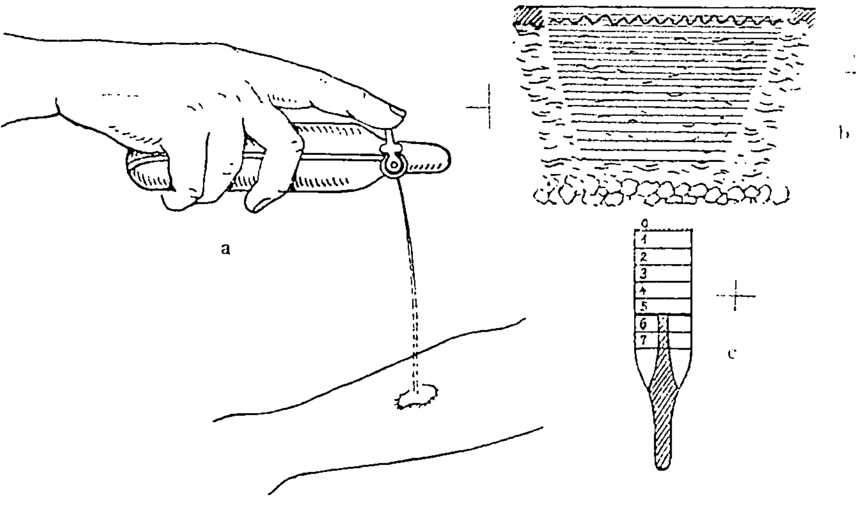

Abb. 36. Kälteanästhesie durch Chloräthylspray. Demonstration der Tiefenwirkung (b, c). a) Spray. b) Durchbrochenes Gewebe.

unter Verdunstung zu oberflächlicher Vereisung, die das Gewebe unempfindlich macht. Nachteilig ist die derbe Beschaffenheit des durchfrorenen Gewebes, die wenig tiefe Wirkung, vor allem aber die beim Auftauen auftretende heftige Schmerzhaftigkeit (Abb. 36).

Infektionen.

Unter der **chirurgischen Infektion** versteht man das durch Wunden erfolgte Eindringen gewisser Krankheitserreger in den Körper (Abb. 37, 38). Meist handelt es sich dabei um **Eiterpilze.** Für den Verlauf der Infektionen ist aber nicht nur die Anwesenheit krankmachender Keime u. dgl. m. von ausschlaggebender Bedeutung, sondern mindestens ebenso wichtig ist der Zustand des betreffenden Gewebes (**lokale Disposition**) sowie der allgemeine Zustand. Schwere Krankheiten (Diabetes, Leukämie,

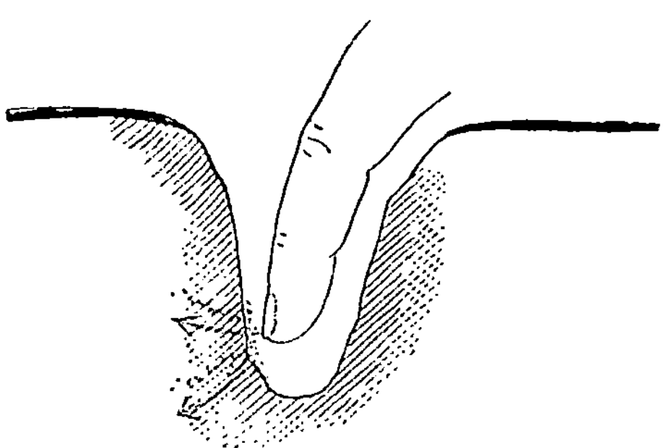

Abb. 37. Wundinfektion durch unsauberen Finger.

Blutverlust u. dgl. m.) begünstigen das Anwachsen und die Vermehrung der Keime (**allgemeine Disposition**). Für die Mehrzahl derselben ist die Anwesenheit von Luft bzw Sauerstoff

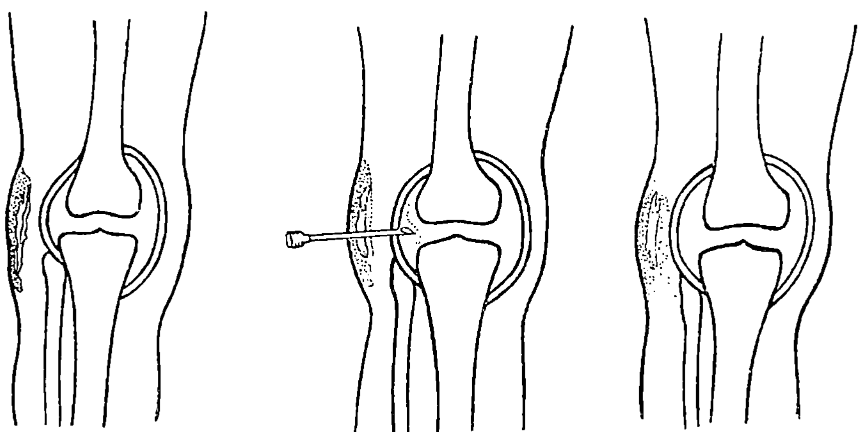

Abb. 38. Infektion eines Gelenkes durch Einführung einer Punktionsnadel durch unsaubere Haut.

notwendig; doch gibt es eine kleinere Gruppe (Anaërobier), die nur unter Sauerstoffabschluß gedeihen kann.

Die Wundbehandlung macht sich dies zunutze.

Zu den Abwehrvorgängen gehören mechanische und allgemein biologische. Erstere bestehen darin, daß der Schmutz möglichst nach außen herausgeschwemmt wird (Abb. 39). Die Behandlung kann diese Vorgänge wesentlich unterstützen (Lymphe lavage). Viel wichtiger sind aber all die Vor-

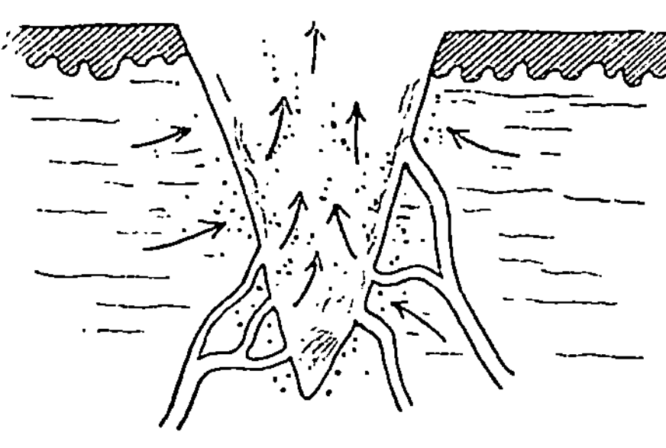

Abb. 39. Ausschwemmen von Schmutzpartikelchen durch Lymph- und Blutstrom.

gänge, die in der Hauptsache das Gefäßsystem, dann aber auch das Stützgewebe betreffen, die unter Herbeiführung aller dem Körper

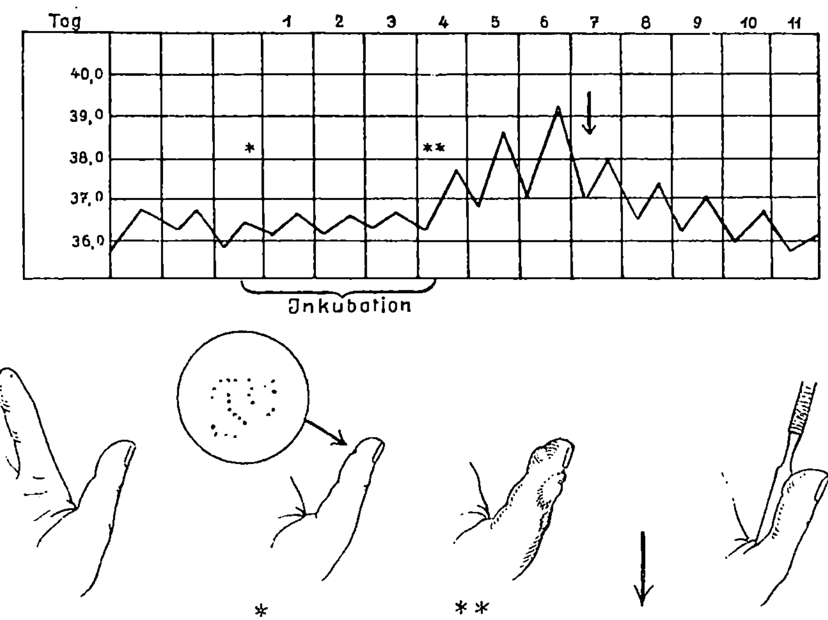

Abb. 40. Inkubation i. e. Zeitintervall zwischen Infektion (*) und Ausbruch der Erkrankung (**). ↓ Wirkung des Einschnittes.

verfügbaren Abwehrkräfte den Eindringling umkreisen, abfangen, abtöten und für Wiederherstellung möglichst normaler Verhältnisse sorgen. Klinisch charakterisieren sich diese Vorgänge unter dem Bilde der Entzündung, die stürmisch akut oder langsam schleichend chronisch verlaufen kann. Meist kommt es nicht sofort nach dem Eindringen oder Einwandern der Krankheitserreger in den Körper zum Ausbruch der Krankheit. Vielmehr müssen sich jene erst der neuen Umgebung anpassen, um nach Stunden, Tagen,

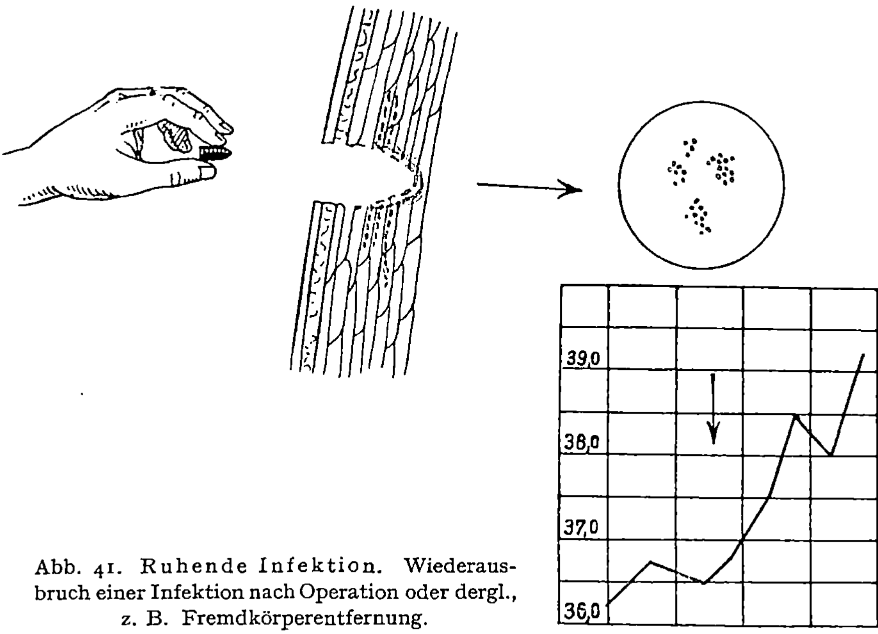

Abb. 41. Ruhende Infektion. Wiederausbruch einer Infektion nach Operation oder dergl., z. B. Fremdkörperentfernung.

ja Wochen die jeweilige ihrer Natur eigene Wundkrankheit auszulösen. Diese Zwischenzeit bezeichnet man als Inkubation (Abb. 40). Ihre Kenntnis ist wichtig, weil man den Kampf gegen die Erreger nicht erst nach Ausbruch der Krankheit, sondern schon in der Inkubationsfrist aufnehmen soll. Damit schneiden wir die Frage der Prophylaxe an. Die Länge der Inkubation ist ein gewisser Gradmesser der Virulenz der Bakterien, insofern, als eine kurze Inkubation häufig für einen schweren Verlauf der Krankheit spricht (Tetanus).

Unter ruhender Infektion verstehen wir die meist nach einer durchgemachten Krankheit, Verletzung u. dgl. m. an irgendeiner Stelle zurückbleibende Pilzansammlung, die abgekapselt, ihr Dasein fristet, ohne irgendwelche Erscheinungen zu machen. Durch

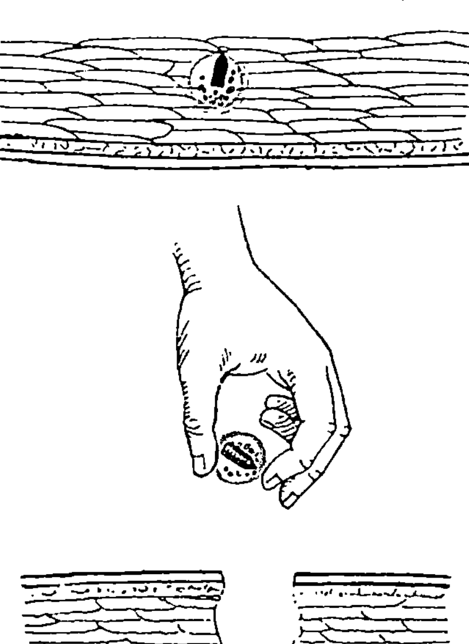

Abb. 42. Entfernung eines Fremdkörpers mit seiner „Schale" zur Verhütung des Ausbruches der Infektion. (Vgl. Abb. 41.)

irgendeinen Zwischenfall (Verletzung, Operation u. dgl. m.) wird ihre sie umschließende Hülle gesprengt, sie erwacht zu neuer Tätigkeit und ruft ein Wiederaufflackern eines wochen-, monate-, ja jahrelang ruhig gewesenen Krankheitsprozesses hervor (Abb. 41).

Desinfektion.

Das Grundprinzip der Saubermachung und Sauberhaltung einer Wunde besteht darin, daß sie nur mit schmutz-, d. h. keimfreien Gegenständen in Berührung kommt. In erster Linie gilt unser

Augenmerk der Sauberhaltung unserer Hände, dann derjenigen der Wundumgebung. Am einfachsten werden leblose Gegenstände

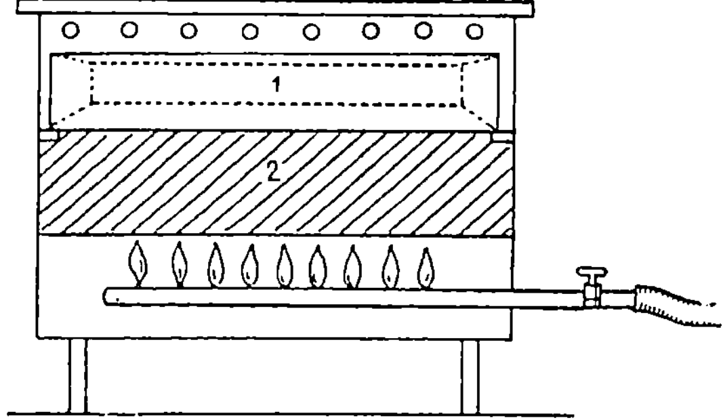

Abb. 43. Sterilisation der Instrumente in kochendem Wasser.
1 Instrumentensieb. 2 Kochendes Wasser.

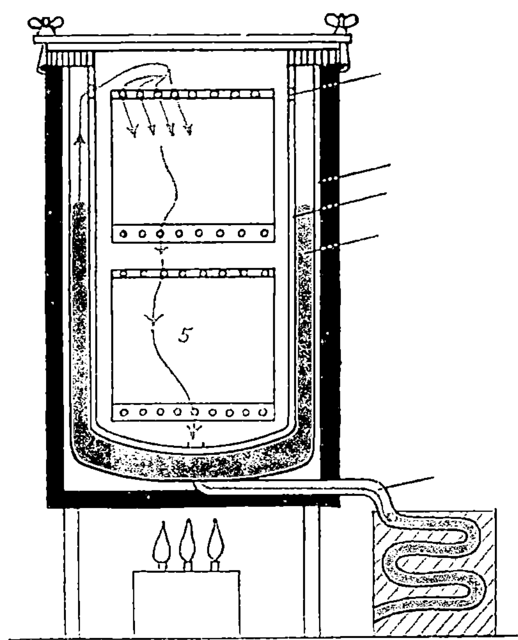

Abb. 44. Sterilisation der Wäsche in strömendem Dampf.

(Instrumente, Nahtmaterial, Operationswäsche) keimfrei gemacht durch einige Minuten langes Kochen in siedendem Wasser (Abb. 43),

oder einstündiger Sterilisation in strömendem Dampf (Abb. 44).
Bei der menschlichen Haut sehen wir uns gezwungen, zu anderen,

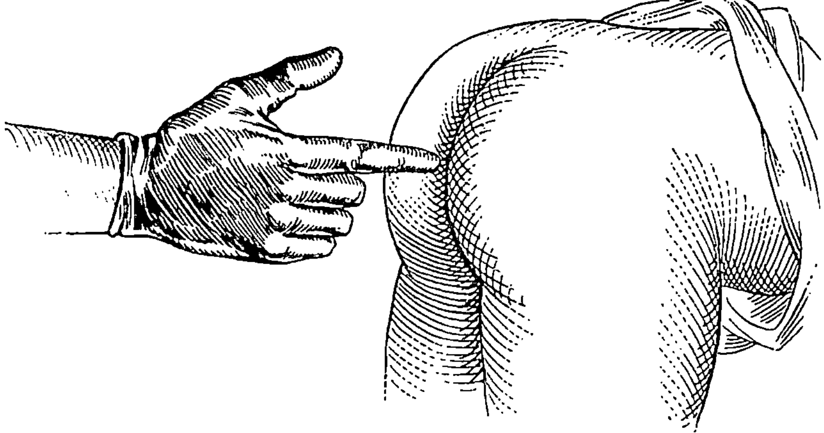

Abb. 45. Gebrauch von Pinzetten beim Verband
eitriger Wunden.

leider unvollkommeneren Mitteln unsere Zuflucht zu nehmen. Wir
schützen, soweit es geht, unsere Hand vor der Berührung mit

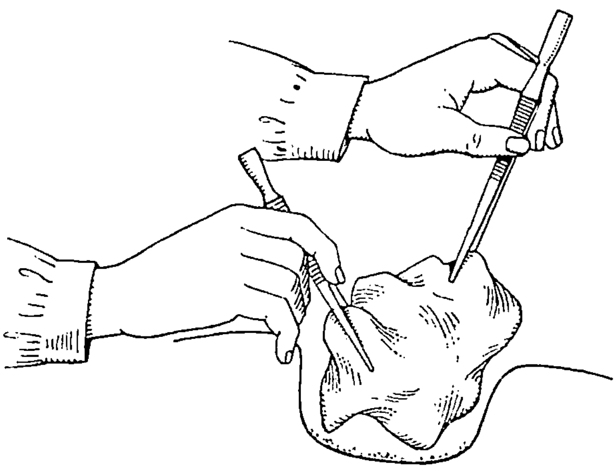

Abb. 46. Schutz der Hand durch Gummihandschuh, z. B. bei rektaler
Untersuchung.

Schmutz durch Verwendung von Instrumenten (Abb. 45) und
Gummihandschuhen bei Operationen, Untersuchungen, Verband-

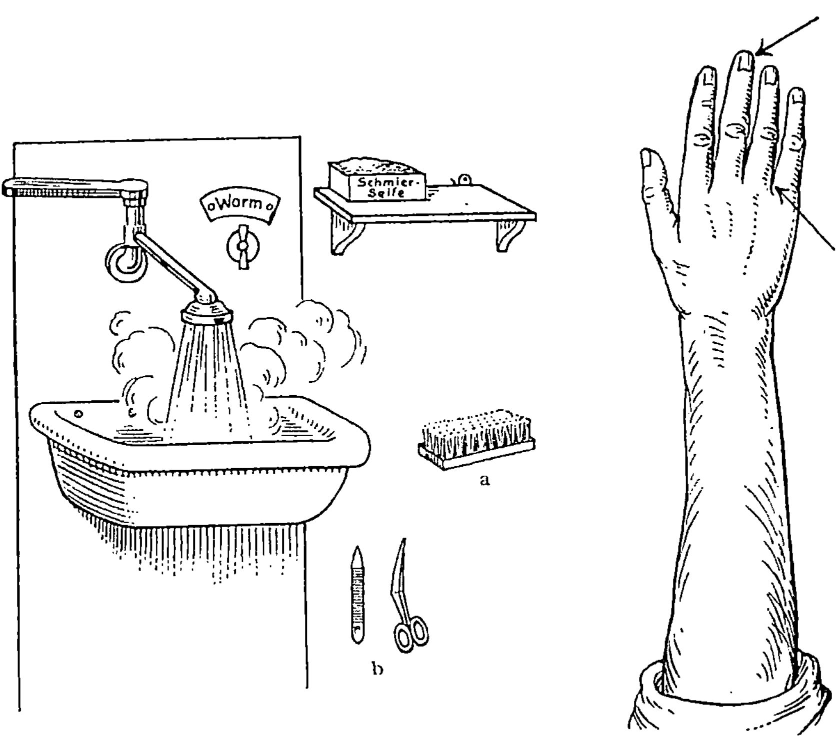

Abb. 47. Waschen der Hände in warmem Wasser mit alkalischer Seife.
Kürzen und Reinigen der Nägel.   a) Bürste.   b) Nagelscheere, Nagelreiniger.

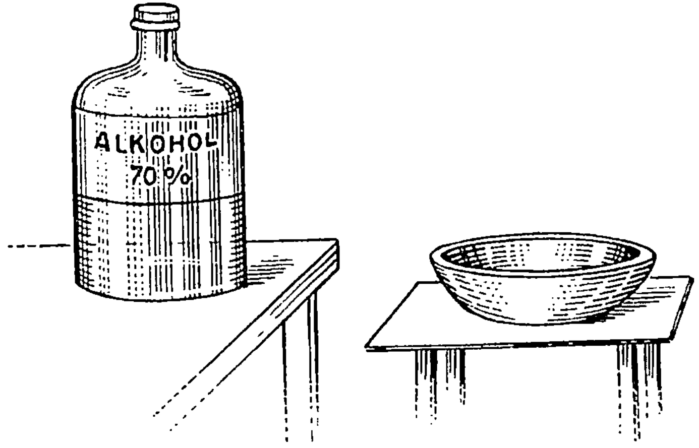

Abb. 48. 5 Min. langes Waschen der Hände in 70 proz. Alkohol.

wechsel u. dgl. m. (Abb. 46). Wir schützen die Wunde dadurch, daß wir sie nur mit auskochbaren Instrumenten in Berührung bringen.

Die natürlich trotzdem notwendige Keimfreimachung unserer Haut erzielen wir durch sorgfältiges Waschen der Hände und

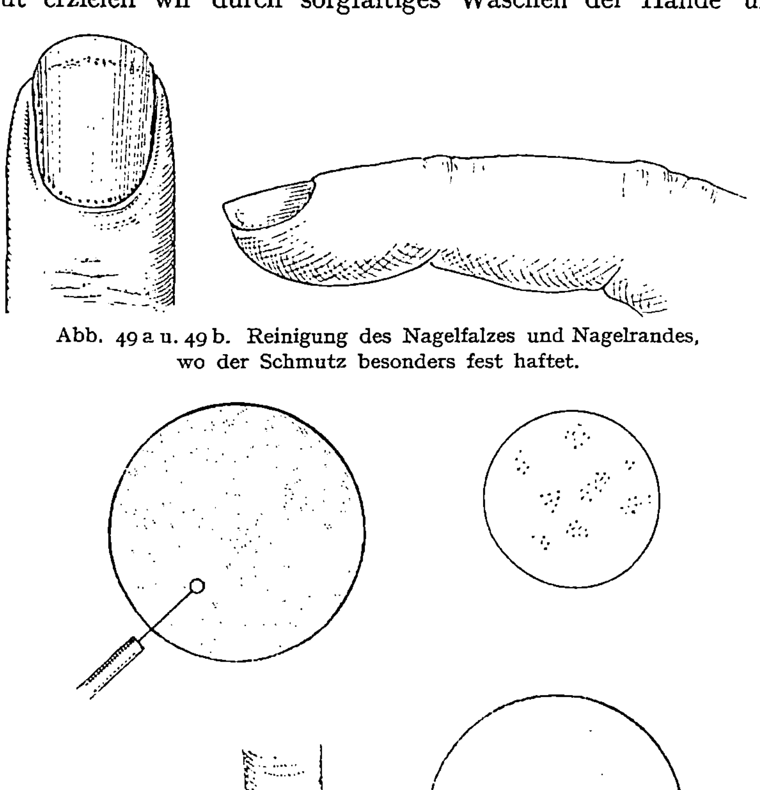

Abb. 49 a u. 49 b. Reinigung des Nagelfalzes und Nagelrandes, wo der Schmutz besonders fest haftet.

Abb. 50. Abstrich unter dem Nagelfalz ergibt trotz vorschriftmäßigem Waschen häufig noch Keime.

Unterarme (Abb. 47, 48). Nach dem Vorschlage von Fürbringer erfolgt dies durch 10 Minuten langes Waschen in warmem, möglichst fließendem Wasser mit alkalischer, die oberflächlichen Schichten auflockernder Seife unter besonderer Berücksichtigung

des Nagelfalzes, des Nagelrandes, der Zwischenfingergegend (Abb.
47, 49 a, 49 b). Kurze Nägel sind natürlich Vorbedingung dazu.

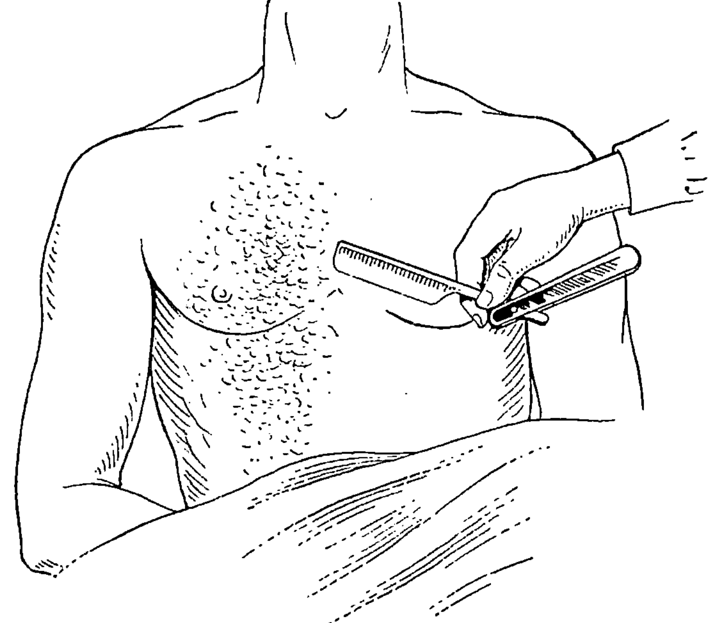

Abb. 51. Rasur des Operationsfeldes.

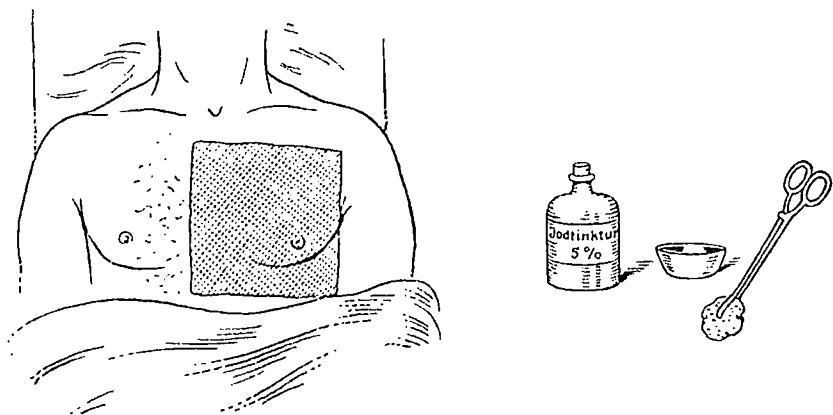

Abb. 52. Joddesinfektion des Operationsfeldes.

Nach dieser in der Hauptsache mechanischen Reinigung, bei
der wir uns der Bürste bedienen (Abb. 47 a), wird die Haut mit

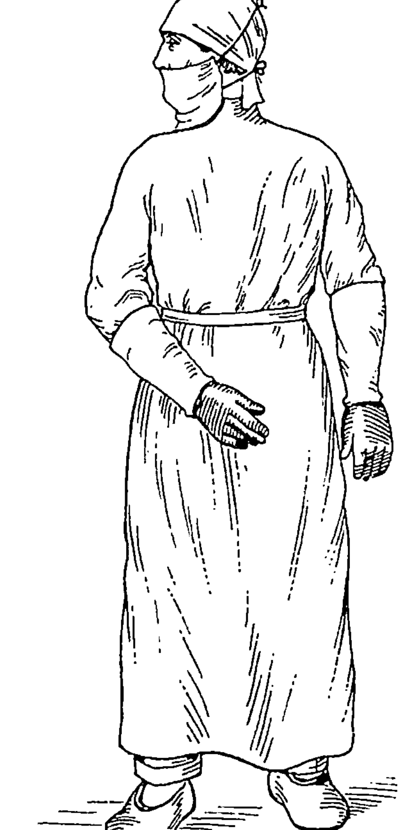

Abb. 53. Einkleidung des Operateurs in sterile Wäsche.

70 proz. Alkohol 5 Minuten lang gewaschen, wodurch die oberflächlichsten Schichten gegerbt und keimfrei gemacht werden (Abb. 48). Wichtig ist das häufige Nachwaschen der Hände während einer längerdauernden Operation, da in der Tiefe gelegene Keime häufig während des Gebrauchs der Hand an die Oberfläche gelangen können. Außer dieser gebräuchlichsten Desinfektionsmethode werden z. B. Sublimatlösungen 1 : 1000, Dakinlösung (Natriumhypochlorit) 1 : 1000 gebraucht.

Die Haut des Kranken, d. h. das Operationsfeld, muß schonender behandelt werden, besonders wenn es sich um schmerzhafte Erkrankungen oder abgeschlossene Eiteransammlungen handelt. Nach dem Vorschlage von Grossich bedient man sich eines zweimaligen, in kurzen Abständen hintereinander zu machenden Jodtinkturanstrichs

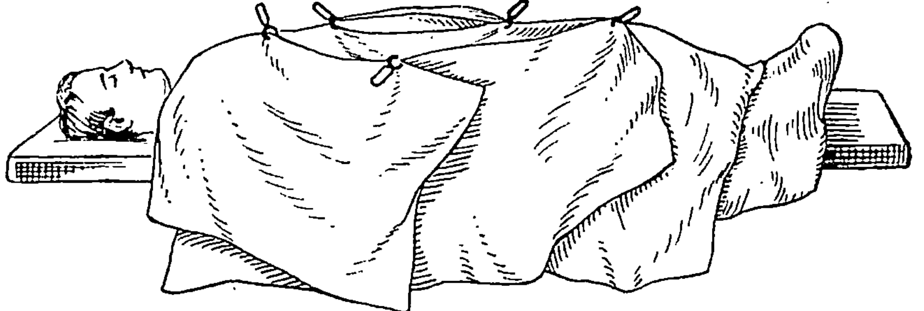

Abb. 54. Abdecken des Kranken mit steriler Wäsche unter Freilassung des Operationsfeldes.

mit 5 proz. Lösung (Abb. 52), nachdem vorher das ganze Operationsfeld rasiert worden war (Abb. 51). Operateur, Assistenten und
Schwestern (Abb. 53) sowie der Kranke (Abb. 54) werden in saubere,
durch Dampfsterilisation keimfrei gemachte Wäsche (Abb. 44)
gekleidet, die möglichst nur die Augen der Ärzte und das Operationsfeld freiläßt (Abb. 53, 54).

Für die Beschaffung der Wunde und ihre Heilung sind glatte
Schnittflächen, möglichste Gewebsschonung, Vermeidung von
Hohlräumen, in denen sich Wundsekret ansammeln kann, von
Wichtigkeit, da Wundstörungen besonders durch geschädigtes Ge-
webe begünstigt werden.

Wunden.

Unter Wunde versteht man eine mit der Außenwelt offen in
Verbindung stehende Gewebstrennung der Haut oder Schleimhaut. Sie gibt infolge Wegfalls des Schutzes nach außen die Möglichkeit des Eindringens von Schmutz und Eitererregern. Die Größe
der Wunde spielt dabei keine wesentliche Rolle, wohl aber die

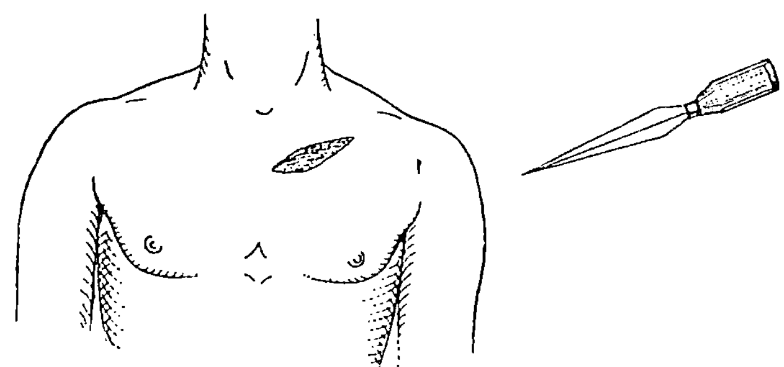

Abb. 55. Schnittwunde (glattrandig).

Tiefe, weil die Infektion entsprechend tiefer Gewebe damit gegeben wird (Gelenke, Brust-, Bauchhöhle u. dgl. m.). (Abb. 56.)

Nach der Ursache unterscheidet man Schnitt- (Abb. 55),
Stich- (Abb. 56), Hieb-, Quetsch-, Riß-, Biß- und Schuß-
wunden (Abb. 57). Die verletzende Gewalt führt entweder nur zur
Durchtrennung und damit zum Klaffen der Wunde, oder aber sie reißt
größere Teile teilweise (Lappenwunde) oder gänzlich aus ihrem Zu-
sammenhange, wodurch entsprechende Gewebsdefekte entstehen.

Bei der Beurteilung der Wunde ist ihre Entstehung von Wichtigkeit. Es gilt dies mit Rücksicht auf den Wundrand, die Wundumgebung, den Wundgrund und die Tiefe. Je glattrandiger, je unkomplizierter, je oberflächlicher, je weniger Schädigung der Wundumgebung, um so glatter der Wundheilungsverlauf. Die Tiefe ist wegen der Mitverletzung wichtiger Gewebe und Organe und der Eröffnung von nicht sauberen Hohlorganen (Darm, Blase) von Bedeutung (Abb. 56, 57). Deswegen ist eine genaue Wundrevision erforderlich, bei der man sich über all diese Punkte Rechen-

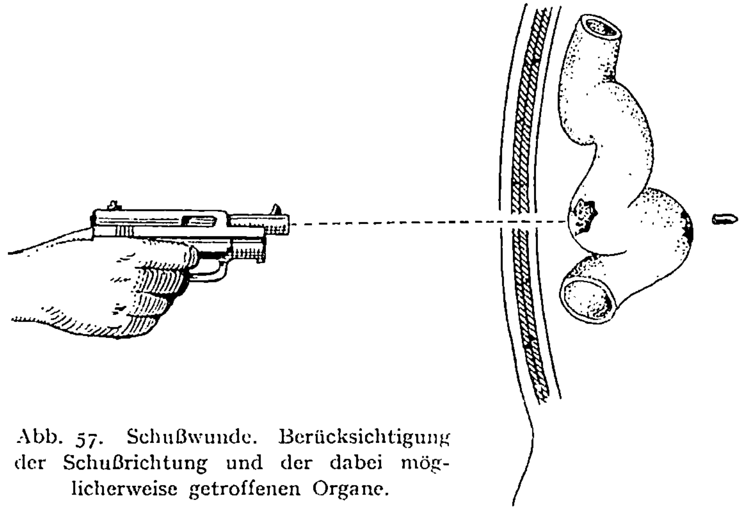

Abb. 56. Stichwunde: Kleine, oft aber tiefgehende Wunde. (Verletzung des Darmes.)

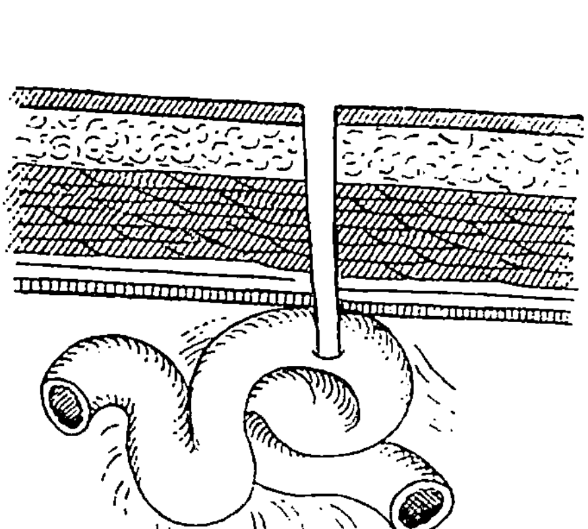

Abb. 57. Schußwunde. Berücksichtigung der Schußrichtung und der dabei möglicherweise getroffenen Organe.

schaft gibt. Das Klaffen einer Wunde ist bedingt durch die elastische Spannung der Haut und der Muskulatur. Wird diese in querer Richtung durchtrennt, dann ziehen sich die durchtrennten Teile zurück und führen damit zu einem breiteren Klaffen der Wunde (Abb. 58). Der Chirurg berücksichtigt dies bei der Anlegung seiner Schnitte und führt sie wenn möglich in den Spaltlinien aus (Abb. 58).

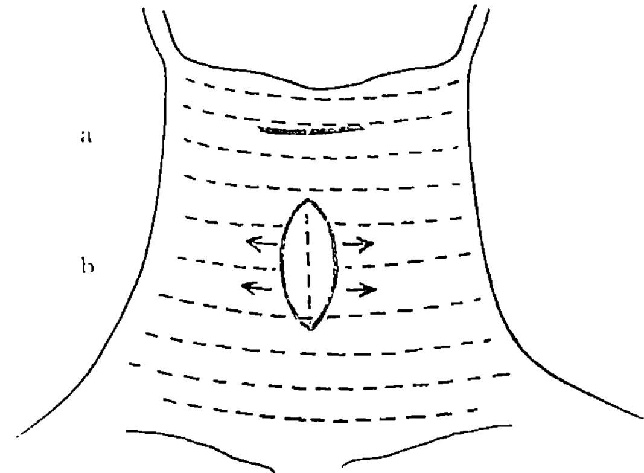

Abb. 58. Schnittrichtung. a Schnitt in der Richtung der Spaltlinien. b quer zu den Spaltlinien (klaffende Wunde).

Ebenso wichtig wie die Möglichkeit einer Infektion durch eine Verletzung ist diejenige einer Blutung, durch Eröffnung größerer oder zahlreicher kleineren Gefäße.

Blutungen.

Wir unterscheiden arterielle, venöse und kapillare Blutungen. Tritt das Blut diffus ins Gewebe aus und verfärbt jenes, dann sprechen wir von Suggilation; sammelt es sich als Blutbeule oder in geschlossenen Hohlräumen an, so nennt man dies Hämatom (z. B. Hämarthros (59 b)).

Das Charakteristische der arteriellen Blutung ist das aus dem Gefäßlumen in einem gewissen Rhythmus erfolgende Spritzen hellroten Blutes. Die Blutung des peripheren Endes beweist das Vorhandensein eines ausgiebigen Kollateralkreislaufs. Dieser Nachweis ist bedeutsam bei der Frage der Unterbindung eines Gefäßes, besonders, wenn die Ernährung des peripheren Teiles in der Hauptsache auf diesem Gefäß beruht. Die Intensität der Blutung hängt vom Kaliber, von der Entfernung vom Herzen und von der Herzkraft ab. Die Gefahren des Blutverlustes sind natürlich um so größer, je größer das eröffnete Lumen ist. Die venöse Blutung erfolgt kontinuierlich. Die Intensität hängt hier ebenfalls von der Größe des Gefäßes und seiner Lage vom Herzen ab. Außerdem ist die Respiration von Bedeutung insofern, als starkes Pressen den Druck erhöht, und damit die Blutung verstärkt. Die reguläre Atmung macht sich im Sinne der Abschwächung der Blutung bei der Inspiration bemerkbar. Gefahren der Eröffnung eines Venenlumens liegen ferner noch in der Möglichkeit des Ansaugens von Luft. Diese erfolgt besonders leicht und in besonders großem Umfange bei der Inspiration bei dem Brustkorb nahegelegener großer Venen (Vena subclavia, jugularis).

Diesen Vorgang bezeichnet man als Luftembolie, und zwar als

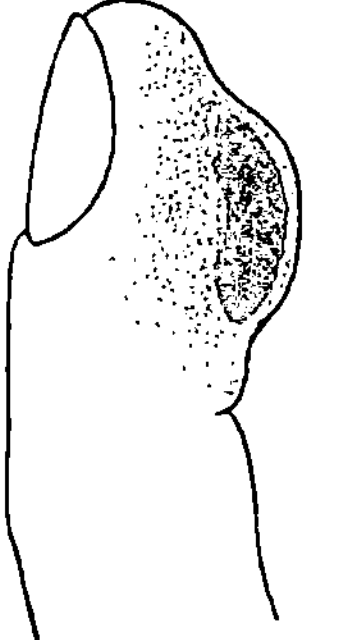

Abb. 59 a. Umschnittener Bluterguß (Hämatom).

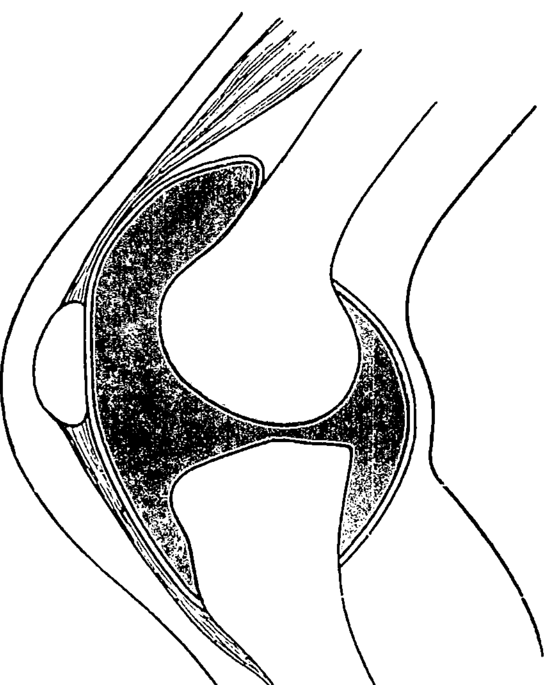

Abb. 59 b. Hämarthros (Bluterguß im Gelenk).

venöse, wenn es sich um Verletzungen der Venen des großen Kreislaufs und Aspiration ins rechte Herz und in die Lungengefäße handelt, um arterielle, wenn Lungengefäße verletzt und durch sie Luft ins linke Herz und in den großen Kreislauf gelangen.

Die kapilläre Blutung ist eine diffuse, an zahlreichen punktförmigen Stellen gleichzeitig auftretende und kommt vor allem bei Verletzungen großer, drüsiger Organe mit einem ausgiebigen feinen Gefäßnetz vor (Leber, Nieren, Milz, Schilddrüse u. dgl. m.).

Die Blutstillung erfolgt bei Verletzung kleinerer Gefäße spontan. In der Hauptsache kommt es zu der Gerinnung ähnlicher Vorgänge, bedingt durch den im Blut präformierten Faserstoff (Fibrin), d. h. durch Vorgänge, die man als Thrombose bezeichnet. Diese Pfropfbildungen können das Lumen verstopfen und damit den weiteren Blutaustritt verhindern. Außerdem sind aber Vorgänge an der Gefäßwand von großer Bedeutung. Die Innenwand rollt sich ein und zieht sich zurück, wodurch das Lumen verschlossen werden kann (Abb. 6o). Der Druck des umliegenden Ge-

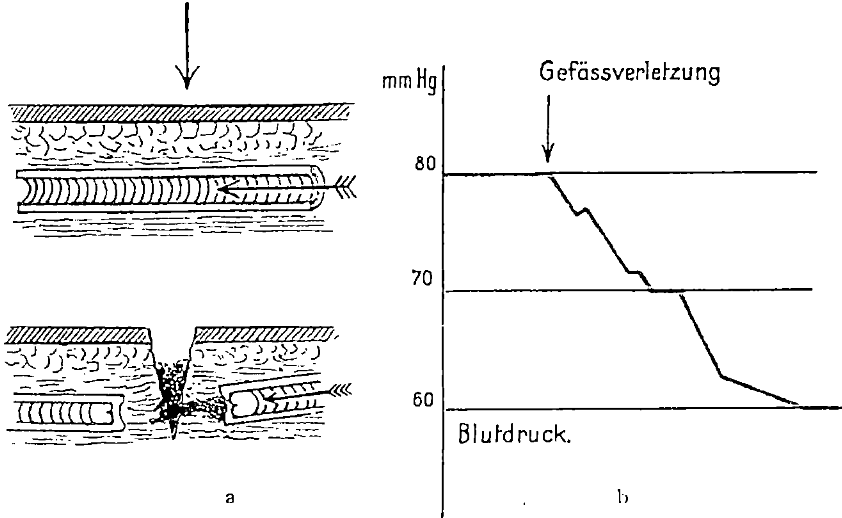

Abb. 6o. Einrollen der Gefäßwand a und Nachlassen der Herzkraft b bei größerem Blutverlust als Ursachen spontaner Blutstillung.

webes und das Nachlassen der Herzkraft begünstigen gleichfalls die Blutstillung (Abb. 6o). Als Störungen des Blutstillungsvorganges kommt einmal die Bluterkrankheit (Hämophilie), bei der eine verzögerte Blutgerinnung vorliegt in Frage, dann die hämorrhagische Diathese (Thrombopenie), bei der die Blutungszeit wesentlich verzögert und die Zahl der Blättchen herabgesetzt ist. Verschiedene allgemeine Krankheiten beeinflussen die Gerinnung gleichfalls in ungünstigem Sinne (Anämie, Sepsis).

Zur Thrombose, d. h. zur Pfropfbildung des Blutes im Gefäßsystem kommt es, wenn das Blut verändert oder das Gefäß verletzt

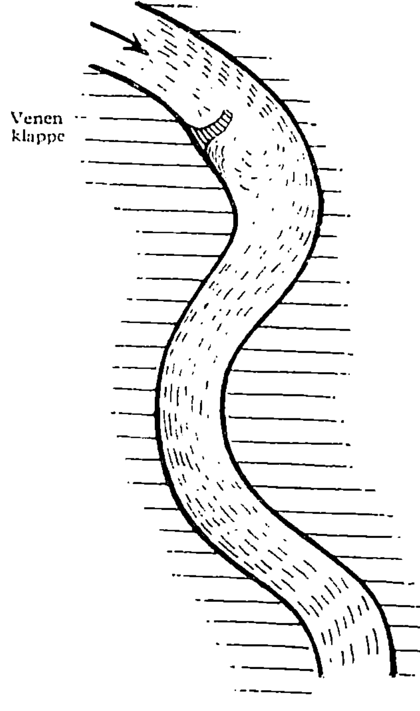

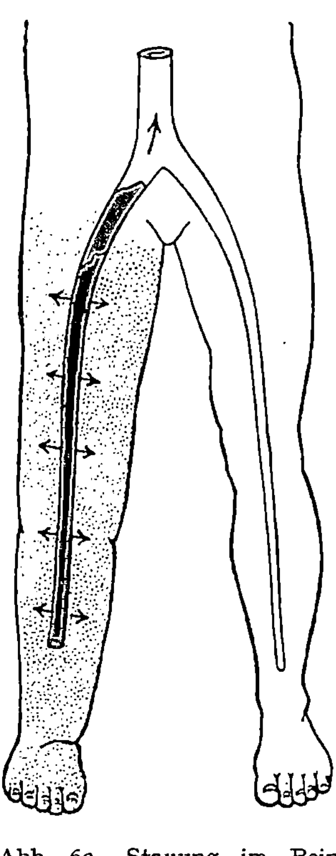

Abb. 61. Veränderung der Strömungsgeschwin-
digkeit bei starker Schlängelung einer Vene.
Thrombenbildung bes. hinter einer Klappe.

Abb. 62. Stauung im Bein
bei verstopfendem Thrombus
in der V. iliac. com. dext.

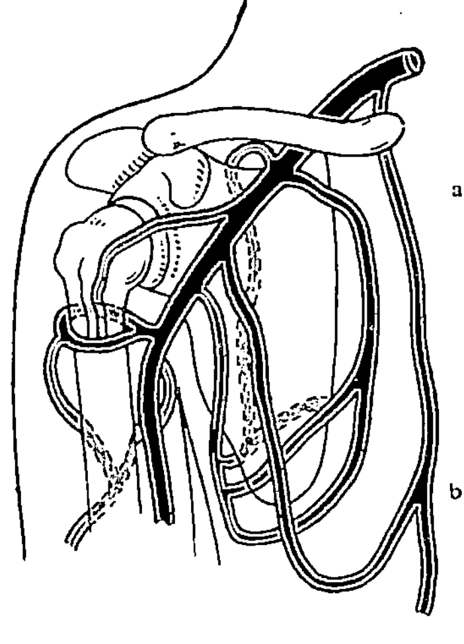

oder erkrankt ist. Die Thrombose
wird begünstigt durch äußere Momente wie Veränderungen der Strö-
mungsgeschwindigkeit (Ab. 61) und
Nachlassen der Herzkraft.

Ein recht komplizierter Vorgang führt
zur Ausfällung des Faserstoffes, und zwar
dadurch, daß die Thrombokynase, ein

Abb. 63. Wichtigkeit der Kenntnis der Kol-
lateralen bei der Entscheidung einer Arterien-
ligatur oder bei Gefäßverschluß. a) unge-
fährlich, da Zirkulation nach der Peripherie
gewährleistet. b) wesentlich gefährlicher für
Ernährung der Extremitäten.

Ferment, das hauptsächlich in den Blutplättchen enthalten, mit dem Throm-
bogen das Thrombin bildet, das mit dem Fibrinogen zusammen bei Calcium-
anwesenheit zur Fibrinbildung führt.

Der Thrombus führt je nach seiner Größe zur Verstopfung.
Damit kommt es zu Stauungs- (Abb. 62) und ev. Ernährungsstörungen (Abb. 63). Je größer das Gefäß, umso bedrohlicher die

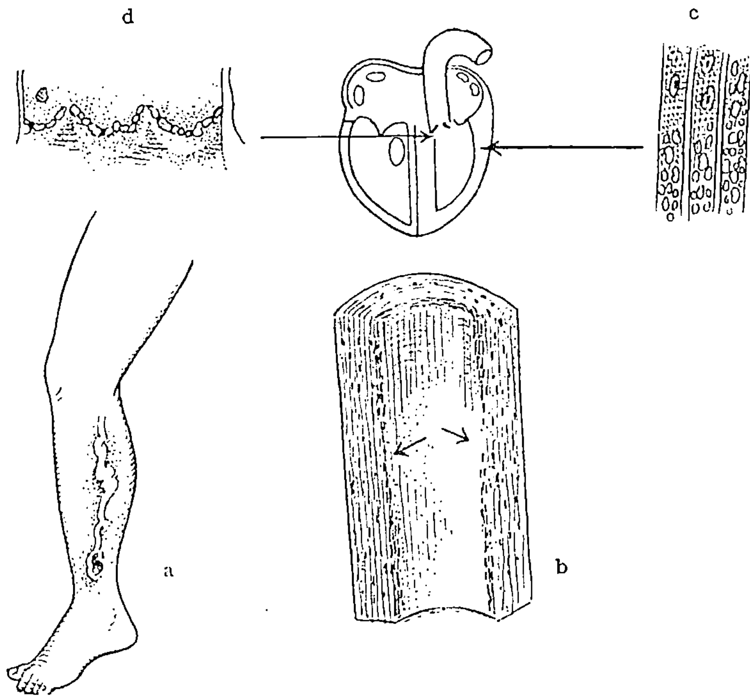

Abb. 64. Begünstigende Faktoren der Thrombenbildung. a Varizen.
b Gefäßwandveränderung. c Herzmuskel-, d Herzklappenveränderung.

Thrombose. Bei Verstopfung größerer Gefäße sucht das Blut auf
dem Umweg anderer, noch durchgängiger Venen nach dem Herzen
abzufließen (Kollateralkreislauf, z. B. Abb. 65, 66, z B. Caput me-
dusae, Venenerweiterung der Bauchwand bei Pfortaderthrombose).
Im weiteren Verlauf einer Thrombose kommt es zur Organisation
(Abb. 67) oder Erweichung, wobei das Gefäßlumen nach Monaten
manchmal wieder durchgängig wird.

Eine meist erheblich gefährlichere Folge einer Thrombose
ist die Embolie. Der Embolus ist ein in die Blutbahn hinein-

geschleuderter Thrombus (Abb. 68). Beim Sitz der Thrombose im großen Kreislauf gelangt er ins rechte Herz und von da in die sich verjüngenden Äste der Arteria pulmonalis (Lungenembolie). Thromben der Lungengefäße und des linken Herzens werden in den großen Kreislauf und damit wahllos in die einzelnen Organ- oder Extremitätengefäße geworfen. (Abb. 69). Der blande Thrombus, der zum blanden Embolus führt, wirkt

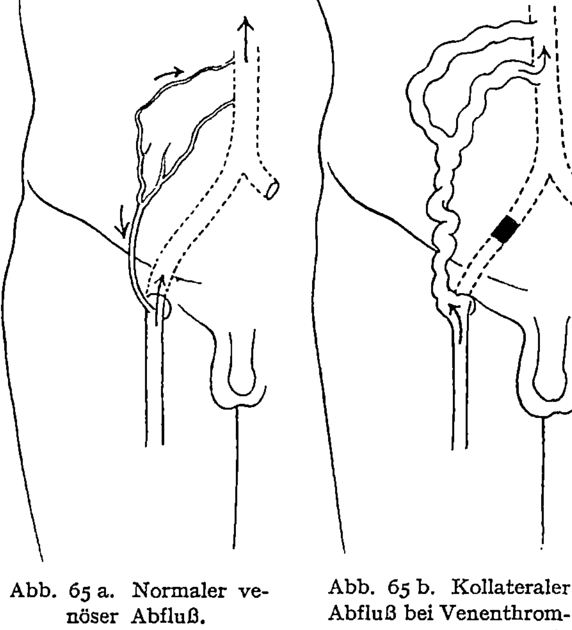

Abb. 65 a. Normaler venöser Abfluß.

Abb. 65 b. Kollateraler Abfluß bei Venenthrombose. (Vgl. Abb. 65 a.)

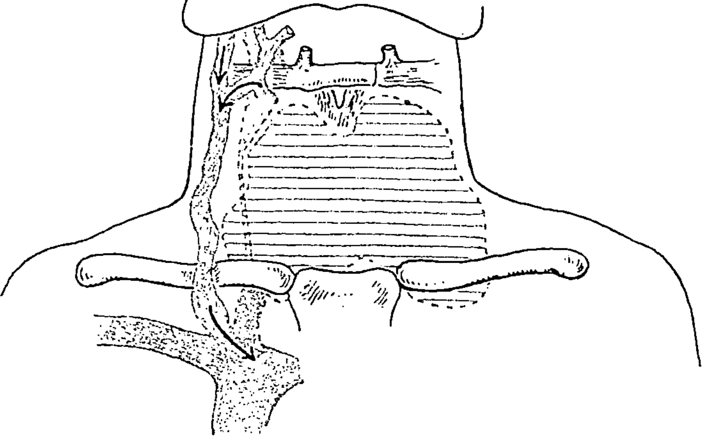

Abb. 66. Kollateraler Abfluß durch oberflächliche Venen bei Druck auf tiefgelegene (z. B. bei Struma).

lediglich durch die Verstopfung. Er ist besonders gefährlich beim Verschluß von Endarterien (Darm). Beim infizierten Embolus wird gleichzeitig der Krankheitserreger verschleppt, der nun am neuen Ort nicht nur durch den Verschluß, sondern durch das Hervorrufen eines entsprechenden krankhaften Prozesses in Erscheinung tritt. Man spricht noch von Luft-, Fett-, Gewebs-, Geschwulst - Embolie und versteht darunter die Verschleppung jener gasförmigen oder korpuskulären Elemente in das Gefäßsystem.

Die Intensität der Blutung ist, wie erwähnt, abhängig von der Art der Gefäßverletzung, von der Größe des Gefäßes, dann aber auch vom Allgemeinzustand. Symptome eines größeren Blutverlustes sind in erster Linie Blässe, Absinken des Blutdrucks bei kleiner und frequenter werdendem Puls, Ohnmacht als Zeichen der Hirnanämie, Schweißausbruch, Krämpfe und Durstgefühl des Kranken. Die Folgen eines größeren Blutverlustes äußern sich verschieden je nach Alter, Geschlecht, Rasse.

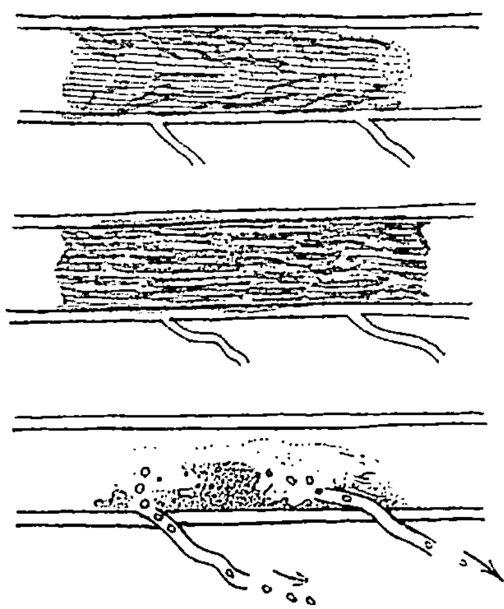

Abb. 67. Organisation eines Thrombus.

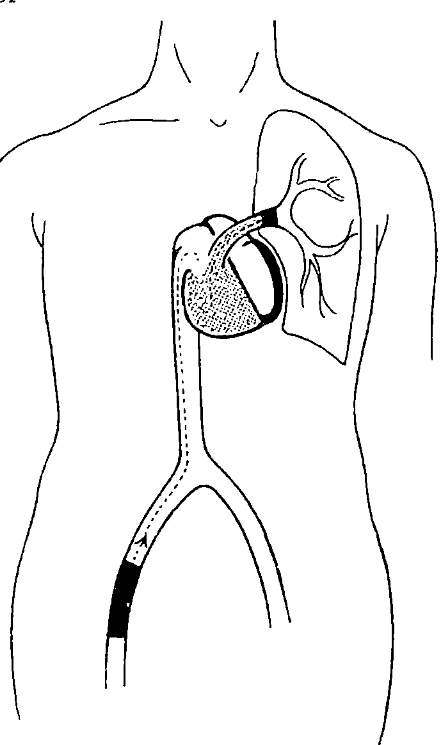

Abb. 68. Embolie aus Art. femoralis (Dehnung des rechten Ventrikels).

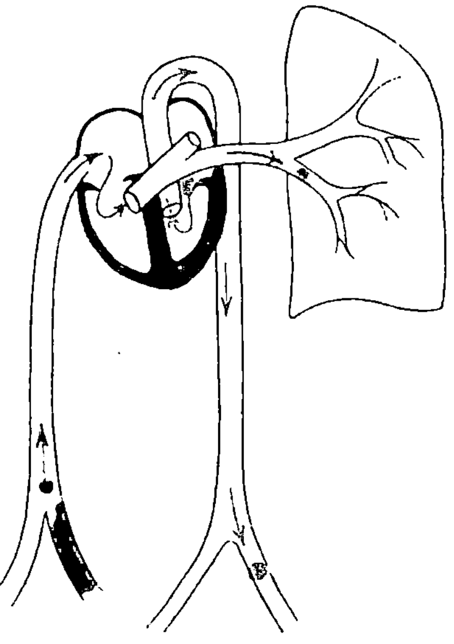

Abb. 69. Embolie. Blau: Embolie aus großem Kreislauf in die Lunge. Rot: Embolie aus kleinem Kreislauf (Herz, Lunge) in die Peripherie.

Rascher Blutverlust wird viel schwerer ertragen wie langsamer.

Der Schmerz, die zweite wichtige Folge einer Verletzung ist abhängig von Ort und Art der Verletzung sowie von der psychischen Einstellung des Kranken und seiner Rasseangehörigkeit. Besonders schmerzhaft sind oberflächliche kleine Wunden (Rhagaden, Fissuren), bei denen die feinen Nervenendigungen in besonders nervenreichen Gegenden gereizt werden (Finger, Lippe, Mund, Zunge), dann aber auch die Verletzung großer Nervenstämme.

Wundheilung.

Man unterscheidet praktisch eine primäre und eine sekundäre Wundheilung, obwohl die Vorgänge dabei im großen ganzen die gleichen sind und nur ein quantitativer Unterschied besteht. Prägnanter und eindeutiger wäre die Bezeichnung direkte Heilung und Heilung mit Störungen, oder solche ohne und solche mit Defekt.

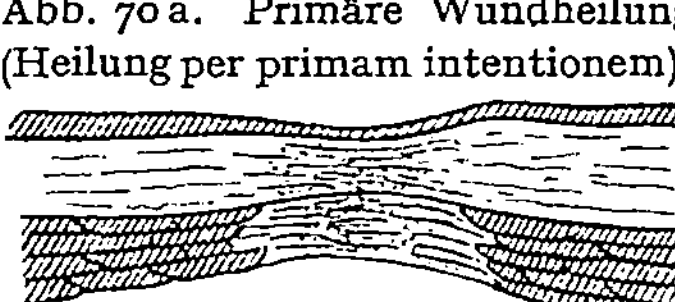

Abb. 70a. Primäre Wundheilung (Heilung per primam intentionem).

Abb. 70b. Sekundäre Wundheilung (Heilung per secundam intentionem).

Die primäre Wundheilung erfolgt in der Hauptsache durch sofortiges Verkleben der Wundränder, worauf der kleine Defekt klinisch „reaktionslos", mikroskopisch aber unter kapillaren Aussprossungen und reaktiver Bindegewebsneubildung ausgefüllt wird. Dieser progressiven Phase schließt sich dann eine regressive an, deren

Produkt die Narbe ist (Abb. 70).
Die frische Narbe
ist rötlich, weil
noch gefäßreich
(Abb. 72c), die alte
dagegen blaß, weil
die Gefäße sich zurückgebildet haben (Abb. 72d).

Jede Wundheilung führt zur Narbenbildung. Nur die
Verschiedenheit der Narbe ist praktisch von Bedeutung. Beim Schorf,
kommt es zum Austritt
von Gewebsflüssigkeit,
Blut und Fibrin, die an
der Oberfläche eintrocknen und unter deren
Schutz der Ersatz des zugrunde gegangenen oberflächlichen Gewebes erfolgt (Abb. 71).

Bei der sekundären Wundheilung, die
meist mit größeren Gewebsdefekten einhergeht,
oder aber die Folge gestörter, mit Eiterung einhergehender Wundheilung ist, sind die äußeren Erscheinungsformen
wesentlich andere. Nach
einigen Tagen sieht man
statt der in der frischen
Wunde erkennbaren ein

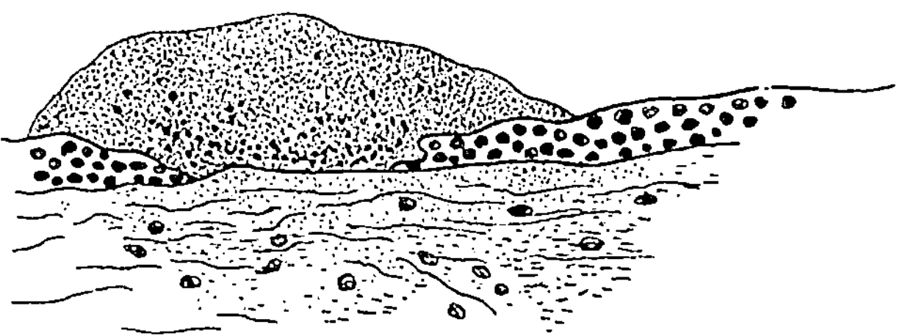

Abb. 71. Heilung unter dem Schorf.

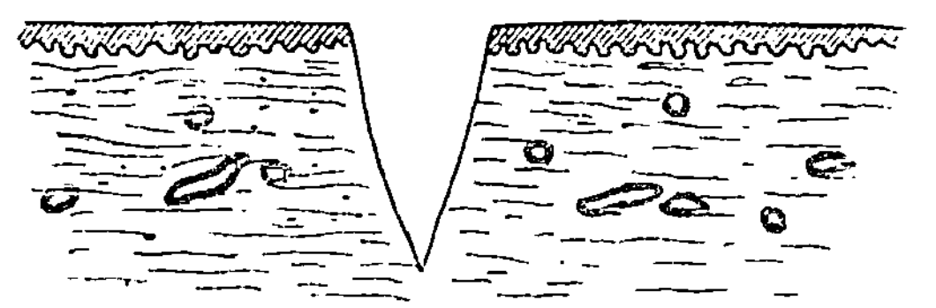

a

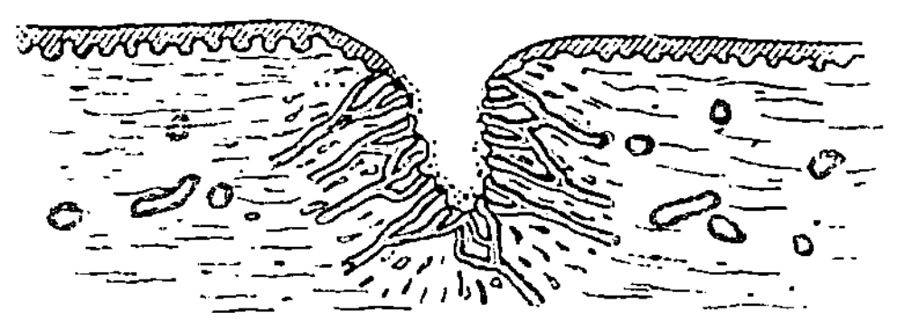

b

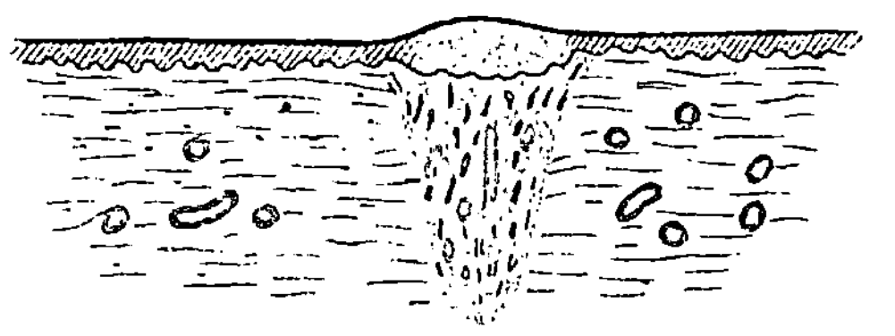

c

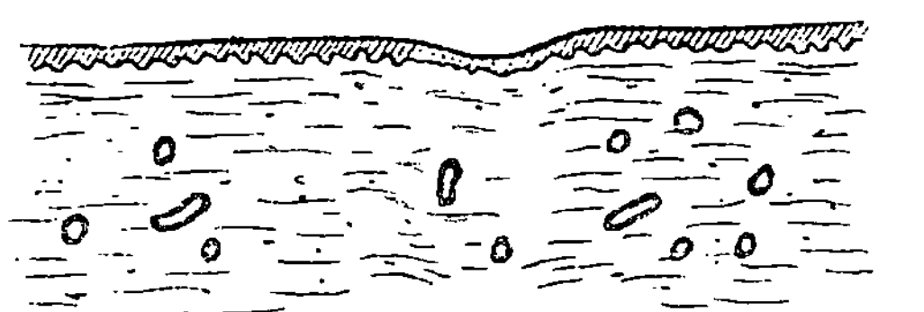

d

Abb. 72. Wundheilung. a frische Wunde, b granulierende Wunde, c frische, rote, gefäßreiche
Narbe, d alte, blasse, gefäßarme Narbe.

zelnen durchtrennten Gewebsschichten ein gleichmäßig gekörnt aussehendes, rötliches Gewebe, das als Granulationsgewebe (Abb. 72b, 73) bezeichnet, in der Hauptsache aus aussprossenden Kapillaren, die Stütz- und Bindegewebe mit sich führen, besteht. Weil es gefäßreich ist, ist es frischrot, gekörnt, turgeszent und blutet bei leichter Verletzung. Nach Ausfüllung des Defektes wächst von der Seite her die Epidermis über das Ge-

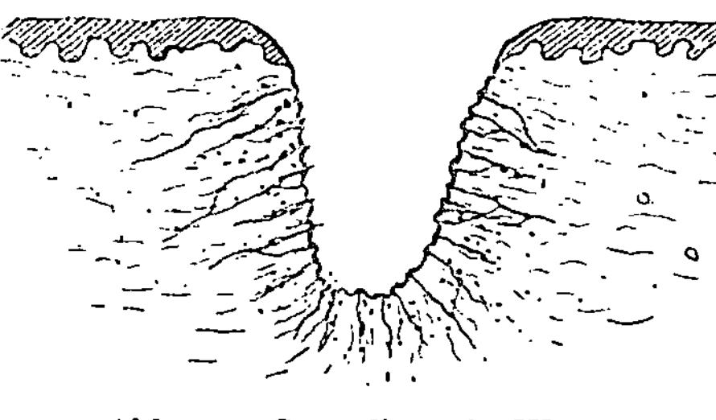

Abb. 73. Granulierende Wunde.

webe und führt zum Abschluß und damit zur Ausheilung. Bei weniger tiefreichenden Wunden kommt es durch Auswachsen in der Tiefe zurückgebliebener epithelialer Zellnester zur Bildung von

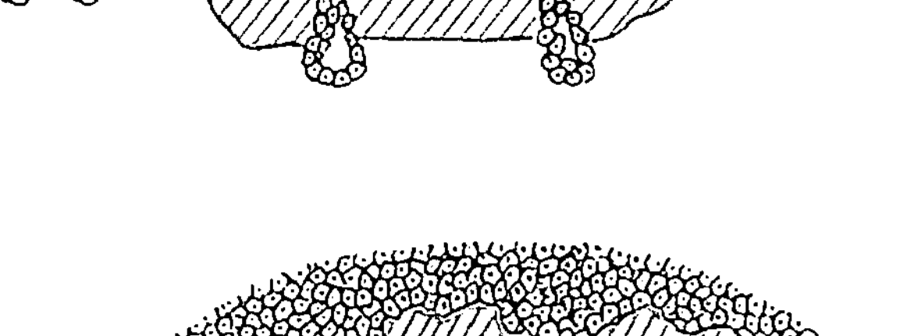

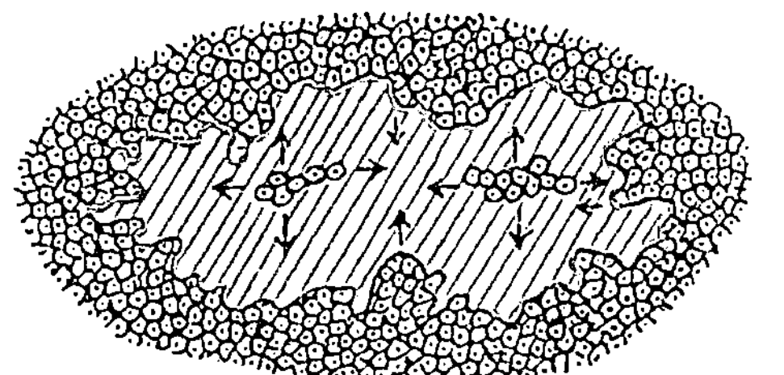

Abb. 74. Epithelinseln aus Resten epithelialer Hautanhangsgebilde. Überhäutung erfolgt auch von ihnen aus.

Epithelinseln (Abb. 74), von denen aus ebenfalls eine Überhäutung erfolgt, die dadurch beschleunigt wird.

War der Defekt sehr groß und tief, dann kommt es u. U. nicht zur völligen Ausfüllung, die Epidermis wächst dann vom Rande nach der Tiefe, und wir bekommen mehr oder weniger tief ein-

gezogene Narben. Auch Störungen der Wundheilung können
zu in der Tiefe fixierten Narben führen. Dieser narbigen Haut

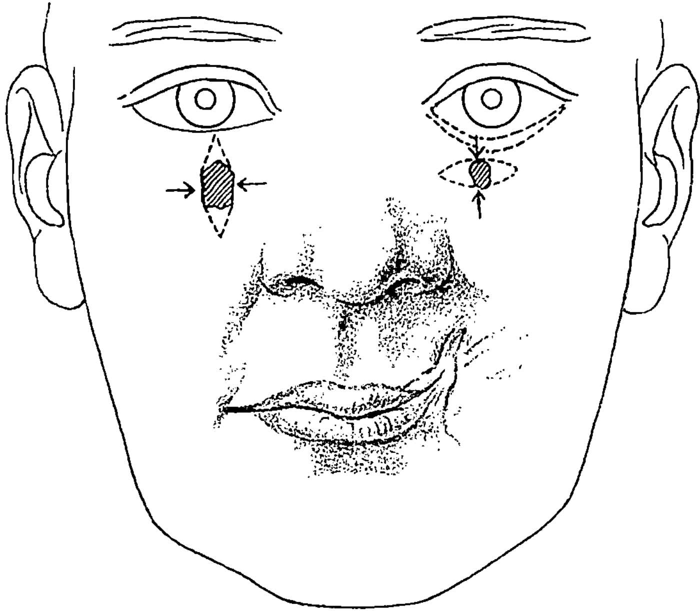

Abb. 75. Schnittführung zur Vermeidung von narbiger Verziehung
(r. richtig, l. falsch). (Narbige Verziehung des Mundwinkels.)

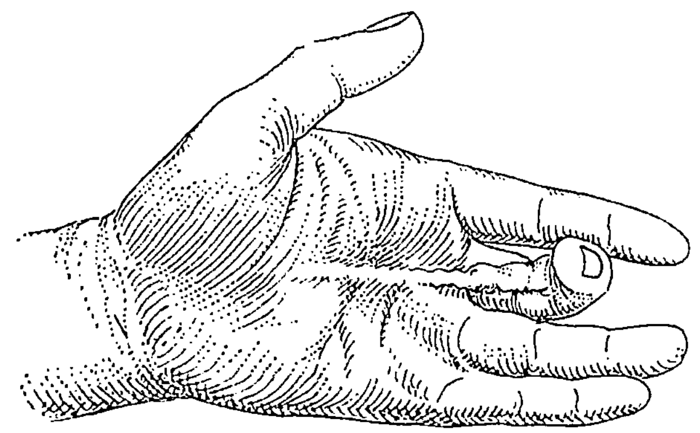

Abb. 76. Narbenschrumpfung nach Eiterung der Sehne.

haften gewisse Nachteile an. Ihr fehlen die Hautanhangsgebilde,
sie ist zart, nicht gepolstert, glänzend, leicht verletzlich und zeigt
keine Verschieblichkeit auf der Unterlage

Eine der wichtigsten Eigenschaften der Narbe ist deren Schrumpfung. Durch Zug an der Umgebung kommt es besonders

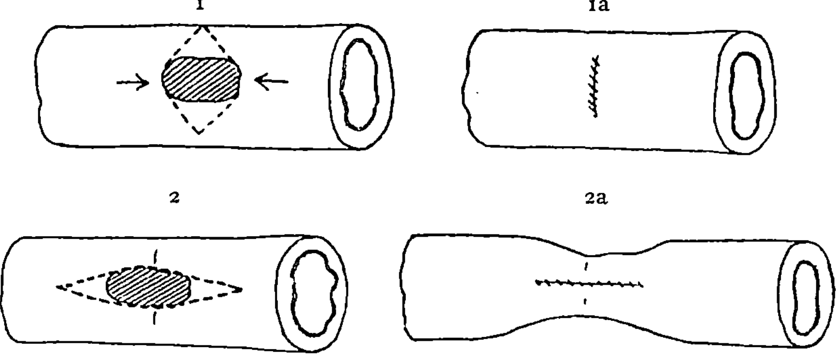

Abb. 77. Narbige Verengerung von Hohlorganen, z. B. nach Geschwürausheilung.

bei großen Narben zu Verziehungen nachgiebiger Gewebe (Lippe, Augenlid u. dgl.) (Abb. 75, 77), sowie zur Verengung von Hohlge-

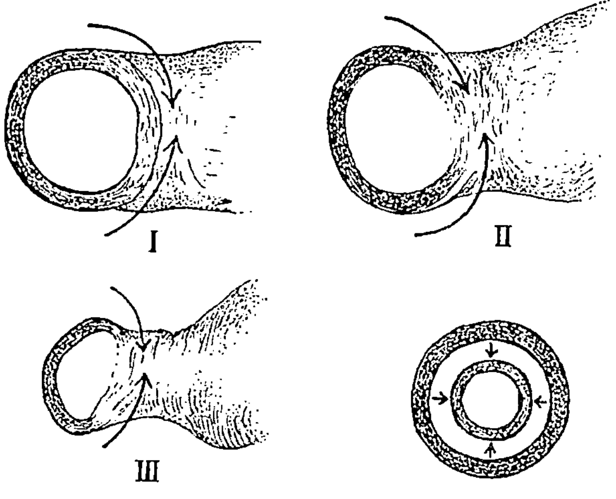

Abb. 78. Narbige Verengerung bei unrichtiger Schnittführung (2 a).

bilden (z. B. Darm, Harnröhre). Dies berücksichtigt der Chirurg bei der Anlegung seiner Schnitte und beim Ausschneiden krankhafter Gewebsteile (Abb. 75, 78).

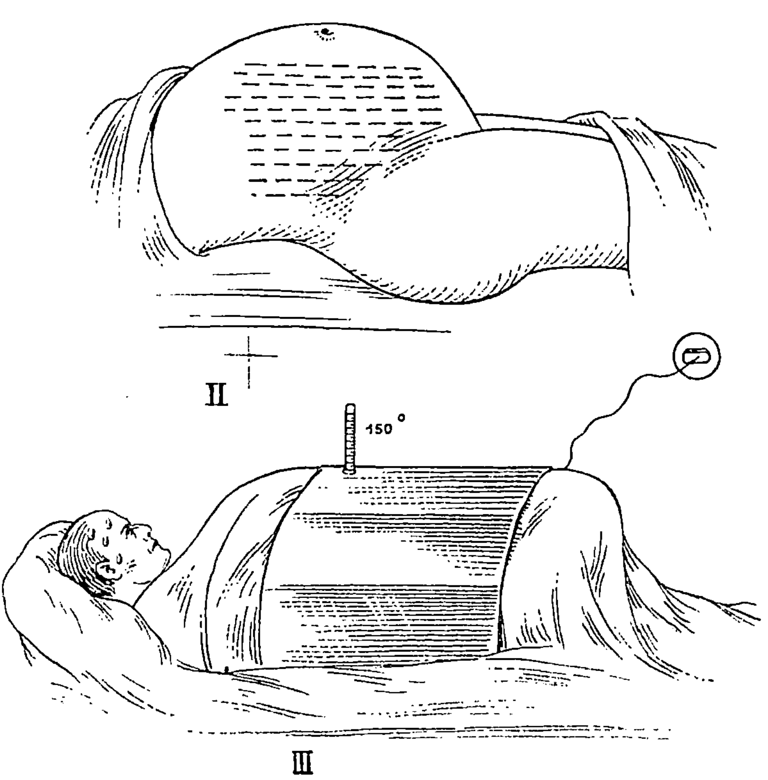

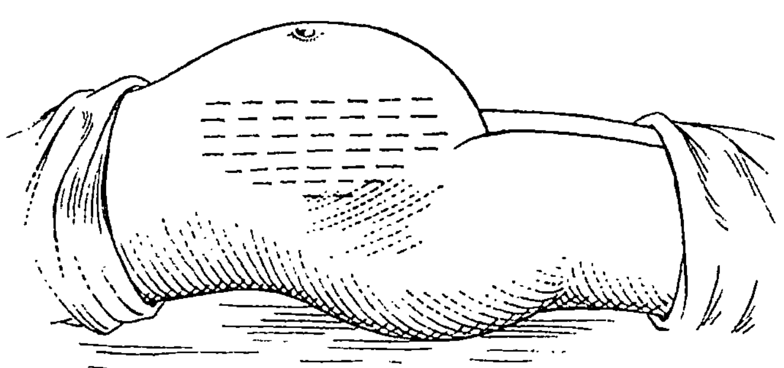

Abb. 79. Begünstigung der Resorption eines Ergusses durch Hyperämie (Wärmeanwendung). I. Erguß vor, III. Erguß nach der Behandlung.

Die wichtigste Störung der Wundheilung ist die Infektion. Außer ihr spielt noch das durch die Gewalteinwirkung hervorgerufene Absterben geschädigter Zellkomplexe eine Rolle. Alle nicht lebensfähigen Gewebsteile werden als Fremdkörper weggeschafft. Sie werden abgebaut und aufgesaugt, im Körper weiter verwertet auf dem Wege der Resorption. Darunter versteht man z. B. die Aufsaugung während einer Krankheit entstandener, oder durch eine Verletzung bedingter,

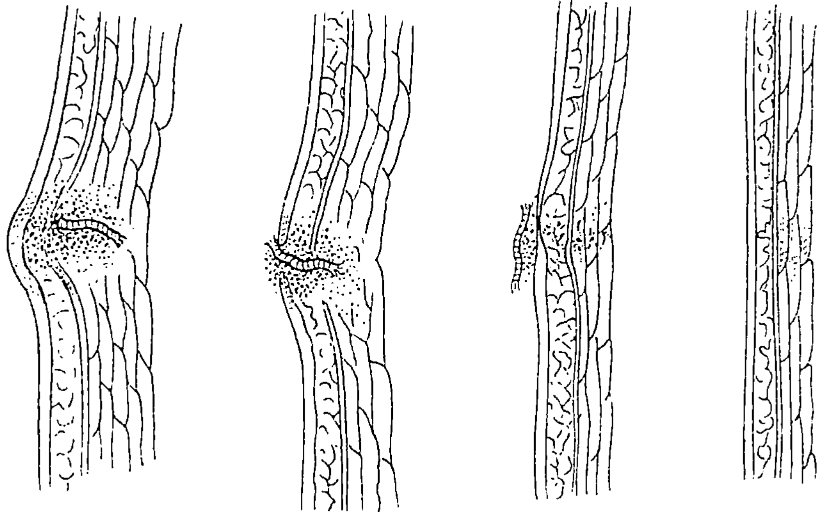

Abb. 80. Ausstoßen eines infizierten Fremdkörpers (z. B. Faden).

meist flüssiger Produkte (Abb. 79). Sie spielt bei der akuten Entzündung eine wichtige Rolle, wo Ausschwitzungen, Exsudate und Infiltrate nach kürzerer oder längerer Zeit wieder verschwinden. Die Organisation ist im Gegensatz dazu das Durchwachsenwerden irgendeines krankhaften Produktes, einer Ausschwitzung, eines Gerinnsels u. dgl. m., wobei vom Rande her kleine Gefäßsprossen ein- und langsam durchwachsen. Dadurch kann unter Umständen ein verstopftes Lumen mit der Zeit wieder durchgängig werden. Endlich werden „Fremdkörper" ausgestoßen — z. B. beim Hinzutreten einer Infektion (Abb. 80). Diese Ausstoßung geschieht in der Hauptsache durch Loslösung (Wirkung von Fermenten und Leukozyten) an der Grenze zwischen noch lebensfähigem und dem Tode anheimgefallenen Gewebe (Demarkation) (Abb. 81). Erst in diesem Stadium weiß der Chirurg genau, was verloren ist. Bei wichtigen Geweben oder Gliedabschnitten wird er infolgedessen erst die Demarkierung abwarten, bevor er eingreift, wenn nicht andere Gründe einen früheren Eingriff erfordern. Während des Demarkationsprozesses eitert die Wunde. Erst nach vollkommener Loslösung und Aus-

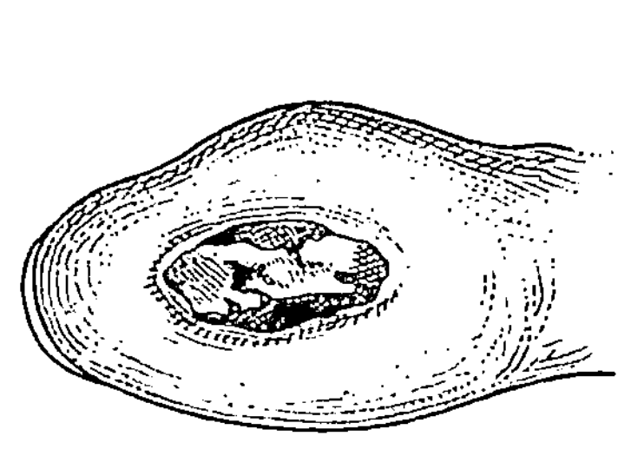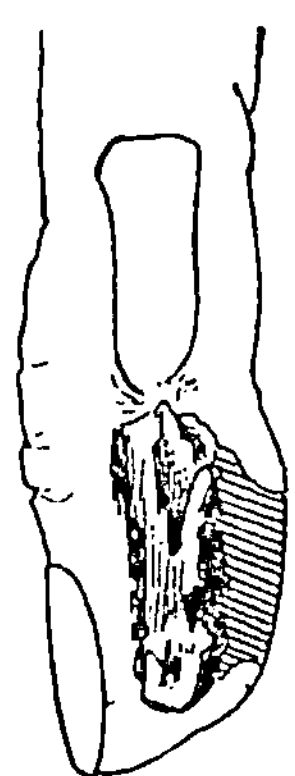

Abb. 81. Knochensequester (Panaritium ossale). Vollkommen durch Eiterung aus dem Zusammenhang gelöster demarkierter, rauher Knochenteil.

stoßung kommt es zur Wundreinigung, zum Rückgang und Verschwinden der Eiterbildung (Abb. 82).

Aseptische Fremdkörper heilen reaktionslos ein (z. B. Seidenfaden, Elfenbeinplatten, Geschoßsplitter (Abb. 83).

Sterben ausgedehntere Zellkomplexe ab, so spricht man von einer Nekrose. Dieser Vorgang kann vollkommen trocken vor sich gehen wie bei der Mumifikation. Das Gewebe schrumpft dann langsam und trocknet aus. Oder aber es kommt zur feuchten Nekrose (Gangrän), die als Brand bezeichnet wird, wenn Fäulniserreger hinzutreten. Dadurch gewinnt der ganze Prozeß klinisch auch eine viel ungünstigere Wendung, weil vom fauligen Bezirk aus Giftstoffe und Infektionserreger in den Kreislauf gelangen und zu fortschreitender Phlegmone führen können.

Die aseptische Nekrose, wie sie nach jeder größeren Operation, nach größeren Blutergüssen u. dgl. m. auftritt,

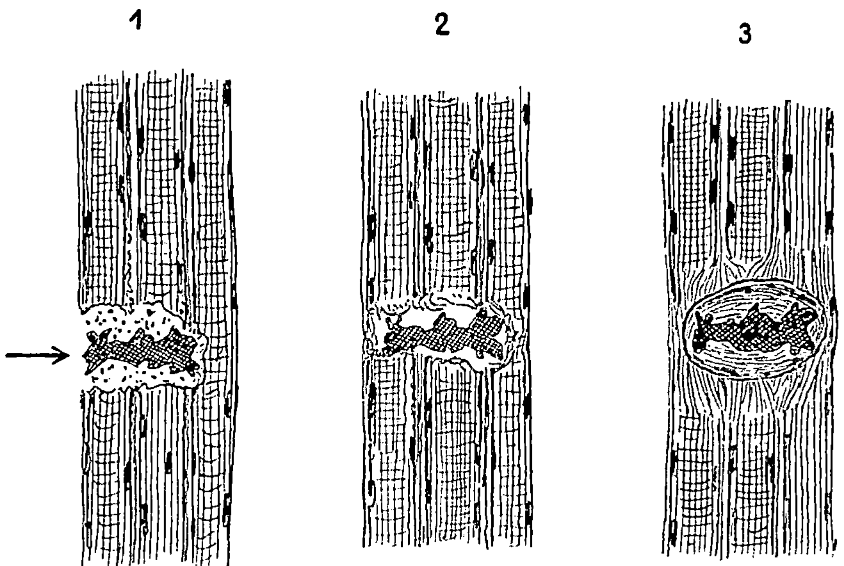

Abb. 82. Ausstoßung eines Knochensequesters (Osteomyelitis). Hernach Heilung. a Fistel mit Sequester. b Entfernter Sequester. c Ausgeheiltes Stadium.

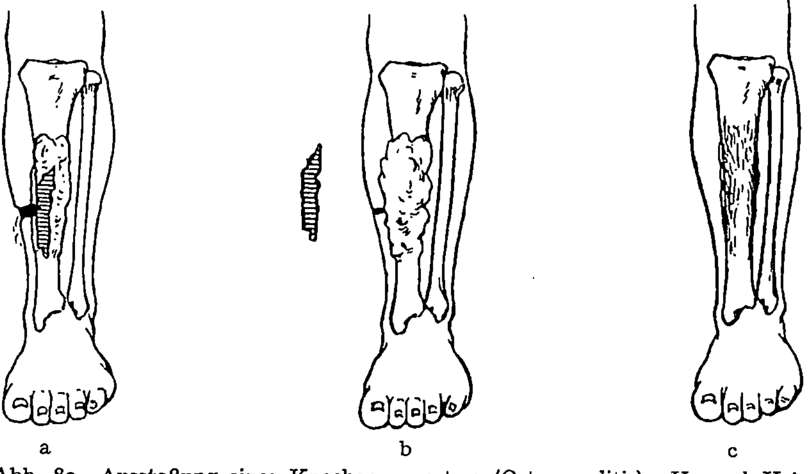

Abb. 83. Einheilung und Abkapslung eines Geschoßsplitters.

führt infolge Resorption von Eiweißabbauprodukten zu Temperatursteigerungen.

Die verschiedensten Ursachen können zur Nekrose führen, in erster Linie sind es Gefäßerkrankungen, Schädigungen und Verletzungen, dann Embolien (Abb. 84), außerdem Druck, besonders Druck auf wenig „unterpolsterte" Körperteile (Decubitus) (Abb. 86, 87, 88, 89), auf die Gefäße (Abb. 85), sowie Abschnürung derselben (eingeklemmter Bruch) (Abb. 90). In gleichem Sinne wirkt die Torsion beweglicher Organe um ihren Stiel (Ovarien, Hoden u. dgl. m.). Gefäßnervenerkrankungen, die zu Spasmen führen, können ebenfalls die Ernährung weitgehend stören (Raynaud), wodurch es zur Nekrose von Gewebsabschnitten

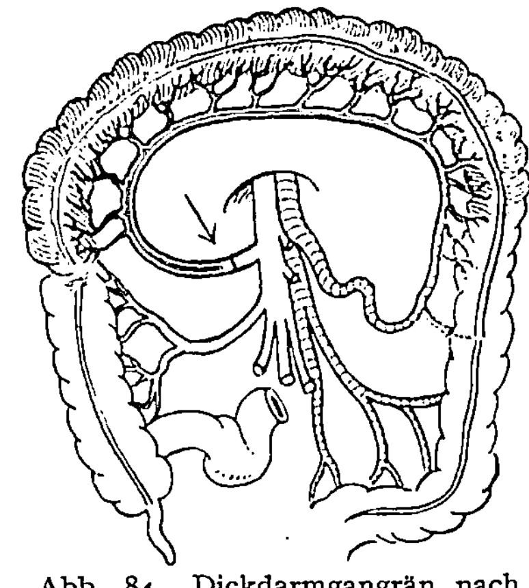

Abb. 84. Dickdarmgangrän nach Verschluß des zuführenden Astes der Art. mesent.

kommt. Häufig sind Störungen, die der Nekrose folgen, im Vordergrunde, beispielsweise am Darm, der für Bakterien durchlässig wird, was zur Bauchfellentzündung führt.

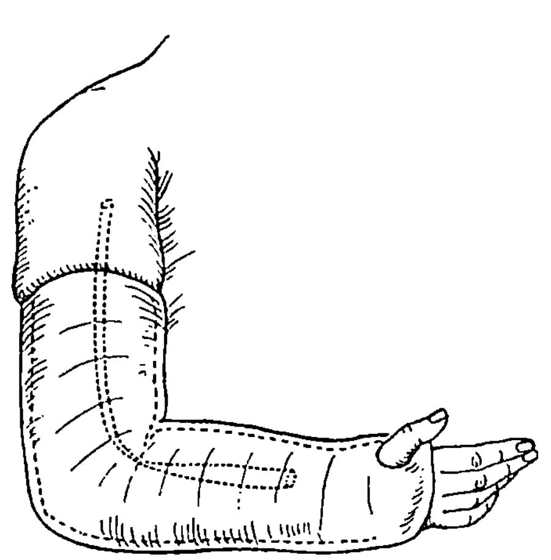

Abb. 85. Druck eines Gipsverbandes auf ein Gefäß. Gefahr der Nekrose.

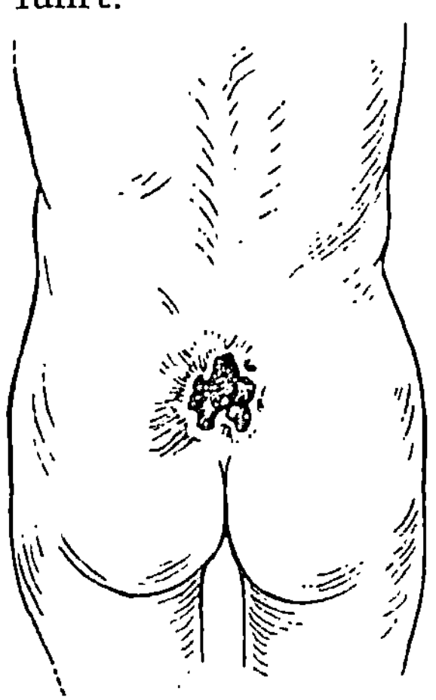

Abb. 86. Decubitus am Kreuzbein. (Bei mageren bettlägrigen Kranken).

Das Geschwür ist ein aus einem Gewebszerfall hervorgerufener Substanzverlust der Haut oder der Schleimhaut, der sich klinisch durch geringe Heilungstendenz auszeichnet. Entweder lokalisiert sich der Prozeß primär in der Haut oder er entwickelt sich langsam aus der Tiefe in die Haut. Der Entstehung

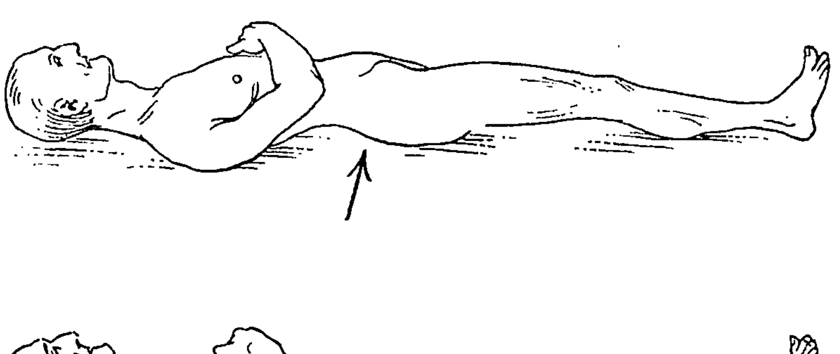

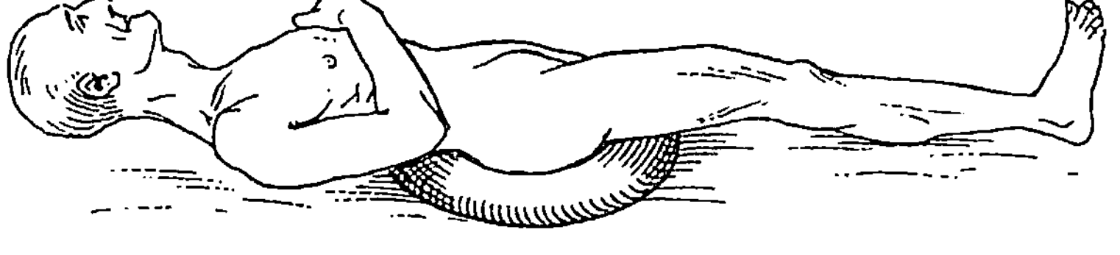

Abb. 87. Decubitusgefährdung und seine Verhütung (z. B. durch Luftring).

nach unterscheiden wir infektiöse Geschwüre, traumatische Geschwüre, Geschwüre als Folgen von Ernährungsstörungen und Geschwüre auf der Basis einer Geschwulstbildung. Für die Natur des Geschwürs ist das Aussehen charakteristisch. Je

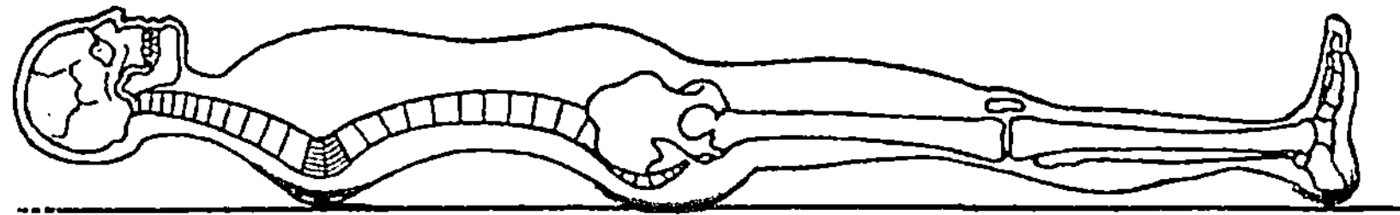

Abb. 88. Decubitusgefährdete Stellen. Solche, wo der Knochen direkt unter der Haut gelegen ist.

nach Art des Randes, des Grundes und der Umgebung lassen sie sich klinisch meistens auseinanderhalten (Abb. 91).

Das Aussehen des Granulationsgewebes ist in der Beurteilung des Zustandes der Wunde von Bedeutung. Liegen keine Störungen vor, dann hat es die oben erwähnte gesunde Beschaffenheit. Bei Anwesenheit von irgendwelchen Fremdkörpern, bei schweren

Allgemeinkrankheiten, bei Zirkulationsstörungen (Krampfadern) oder ungenügender Blutzufuhr zeigt es eine abnorme Beschaffenheit.

In seltenen Fällen kommt es zu einer übermäßigen Produktion dieses Granulationsgewebes, das über den Defekt hinaus wächst als wildes Fleisch (Caro luxurians) (Abb. 92). Hierfür können örtliche Gründe, die wir beseitigen können, verantwortlich gemacht werden. Häufig sind aber solche nicht ersichtlich. Aus mechanischen Gründen muß dieses überwuchernde Granulationsgewebe beseitigt werden, weil es ein Hindernis für die weitere Überhäutung darstellt.

Die Narbe neigt wegen ihrer Beschaffenheit zu Geschwürsbildungen. Außerdem kommt es

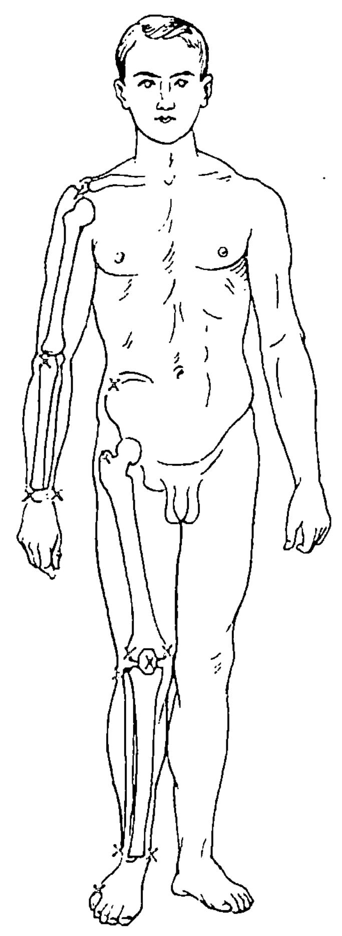

Abb. 89. (Vgl. 88.)

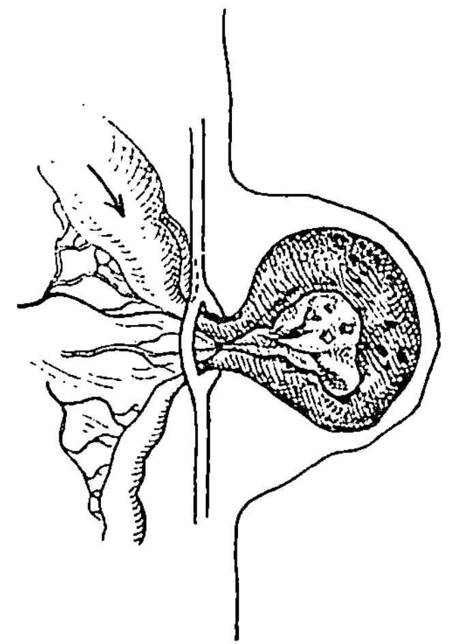

Abb. 90. Darmeinklemmung. Darmwandnekrose und Durchlässigkeit.

an Stellen, wo sie erhöhter Belastung ausgesetzt wird, z. B. in der Bauchwand, leicht zur Überdehnung und Nachgiebigkeit, also zur Ausbuchtung (Bauchnarbenbruch) (Abb. 93).

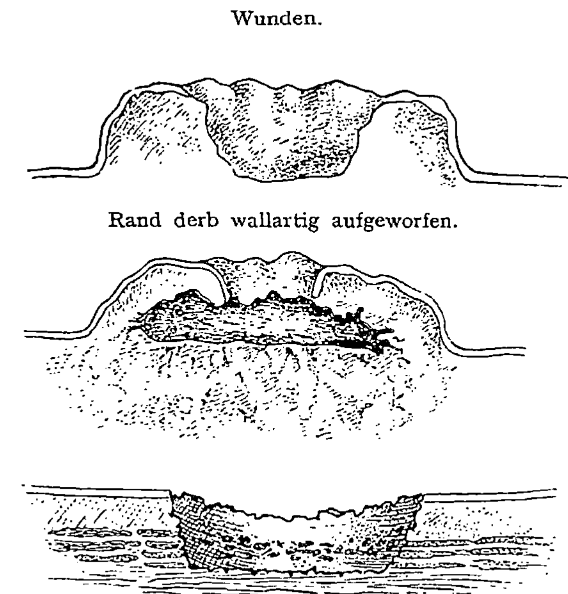

Rand derb wallartig aufgeworfen.

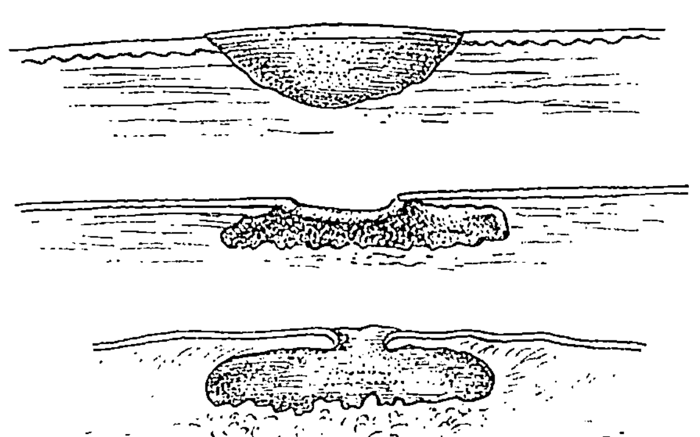

Scharfrandig.

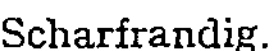

Rand unterminiert.

Abb. 91. Verschiedene Geschwürsformen (Rand, Grund, Umgebung).

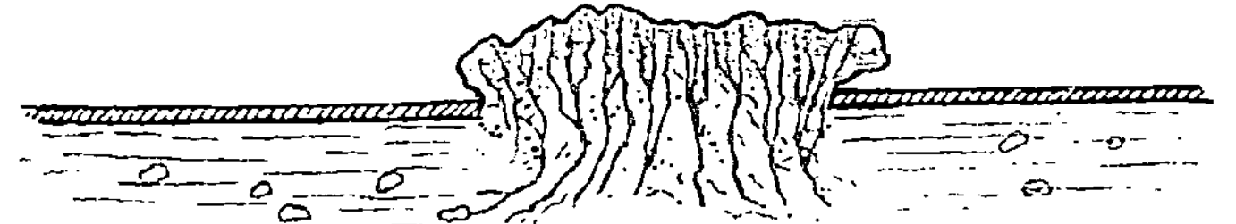

Abb. 92. Caro luxurians (wildes Fleisch).

Unter Fisteln versteht man röhren- oder lippenförmige Öffnungen. Erstere führen oft auf gewundenen Gängen in die Tiefe. Meist liegt ihnen irgendein „Fremdkörper", ein krankhafter Herd, bei lippenförmigen die unerwünschte Verheilung zweier Wundflächen (Haut- und Schleimhaut) oder dergl. zugrunde.

Endlich ist das Narbenkeloidnoch zu nennen, eine eigenartige, übermächtige, wulstartige Narbenbildung, die im Anschluß an gewisse Verletzungen z. B. Verbrennung, dann aber auch bei ganz beliebigen Wunden, auch Operationen u. dgl. auftritt. Es hat die Eigenschaft, daß es häufig nach operativer Beseitigung wiederkehrt, andererseits manchmal im Verlauf von Jahren spontan zurückkehrt.

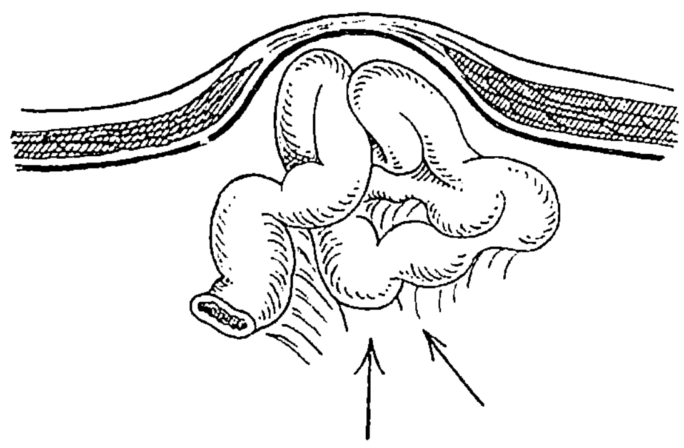

Abb. 93. Nachgiebigkeit der narbig veränderten Bauchwand (Narbenhernie).

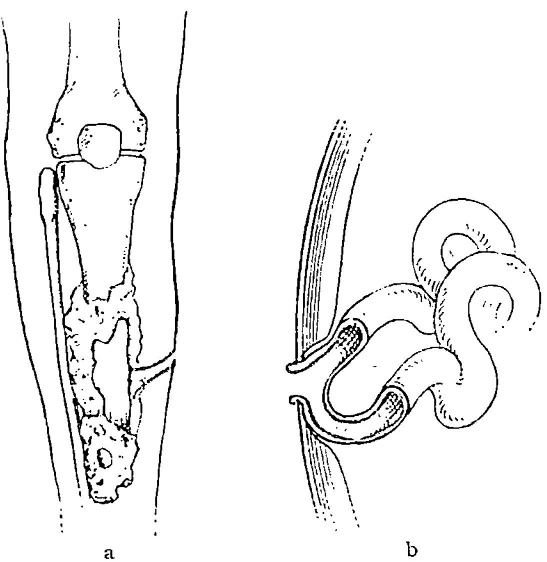

Abb. 94. a Röhrenförmige Fistel, z. B. bei Ostomyelitis und Sequesterbildung. b Lippenfistel, z. B. bei Darmverletzung.

Aus alle dem geht hervor, daß wir, wenn irgend möglich, die primäre Wundheilung erstreben, da die Narbe immer ein funktionell minderwertiges Ersatzgebilde darstellt.

Nur wenige Gewebe haben die Eigenschaft, in geringem Grade

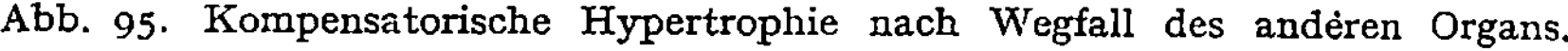

Abb. 95. Kompensatorische Hypertrophie nach Wegfall des anderen Organs.

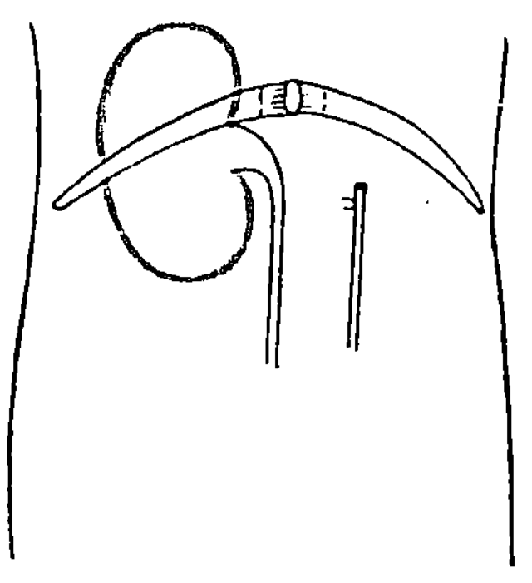

Abb. 96. Atrophie des Beines (z. B. bei Kniegelenkserkrankung).

durch den Körper vollwertig wieder ersetzt zu werden (Regeneration). Bei anderen wird der Ausfall funktionell wettgemacht durch ein Einspringen des Zurückgebliebenen im Sinne der Vergrößerung und Mehrleistungsfähigkeit (kompensatorische Hypertrophie) (Abb. 95).

Atrophie bedeutet im Gegensatz zur Hypertrophie Schwund eines vorher in richtigem Umfang entwickelten Gewebes. Sie ist meist die Folge von Erkrankung oder Nichtgebrauch z. B. (Krankheit, Verletzung) und kann nach Beseitigung der Ursache vollkommen verschwinden (Abb. 96).

Werden an ein Organ oder an ein Gewebe in gewissen Grenzen vermehrte Ansprüche gestellt, dann werden seine Elemente kräftiger, man spricht von Hypertrophie. Praktisch besonders wichtig ist diese Hypertrophie bei Mehrbeanspruchung von Hohlorganen, besonders bei Verengerungen die der Entleerung Schwierigkeiten bereiten. Hierbei vermag die Hypertrophie für gewisse Zeit in gewissen Grenzen das Hindernis zu überwinden, so daß für den Organismus keine Störungen entstehen. Man spricht dann von Kompensation (Abb. 97a, 98a).

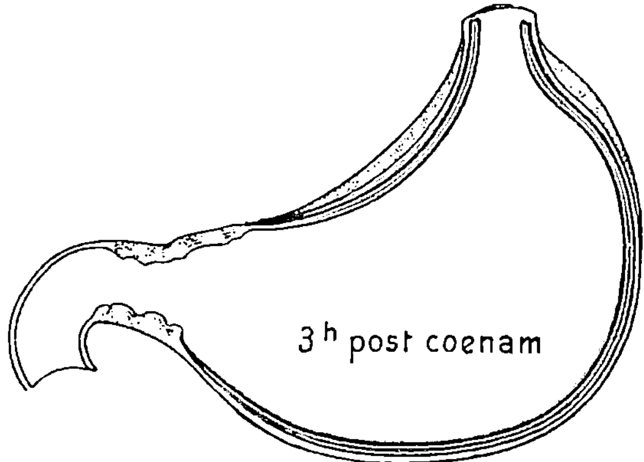

Abb. 97. Normale Magenentleerung (nach 3 Stunden leer).

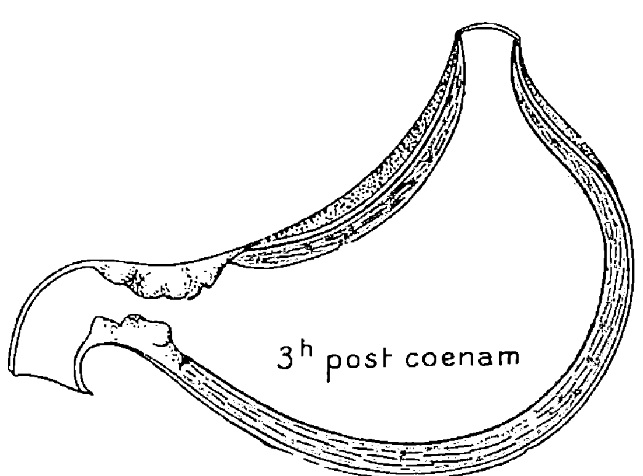

Abb. 97a. Hindernis am Magenausgang (durch Hypertrophie der Muskulatur überwunden, ebenfalls nach 3 Stunden leer).

Die Kompensationsfähigkeit hat aber ihre Grenzen. Wird das Hindernis größer, oder erlahmt die Muskulatur, dann kommt es zur Stagnation und, wie oben erwähnt, häufig durch Infektion zu Zersetzungen des Se- oder Exkretes.

Z. B. haben wir beim Harntraktus als erstes Stadium einer erschwerten Harnentleerung (Prostatahypertrophie) die Hypertrophie der Blasenmuskulatur (Abb. 98 a), die sich klinisch als Balkenblase erkennen läßt. Im 2. Stadium kommt es zum Residualharn, d. h. zur unvollständigen Entleerungsmöglichkeit der Blase (Abb. 98 b), während im 3. Stadium — der Ischuria paradoxa — der Urin bei gefüllter Harnblase nur abtröpfelt (Abb. 98 c). Bei den anderen Hohlorganen (Magen, Darm, Gallenwege usw.) liegen die Verhältnisse ceteris paribus gleich.

Stauung und Retention in den verschiedenen Hohlorganen veranlassen den Chirurgen sehr häufig zum operativen Eingriff. Während die vorübergehende Stauung an sich nur

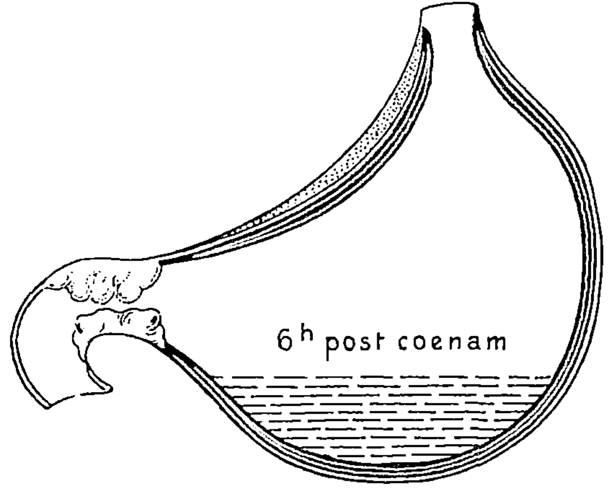

Abb. 97 b. Erschlaffung der Muskulatur. Hindernis wird nicht mehr überwunden. Rest nach 6 Stunden.

die Infektion begünstigt, weil sie das Einwandern gegen die Stromrichtung und die Ansiedlung erleichtert, jene nach Behebung derselben aber restlos verschwinden kann (Abgang eines Steines) kommt es bei längerdauernder Retention zu Veränderungen des zentral vom Hindernis gelegenen Hohlsystems, vor allem sekretorisch tätiger Organe (Niere, Leber.) Diese können nach längerem Bestehen so hochgradig sein, daß selbst die Beseitigung der Retention keine normalen Verhältnisse mehr herbeiführen kann.

Der Verschluß des Intestinaltraktus wird als Ileus bezeichnet. Je nach dem vorliegenden Hindernis unterscheidet man einen dynamischen und einen paralytischen (adynamischen), bzw. spastischen. Beim dynamischen handelt es sich entweder um

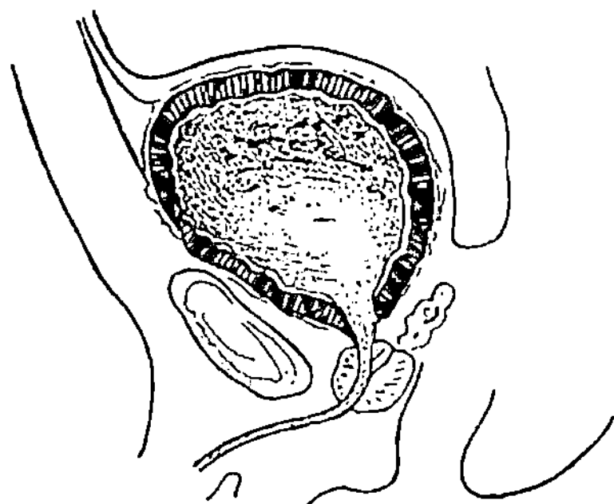

Abb. 98. Harnblase bei normaler
Prostata.

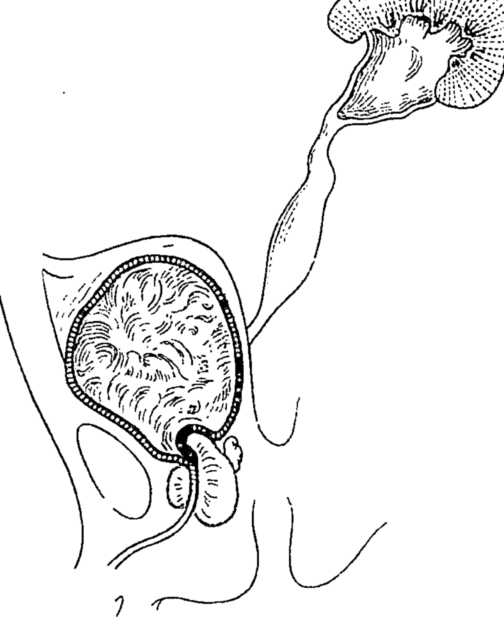

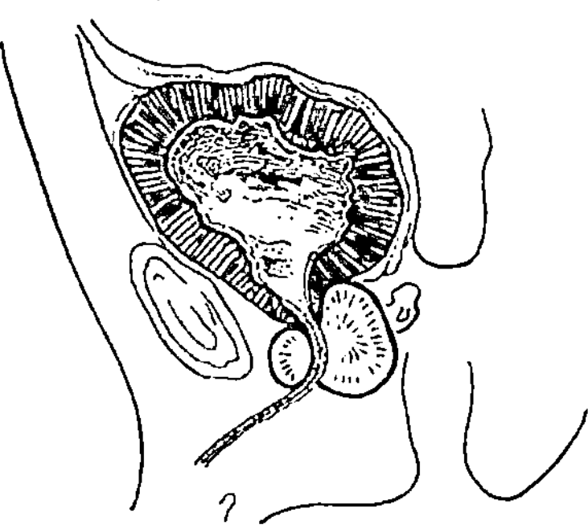

Fig. 98b. Rückstauung infolge Erschlaffung
der Blasenmuskulatur.

Abb. 98a. Blasenmuskelhypertro-
phie infolge Abflußhindernisses
(Prostata vergrößert).

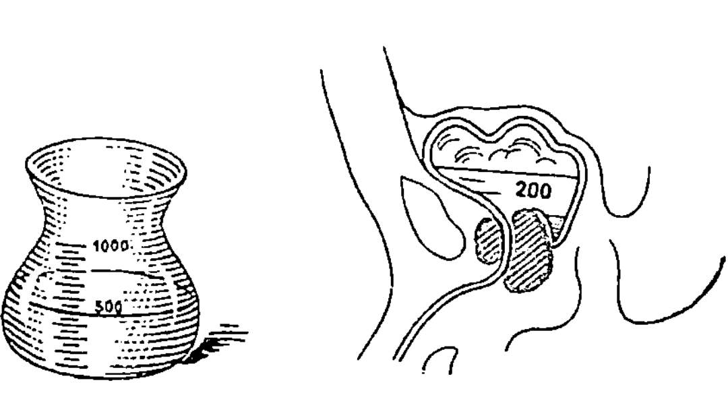

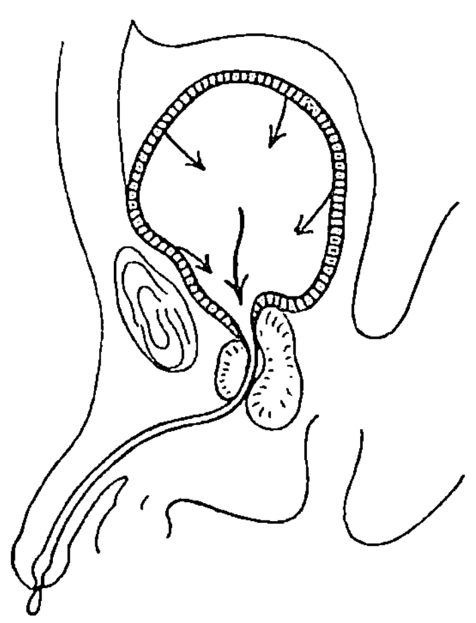

Zu 98b.   Nach spontaner Entleerung
von 500 ccm Urin Rest von 200 ccm, der
mit Katheter entleert wird.

Abb. 98c. Ischuria para-
doxa. Abtröpfeln des
Urins bei maximal ge-
füllter Blase.

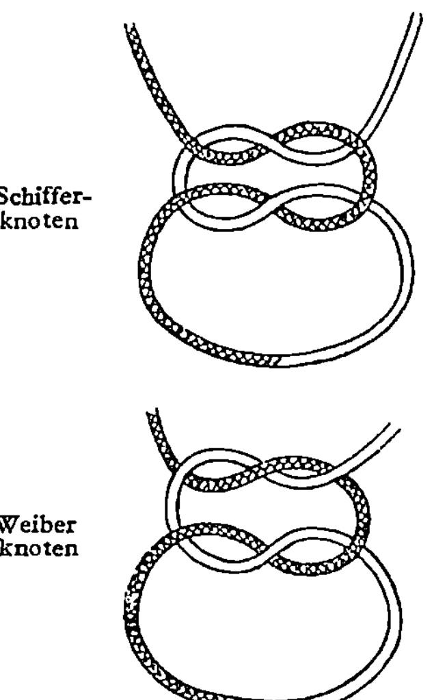

Abb. 99. Strangulationsileus.

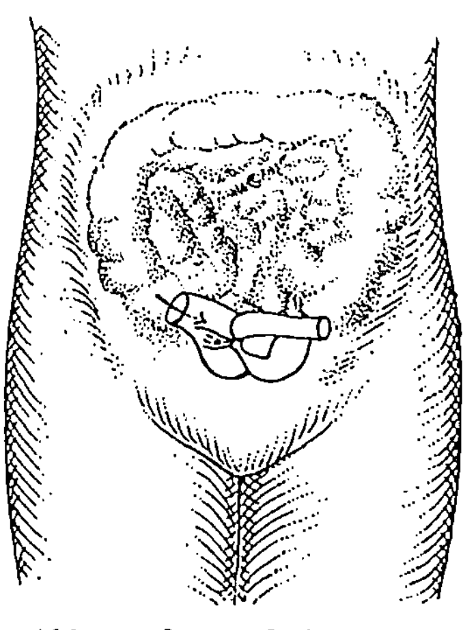

Abb. 100. Die verschiedenen Knoten.

eine Obturation, einen Verschluß im Darminnern, oder aber um eine Strangulation, bei der der Darm abgeschnürt wird, der adynamische hat seine Ursache in einer Darmlähmung.

Da es bei der Unmöglichkeit der Darmpassage, vor allem bei tiefsitzendem Hindernis sehr rasch zu giftigen Zersetzungsprodukten kommt, die resorbiert werden, außerdem die Darmwand bald leidet und durchlässig wird, muß beim Darmverschluß möglichst frühzeitig operiert werden.

Als Meteorismus bezeichnet man eine Auftreibung des Leibes infolge abnormen Gasgehalts der Därme, wie er zustande kommt durch vermehrte gasbildende Ernährung, durch Erkrankung des Darmes oder durch Zersetzung infolge behinderter Darmperistaltik.

Stehen verschiedene Organe, vor allem Drüsen mit innerer Sekretion in gegenseitiger Wechselbeziehung, so kann die Überfunktion des einen zu einer entsprechenden des anderen führen, oder der Wegfall der einen Drüse die Hypertrophie einer anderen kompensatorisch wirkenden bedingen.

Wundbehandlung.

Die Wundbehandlung sucht Heilung durch primäre Naht herbeizuführen. Genäht wird mit Seide, Katgut, Silkworm, Zwirn u. dgl. Durch die Naht soll die Wunde vereinigt

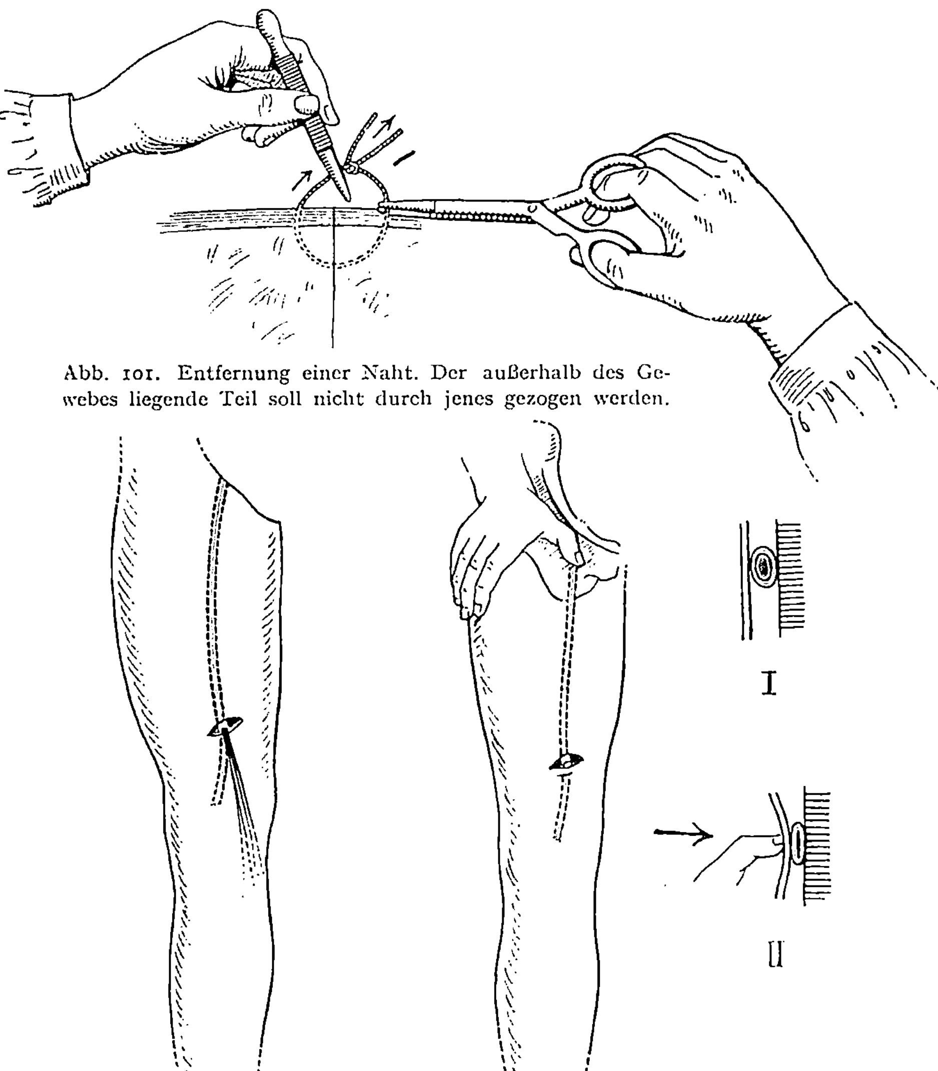

Abb. 101. Entfernung einer Naht. Der außerhalb des Gewebes liegende Teil soll nicht durch jenes gezogen werden.

Abb. 102. Provisorische Blutstillung durch digitale Kompression (z. B. Art. femor.) Gefäß wird gegen den Schambeinast angedrückt.

werden, bis die Vernarbung erfolgt ist. Der Knoten muß deshalb festsitzen. Diesen Zweck erfüllt der chirurgische, nicht aber der Weiberknoten (Abb. 100). Tiefliegende Fäden heilen ein (Seide) oder werden resorbiert (Katgut). Die Oberflächlichen werden nach 5—8 Tagen entfernt (Abb. 101). Die primäre Wundversorgung besteht in der Blutstillung, in der Be-

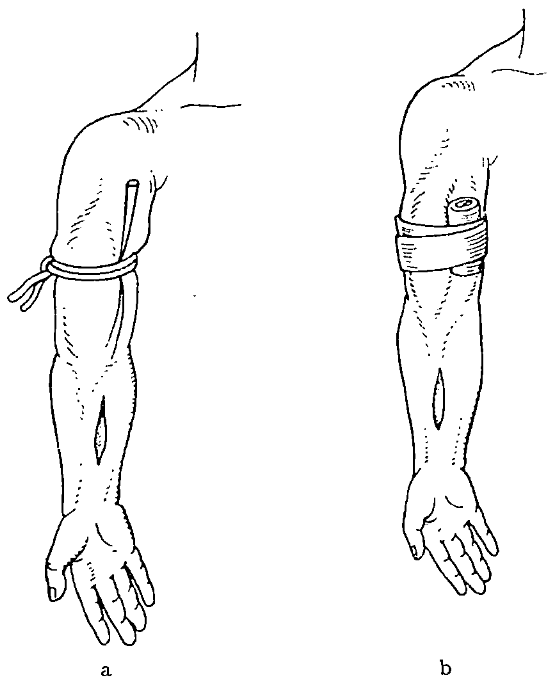

Abb. 103. Blutleere nach Esmarch. a Mit Schlauch Gefahr der Nervenschädigung. b Mit Gummibinde und Unterpolsterung.

kämpfung bedrohlicher Allgemeinerscheinungen, in der Vorbeugung der Wundinfektion oder, falls diese schon eingetreten, im Versuch, ihren Ablauf möglichst milde und günstig zu gestalten. Außerdem sorgt sie für Schmerzstillung, für sofortige oder spätere Naht, soweit dies möglich ist und richtige Lagerung.

Bei der Blutstillung unterscheiden wir eine provisorische und eine definitive. Die provisorische besteht in Hochlagerung und damit Herabsetzung des Blutzuflusses, in örtlicher Kompression oder in Kompression des großen zuführenden Arterienastes oberhalb der Verletzung mit dem Finger (Abb. 102). Am häufigsten wird man bei schweren Extremitätenverletzungen von der Abschnürung nach Esmarch Gebrauch machen, bei der ein kräftiger Gummischlauch oder eine elastische Binde am Oberarm oder

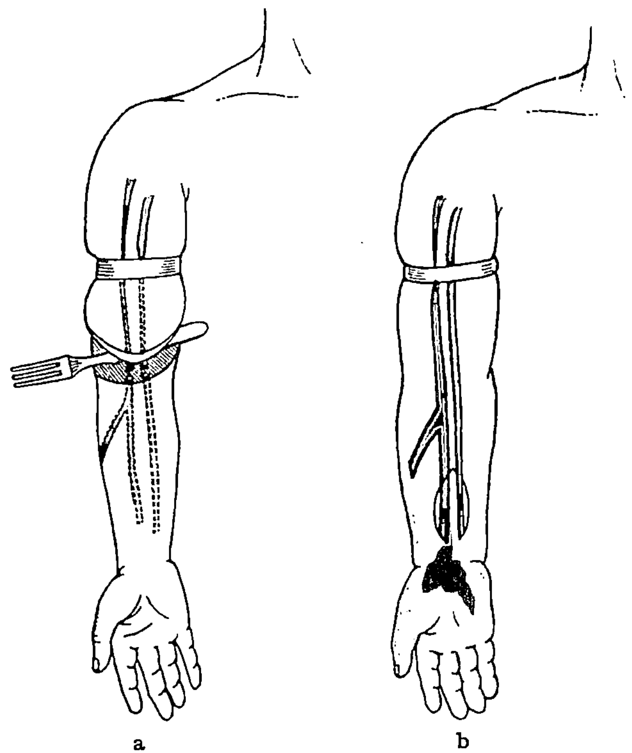

Abb. 104. a richtige Blutleere b Stauung bei unrichtig angelegter Binde.

Oberschenkel — nicht an einem zweiknochigen Gliedabschnitt — angelegt wird (Abb. 103). Sie muß in erster Tour fest angezogen werden, um eine richtige Blutleere und keine Stauung herbeizuführen (Abb. 104, 105a). Natürlich darf sie nur wenige Stunden (höchstens 4) liegen bleiben, da sonst schwere Gewebsschädigungen infolge mangelhafter Ernährung zustande kommen. Diese werden bedingt durch direkte Nervenabdrosselung, dann aber auch durch

Gewebsveränderungen in der Muskulatur infolge ungenügender Ernährung (ischämische Muskelkontraktur) (Abb. 106). Vor Nervenschädigungen innerhalb zulässiger Abschnürungszeit schützt man sich durch Unterpolstern der Binde mit kleinen Kissen an Stellen, wo Nervenstämme gelegen (Abb. 103b), sowie dadurch, daß man bei muskelarmen Gliedern (Kinder) möglichst breite Binden und nicht einschnürende Schläuche verwendet. Die Esmarchsche

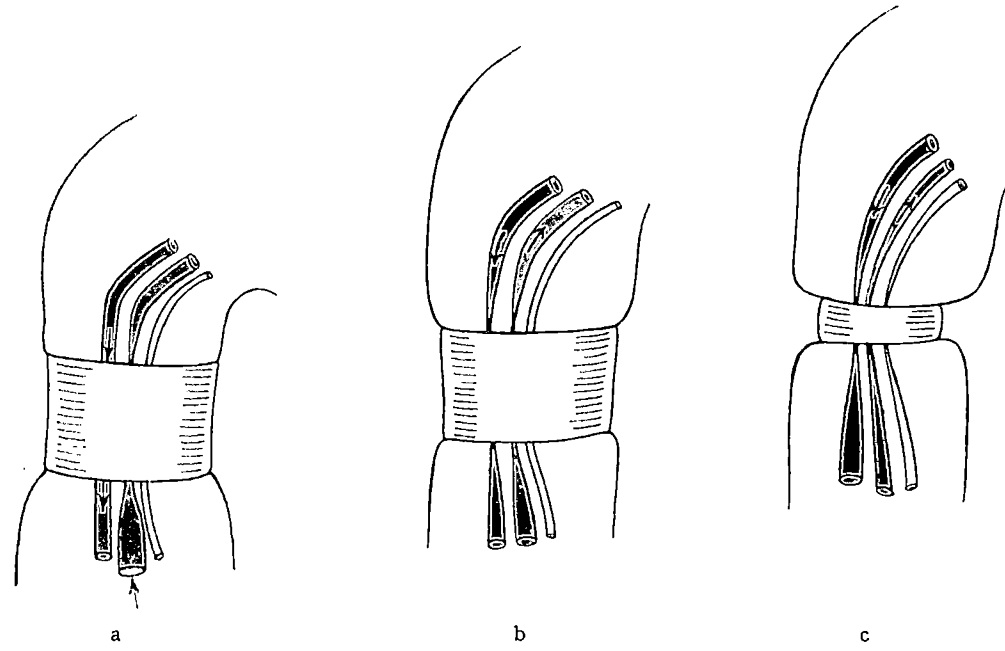

a   b   c

Abb. 105. Esmarchsche Binde. a Stauung, gehemmter venöser Abfluß. b Richtig angelegte Binde. c Strangulation der Nerven durch Schlauch.

Blutleere findet prophylaktisch vor allem Anwendung bei Operationen (Amputationen, Resektionen u. dgl.) zur Blutersparnis, sowie zum Zwecke besserer Übersicht. Vor Anlegen der Blutleere soll die Extremität zum Zweck der Blutersparnis und Leere hochgehalten oder von der Peripherie nach dem Zentrum mit Gummibinden ausgewickelt werden, damit möglichst wenig Blut im wegfallenden Teil bleibt. Diese Vorbereitung fällt weg, weil schädlich und gefährlich bei Infektionen, da damit leicht Eiter und Bakterien vom Entzündungsherd zentralwärts weggedrückt werden können.

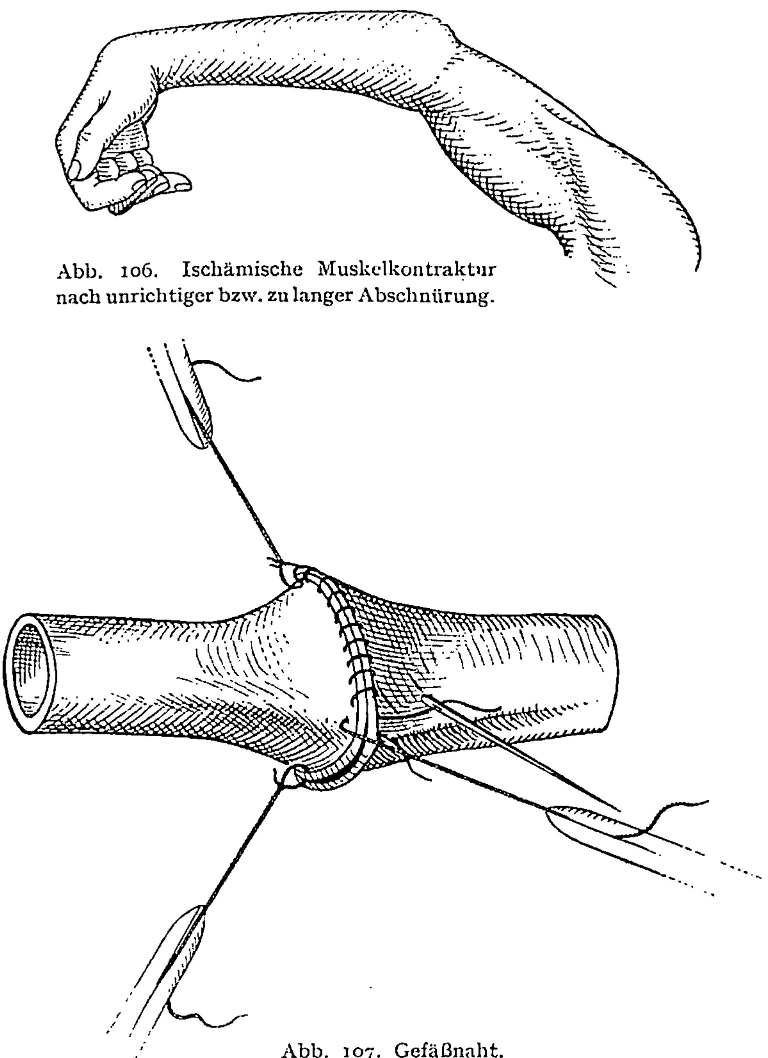

Abb. 106. Ischämische Muskelkontraktur nach unrichtiger bzw. zu langer Abschnürung.

Abb. 107. Gefäßnaht.
(Wiederherstellung der Kontinuität).

Nach Abnahme der Blutleere zeigt das Gewebe eine vermehrte Durchblutung. Deswegen wird nach Operationen in Blutleere der betreffende Gliedabschnitt für einige Zeit hochgelagert.

Manchmal bedient man sich des Verfahrens der Blutleere mit der reaktiven Hyperämie zur Feststellung, wieweit ein in seiner Ernährung geschädigtes Gewebe doch noch genügend ernährt ist, womit die Höhe einer Gliedabsetzung aus jenen Gründen angezeigt wird (Coenen).

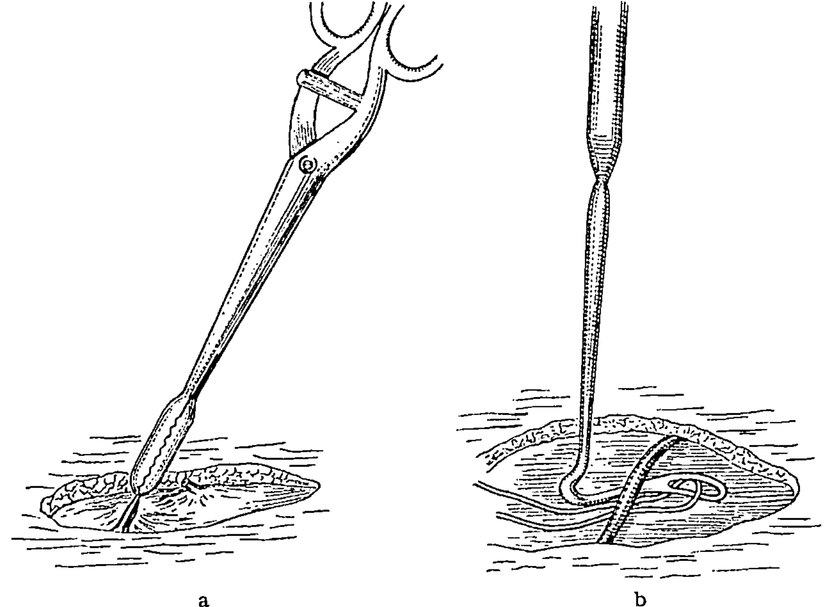

Abb. 108. a Fassen eines Gefäßes mit Péan. b Präliminares Abbinden einer Arterie durch Ligatur mit Deschamps.

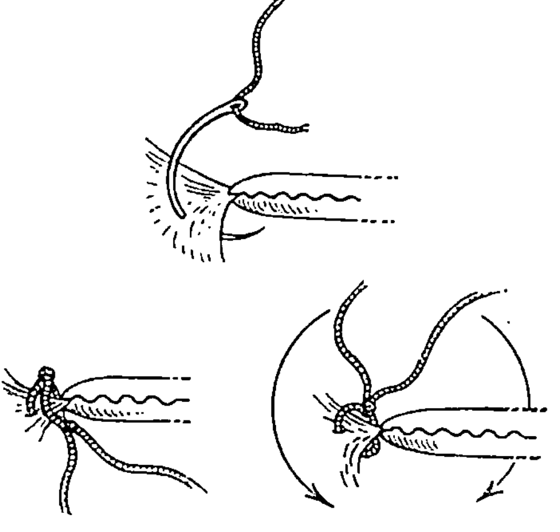

Abb. 109. Umstechung eines blutenden Gefäßes.

Bei der örtlichen Anästhesie setzt man dem Novocain Suprarenin zu, das vasokonstringierend wirkt und eine gewisse Blutleere des Operationsfeldes sichert. Allerdings hat man nachher oft mit einer geringen Nachblutung zu rechnen, da die kleinen Gefäße bei der Operation nicht erkannt und nicht abgebunden wurden. Bei der Leitungsanästhesie hat man es ebenfalls mit einer vasokonstringierenden Wirkung zu .tun. Allerdings wirkt das Novocain auf die Gefäßnerven im Sinne einer besseren Durchblutung.

Als blutsparendes Mittel sei zum Schluß die Unterbindung gewisser Arterien bei bestimmten Operationen am Orte der Wahl erwähnt, z. B. Art. lingualis vor Zungenoperationen, Carotis externa vor Kieferoperationen u. dgl. m. (Abb. 108 b). Hier wird das Gefäß zentral vom Operationsfeld aufgesucht und vor dem eigentlichen operativen Eingriff unterbunden.

Die definitive Blutstillung, d. h. die eigentliche Blutstillung richtet

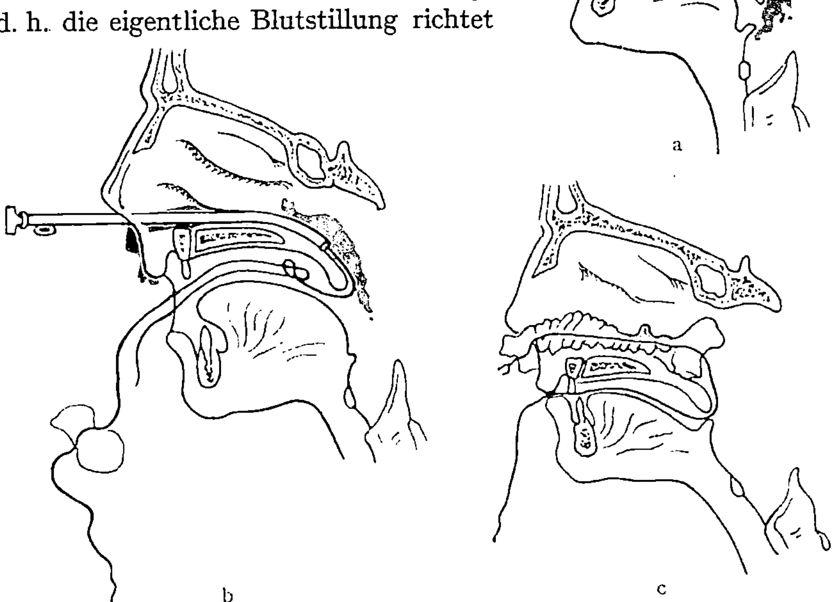

Abb. 110. Tamponade, z. B. bei Nasenblutung. a Tamponade von vorn (ungenügend, wenn die blutende Stelle durch den Tampon nicht vollständig komprimiert wird). b Tamponade von hinten her (Bellocq). c Kombinierte Tamponade.

sich nach der Art des Gefäßes. Bei großen Gefäßen kommt nur die Ligatur oder aber die Gefäßnaht in Frage (Abb. 107, 108a, b.) Bei der Ligatur wird das Gefäß aufgesucht, mit einer Klemme gefaßt (Abb. 108a), hernach mit einem Seiden- oder Katgutfaden abgebunden. Müssen größere Gefäße durchtrennt werden (Thyreoidea), dann unterbindet man sie vorher doppelt mit Deschampsscher Nadel (Abb. 108b) und durchtrennt das Gefäß zwischen den beiden Fäden. Kann ein durchtrenntes Gefäß nicht gefaßt werden, oder rutscht die Ligatur ab, so wird das Gefäß im Gewebe umstochen (Abb. 109). Bei mehr diffusen Gewebsblutungen bedient man sich der Verschorfung mit dem Glüheisen oder Paquelin, hat allerdings mit der Gefahr der Nachblutung nach Abstoßung des Schorfes zu rechnen.

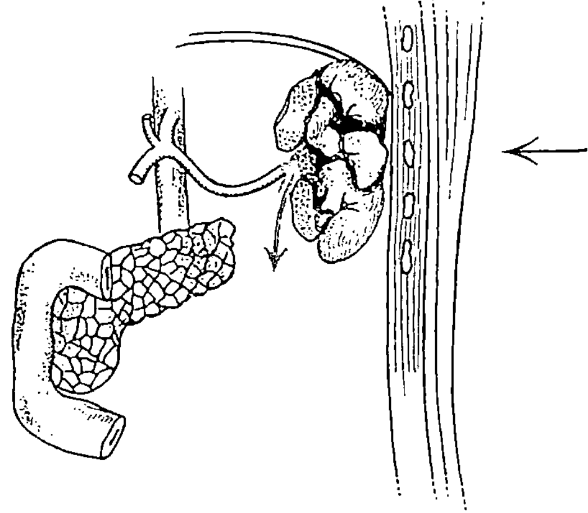

Abb. 111. Subkutane Milzruptur. Gefahr der Verblutung aus dem Hilus oder Parenchym, deshalb Entfernung der Milz notwendig.

Kleinere Blutungen werden durch Druckverband oder Gazetamponade (Abb. 110), die natürlich nicht zu kurz liegengelassen werden darf, gestillt.

Bei ganz schweren inneren Blutungen infolge Abrisses der betreffenden Organe an ihrem Gefäßstiel oder ausgedehnter Zertrümmerung muß das Organ geopfert werden durch Abbinden des zerrissenen Gefäßes und Entfernung des in Mitleidenschaft gezogenen Organs (Milz, Niere u. dgl.) (Abb. 111).

Blutungen, deren Ursache in Störungen des Gerinnungsvorganges liegt, werden günstig beeinflußt durch Einspritzungen von Gelatine, Chlorkalklösungen, Afenyl, normales Serum oder Blut, 10 proz. NaCl-Lösung in die Blutbahn oder in die Muskulatur, Mittel, die die Gerinnungsfähigkeit steigern.

Die Röntgenvorbestrahlungen der Milz, Leber und anderer parenchymatöser Organe soll auch im Sinne der Beförderung der Blutgerinnung wirken.

Bekämpfung des Blutverlustes.

Der Blutverlust wirkt sich für den Körper aus in Verlust der Blutflüssigkeit und in dem der roten Blutkörperchen. Der Ersatz hat deshalb diese beiden Punkte zu berücksichtigen. Als Folge größerer Blutverluste sehen wir den Kollaps oder die

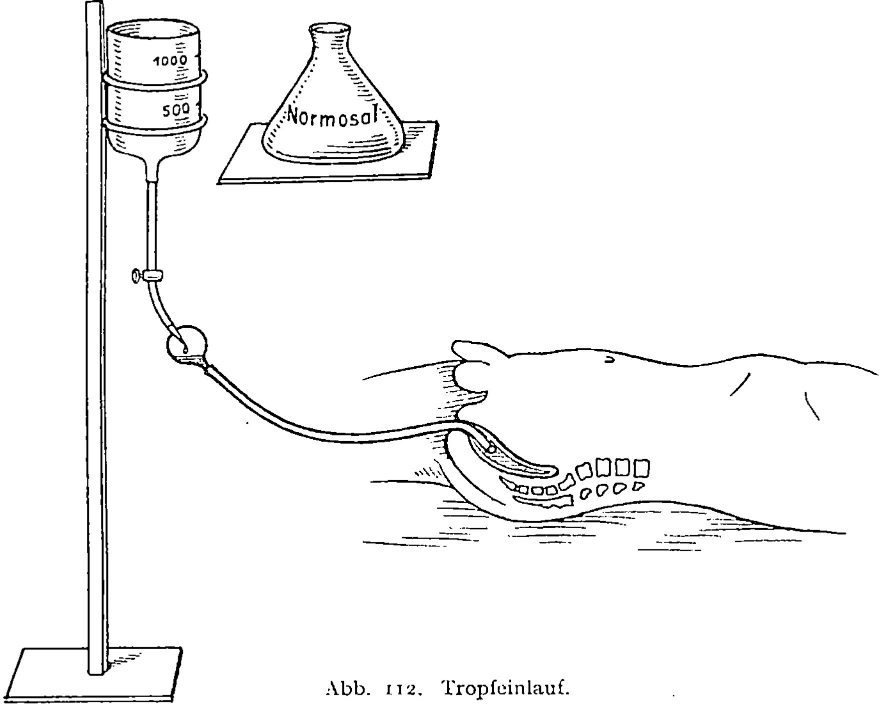

Abb. 112. Tropfeinlauf.

Ohnmacht. Letztere beruht auf einer vorübergehenden Blutleere des Gehirns. Durch Tieflegen des Kopfes wird ihr am besten entgegengewirkt, während der Kollaps herzanregende Mittel erfordert (Kampfer, Strophantin u. dgl.). Der Ersatz der Blutflüssigkeit wird am besten durch Flüssigkeitszufuhr herbeigeführt — selbstverständlich immer erst, nachdem das Loch, aus dem es blutet, gestopft — Flüssigkeit läßt sich dem Körper je nach dem Zustande des Kranken

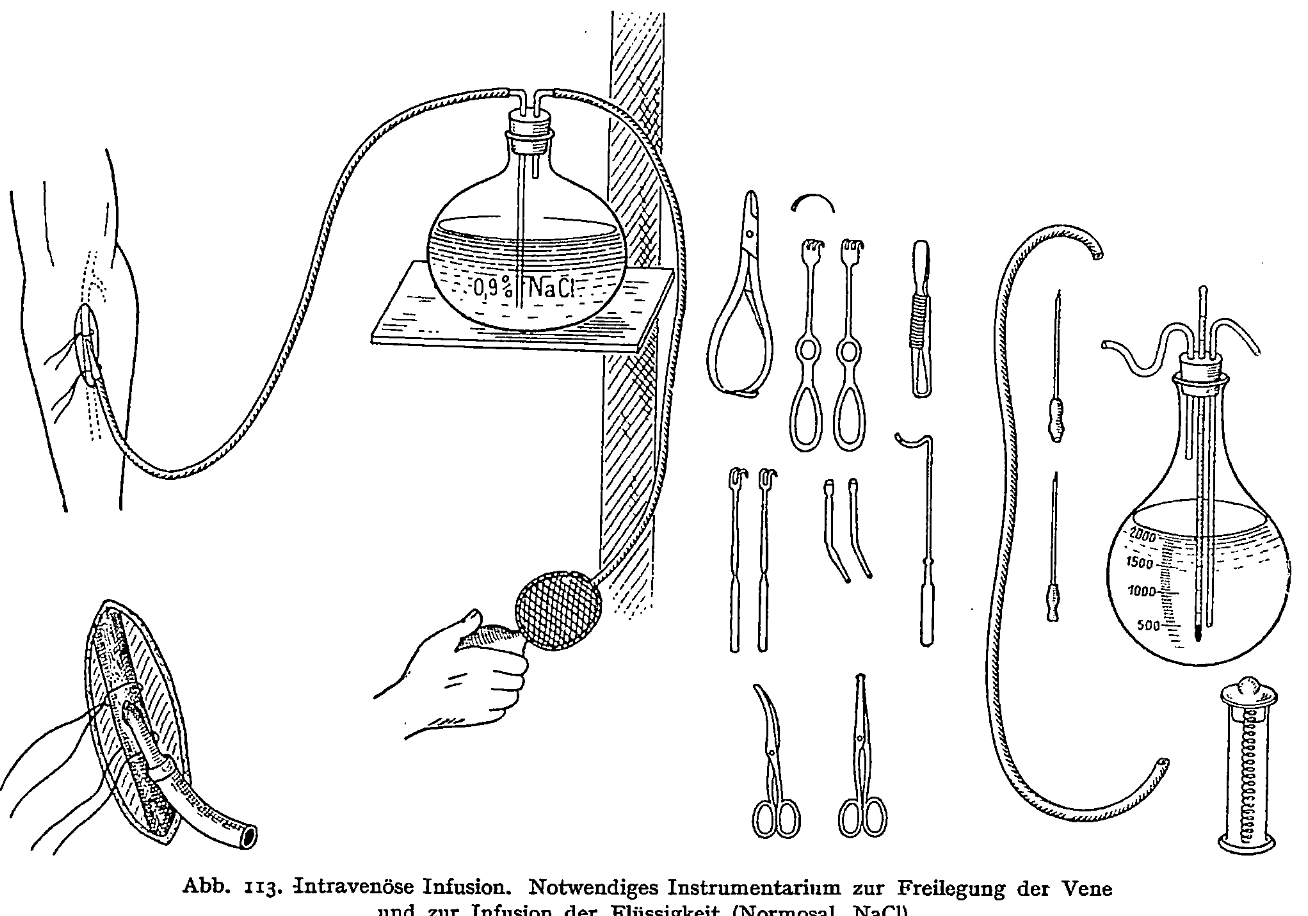

Abb. 113. Intravenöse Infusion. Notwendiges Instrumentarium zur Freilegung der Vene und zur Infusion der Flüssigkeit (Normosal, NaCl).

und der Art der Verletzung durch den Mund, durch den Mastdarm (Abb. 112), als Infusion subkutan oder intravenös in beliebigen Mengen zuführen (Abb. 113). Bei der Infusion kommen natürlich nur isotonische Flüssigkeiten in Frage. Die physiologische Kochsalzlösung 0,9 Proz. NaCl, die Ringersche Lösung und das Normosal (Serumsalz) sind

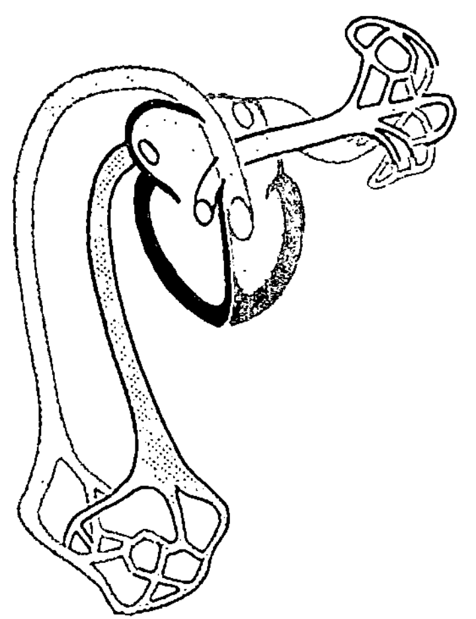

Abb. 114 a. Normal gefülltes Kreislaufsystem.

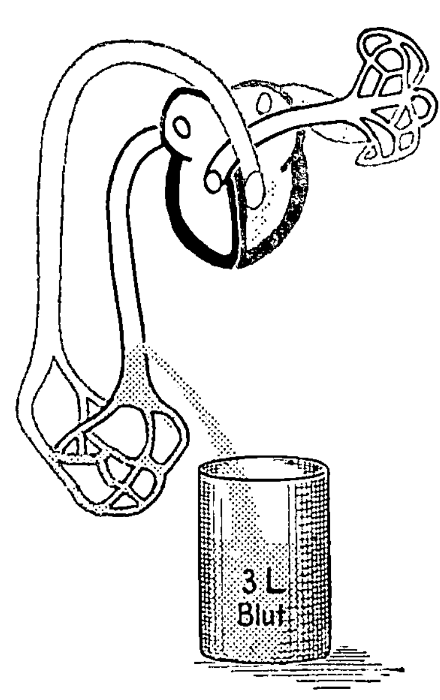

Abb. 114 b. Durch Blutverlust z. T. leergewordenes System.

die am häufigsten gebrauchten Salzlösungen. Allen haftet der Nachteil an, daß sie das zum Teil leergelaufene Gefäßsystem nur verhältnismäßig kurze Zeit füllen und daß sie sehr bald an die Gewebe abgegeben werden. Um die Klebrigkeit etwas zu erhöhen, wird Gummi arabicum in kleinen Mengen zugesetzt. Während diese Mittel in erster Linie das Gefäßsystem wieder auffüllen, damit dem gefürch-

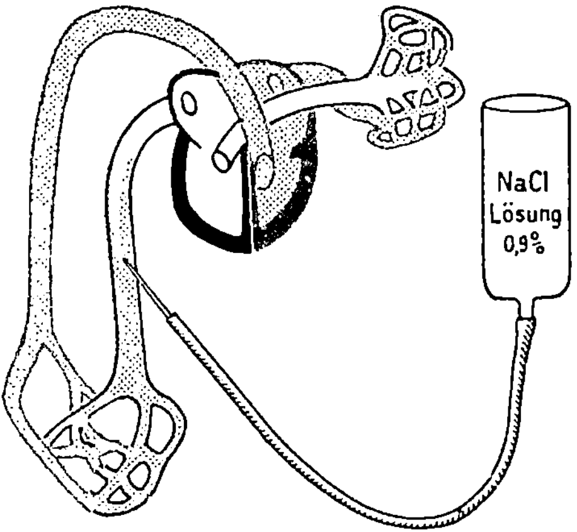

Abb. 114 c. Mit physiologischer Salzlösung wieder aufgefülltes Kreislaufsystem.

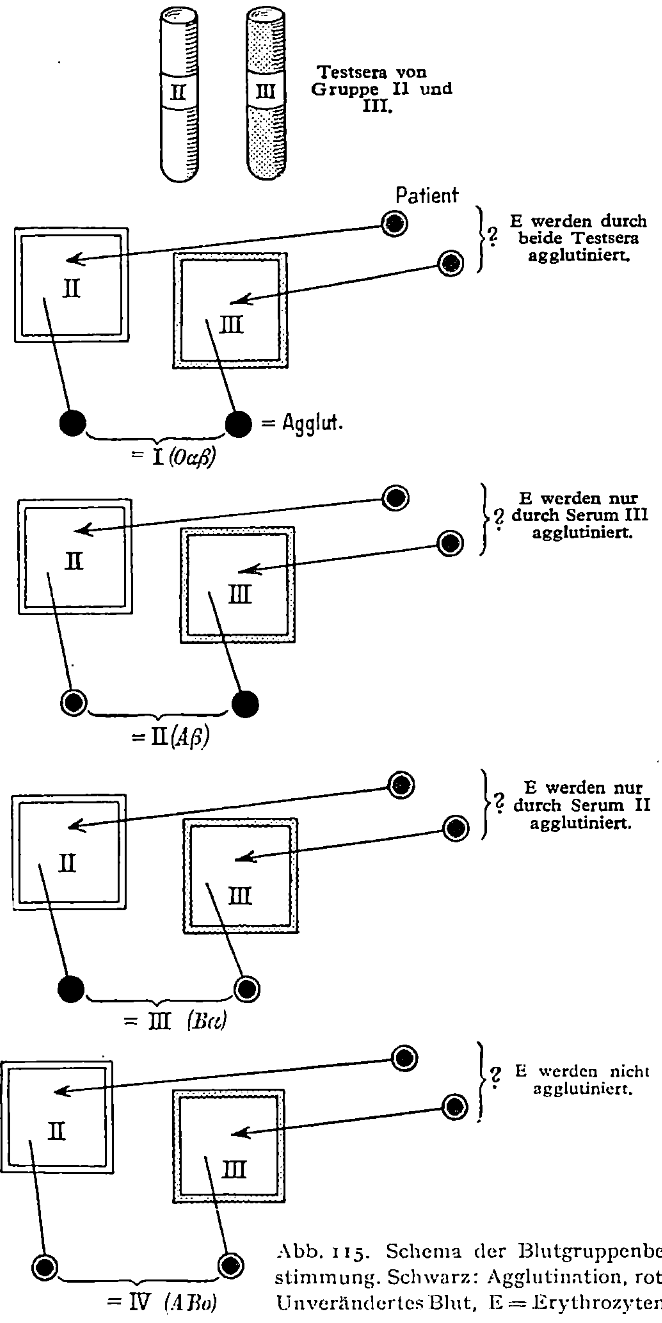

Abb. 115. Schema der Blutgruppenbestimmung. Schwarz: Agglutination, rot: Unverändertes Blut, E = Erythrozyten.

teten Leerpumpen des Herzens entgegenarbeiten (Abb. 114 b), während sie nur die Salze des Blutwassers enthalten, ist die Trans-

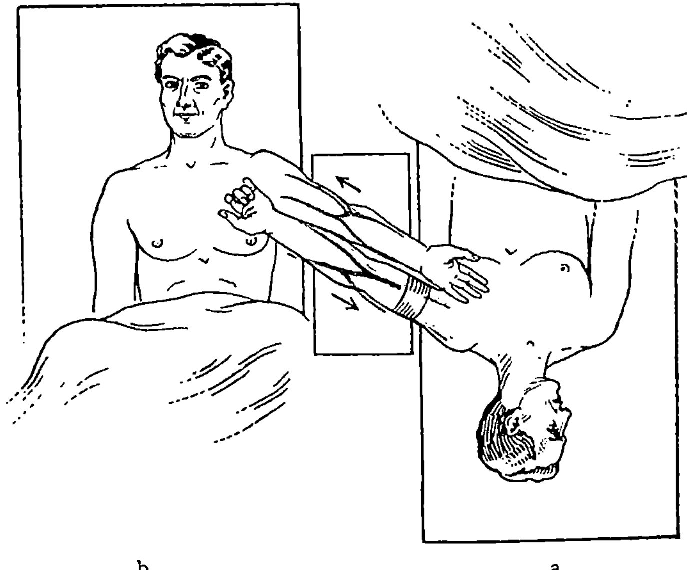

Abb. 116. Bluttransfusion, Lagerung. a Spender, b Empfänger.

fusion,die,,Blutüberpflanzung" ein vollwertiger Blutersatz, da die r. Blutkörperchen mehrere Wochen funktionsfähig bleiben. Bei der Transfusion benutzt man entweder natives (nicht defibriniertes), oder aber defibriniertes Blut. Als Spender kommt der Verletzte nur dann in Frage, wenn das ausgetretene Blut aus einer seinen Körperhöhlen steril wiedergewonnen werden kann, z. B. aus der Bauchhöhle nach Milzruptur

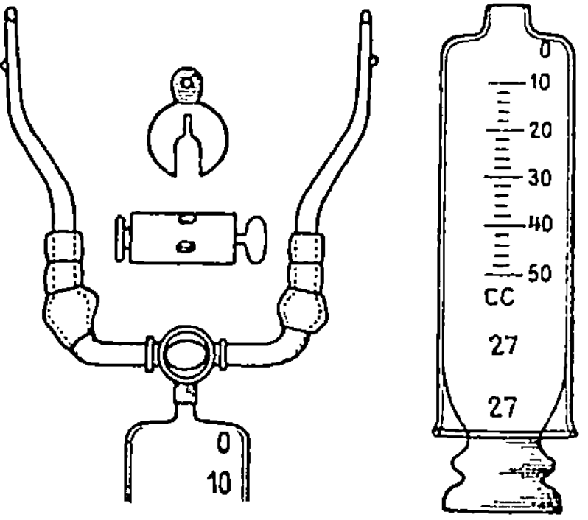

Abb. 117. Oehleckerscher Apparat zur Bluttransfusion. Spritze mit 3 Weghahn zum Ansaugen und Einspritzen nach jeweiliger Umstellung des Hahns.

(Abb. 111), Extrauteringravidität u. dgl. Es wird steril aufgefangen und durchgesiebt, seiner Gerinnsel befreit, und nun direkt in eine Körpervene wieder eingespritzt. Meist erfordert die Transfusion einen fremden Spender. Dabei ist zu berücksichtigen, daß die Bluttransfusion als „Homotransplantation" gewisse Gefahren in sich

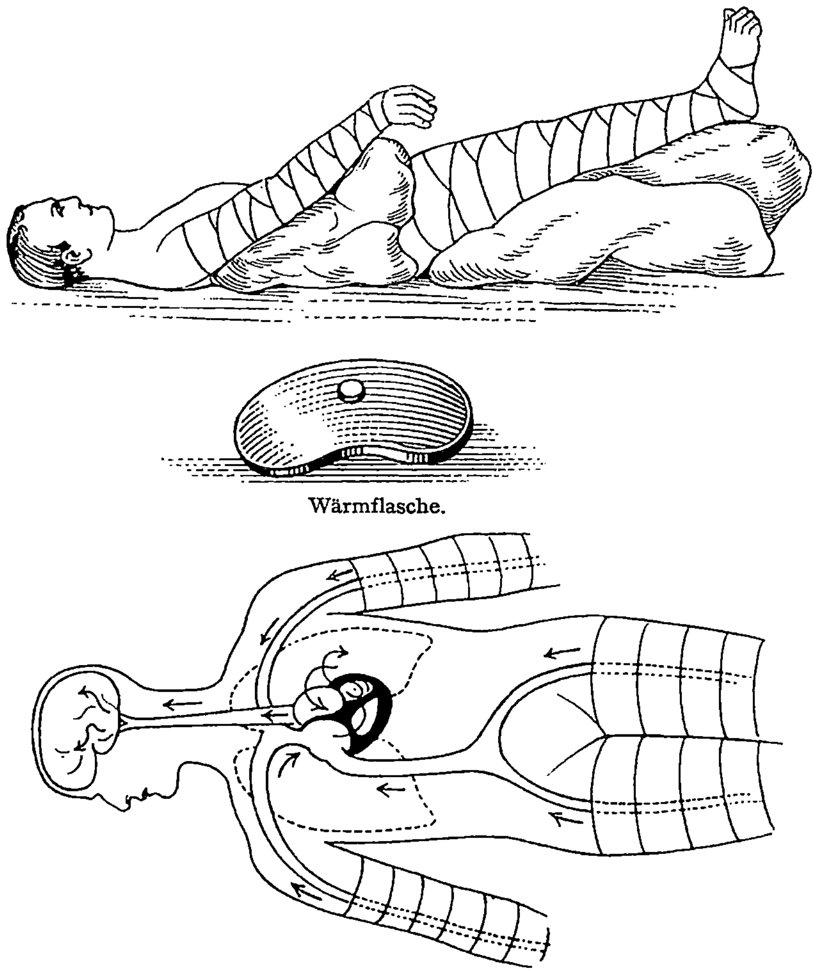

Abb. 118. Autotransfusion. Auswickeln der Extremitäten von der Peripherie her nach schwerem Blutverlust, um Blut nach dem Herzen und Gehirn zu bringen und den Kreislauf zu verkleinern.

birgt, derart, daß die transfundierten Blutkörperchen im fremden Blutserum hämolysiert oder agglutiniert werden können, bzw. das transfundierte Serum die Erythrozyten des Empfängers schädigt — besonders wenn diese in geringer Zahl, und viel Blut transfundiert wird —, Störungen, die sehr erhebliche Gefahren mit sich bringen. Jede Transfusion erfordert deshalb eine vorherige Untersuchung, d. h. Gruppenbestimmung, in der das gegenseitige Verhalten von Blutkörperchen und Serum von Empfänger und Spender festgestellt wird (Abb. 115). Nur diejenigen, die derselben Gruppe angehören, oder deren Blut nicht hämolysiert wird (Gruppe IV), dürfen zur Bluttransfusion herangezogen werden.

Da das aus dem Gefäßsystem ausgetretene Blut sehr bald gerinnt, hat die Transfusion für einen möglichst kurzen Weg zwischen dem Gefäßsystem von Spender und Empfänger zu sorgen, da Gerinnselbildungen natürlich störend und gefährlich sind. Es sind verschiedene Methoden bzw. Instrumente angegeben worden; diejenigen von Oehlecker (Abb. 116, 117) und Percy sind heute wohl die gebräuchlichsten.

Unter Autotransfusion versteht man das Auswickeln der Extremitäten eines ausgebluteten Kranken (Abb. 118). Sie hat den Zweck, den Rest des vorhandenen Blutes den inneren lebenswichtigen Organen, in erster Linie Gehirn und Herz zuzuführen, und gleichzeitig den Kreislauf zu verkleinern.

Schwere innere Blutungen erfordern das Aufsuchen des oder der verletzten Gefäße durch Leibschnitt, Brustwandschnitt, Eröffnung der Schädelkapsel usw.

Wundversorgung.

Wir verstehen darunter die Säuberung der Wundumgebung, die genaue Untersuchung und Behandlung der Wunde. Sie besteht in Abreiben der Haut mit Benzin oder Äther und Rasur, wobei die Wunde selbst durch saubere Tupfer geschützt wird. Dann folgt eine genaue Inspektion der Wunde, die, falls es sich um größere, tiefere, komplizierte Wunden handelt, unter Schmerzbetäubung örtlicher oder allgemeiner Natur ausgeführt werden muß. Sie besagt uns, ob wir die Wunde als beschmutzt oder als praktisch sauber ansprechen können. Sie orientiert uns, welche Gewebe und Organe in der Tiefe verletzt sind. Als infektionsverdächtig gelten in der Hauptsache zerfetzte, gequetschte Wunden. Nach der Säuberung der Wunde, nach Feststellung der in Mitleidenschaft gezogenen Gewebe ist die Frage der Wundnaht zu entscheiden. Sie ist möglich bei frischen, besonders auch bei glattrandigen nicht beschmutzten, 6—8—12 Stun-

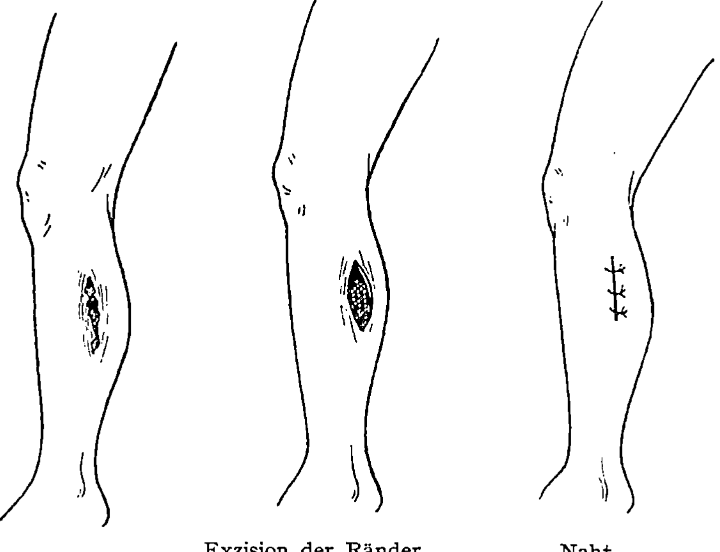

Abb. 119. Frische Wunde. Wundversorgung nach 6 Stunden, Naht.

den alten Verletzungen. Sie hat die Aufgabe, die einzelnen Gewebe und Organe nach Anfrischung schichtweise zu vereinigen (Abb. 119).

Größere und tiefere Wunden, bei denen man mit der Bildung von Wundsekret vor allem auch mit dem Austritt gewisser Flüssigkeiten (z. B. Galle, Urin u. dgl.) zu rechnen hat, erfordern ein Sicherheitsventil, d. h. das Einlegen eines Drains (Abb. 120, 121) oder Dochts. Jede

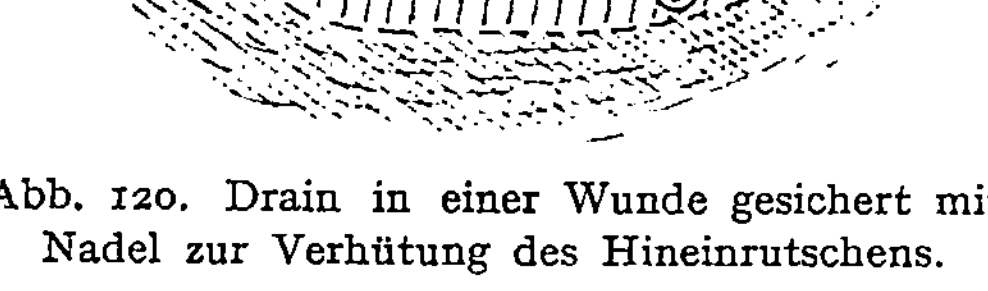

Abb. 120. Drain in einer Wunde gesichert mit Nadel zur Verhütung des Hineinrutschens.

Wunde wird durch einen Schutzverband gedeckt (Abb. 122) und je nach Lage und Art durch Schiene oder Verordnung von Bettruhe ruhig gestellt (Abb. 123). Je größer und tiefer, je komplizierter die Wunde gewesen, je weniger frisch sie in Behandlung gekommen, desto schärfere Kontrolle erfordert sie, da dann Wundstörungen häufiger gesehen werden. Diese äußern sich örtlich durch Rötung und Schwellung der Wundumgebung soweit Schmerzhaftigkeit, — d. h. durch die Erscheinungen der Infektion mit akuter Entzündung — und allgemein durch Anstieg der Körpertemperatur und des Pulses.

Am besten legt man bei allen Verletzten und allen Kranken **Kurven** an, in denen **Puls** und **Temperatur** mindestens 2 mal täglich, besser 4 mal, in besonderen Fällen stündlich bis zweistündlich aufgezeichnet werden (Abb. 124, 125). Damit übersieht man am besten den Wundverlauf. In gewissen Fällen muß auch die Respiration registriert werden.

Nerven und Sehnen sind möglichst primär zu nähen. Dem Knochen soll man die richtige Stellung geben (Reposition) und ihn in dieser festhalten (Retention) (Abb. 123, 126). Verletzungen des Magen-Darmschlauches und des Urogenitaltraktes sind möglichst sofort zu verschließen wegen der Gefahr der

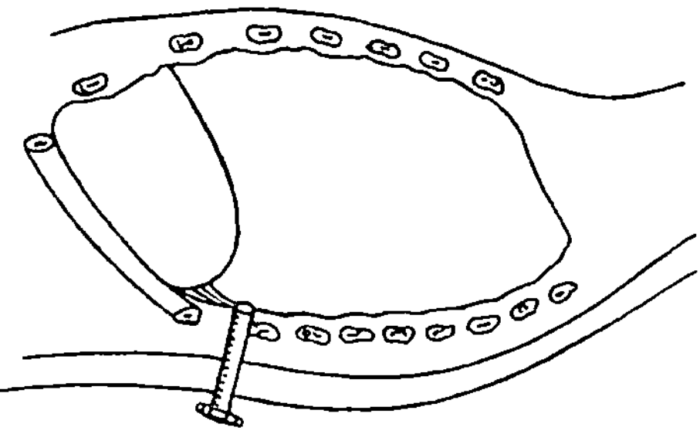

Abb. 121. Richtig liegendes Drain.

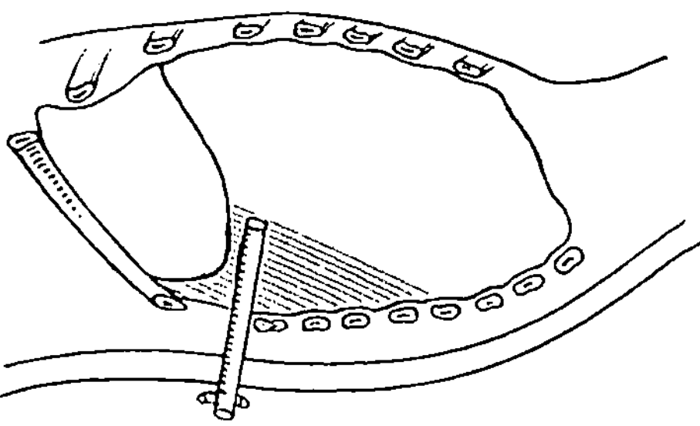

Abb. 121a. Falsch liegendes Drain.

durch den Austritt ihres Inhalts bedingten Schädigungen. Bei Gehirn und durch Lunge erfolgen oft Störungen durch Druck auf diese Organe, dessen Beseitigung zur Wiederherstellung der normalen Funktion führt. Bei infizierten Wunden geht unsere Sorge auf Vorbeugung fortschreitender Infektion. Diese wird durch Offenhalten, durch günstige Abflußbedingungen des Wundsekrets erstrebt. Frische beschmutzte Wunden können durch Entfernung des beschmutzten Wundrandes in den ersten 6—8 Stunden nach der Verletzung praktisch sauber gemacht und so primär genäht werden (Abb. 119).

Zur mechanischen Säuberung der Wunden gebraucht man verschiedene z. T. chemisch bakterizide, z. T. mechanisch wirkende Flüssigkeiten. Dazu gehört vor allem das Sublimat sowie Chlorlösungen, außerdem Chininderivate, Rivanol u. a. m. Wasserstoffsuperoxyd hat die Eigenschaft, durch Berührung mit lebendem Gewebe in Wasser und Sauerstoff gespalten

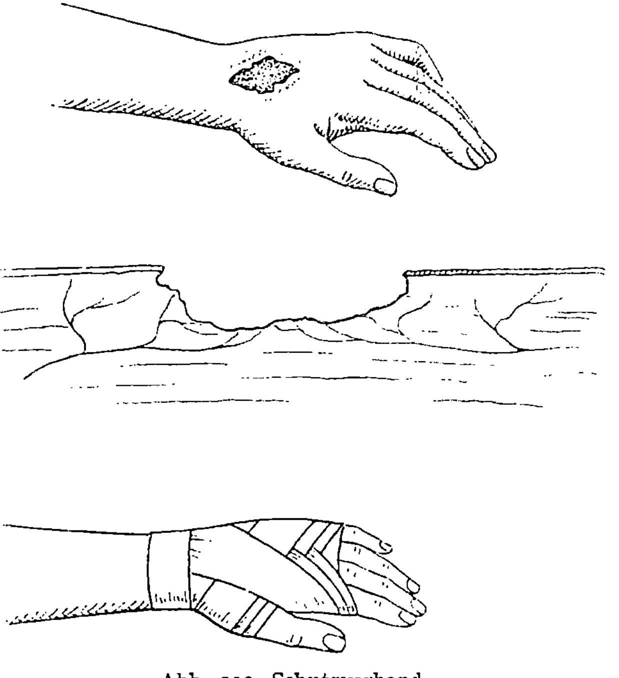

Abb. 122. Schutzverband.

zu werden, wobei die aufperlenden Gasblasen den Schmutz mechanisch lösen und nach außen spülen.

In späteren Stadien sorgt man durch Bäder für Auflockerung des Sekrets und Ausspülung nach außen, durch offene Wundbehandlung (Sonne, Freiluft u. dgl.) für Eintrocknung, durch chemische Mittel für Desodorierung und Einschränkung fauliger Zersetzung. Möglichste Ruhigstellung, nicht unnötig häufiger Verbandwechsel begünstigen die raschere Heilung. Als Mittel zur Anregung der Granulationen bedient man sich des Perubalsams oder der Höllensteinsalbe, während die Epidermis durch Scharlachrotsalbe (Acofarbstoff) angeregt wird.

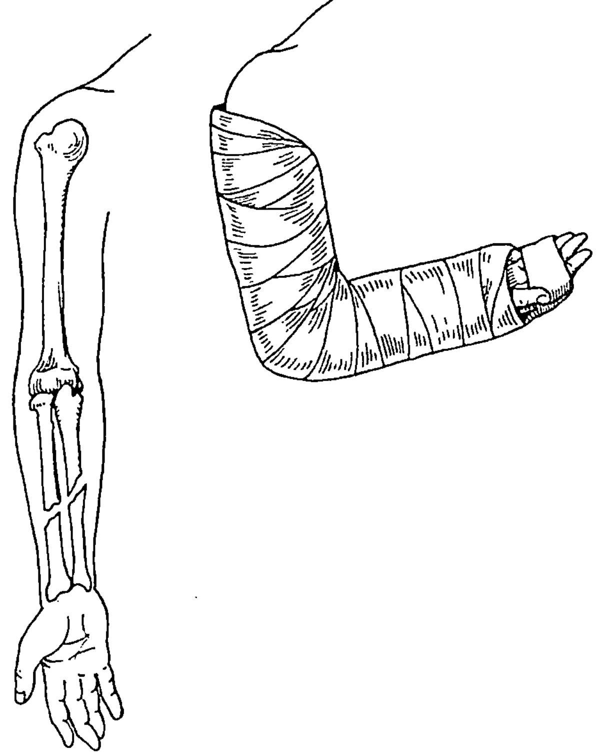

Abb. 123. Ruhigstellung durch Schienenverband.

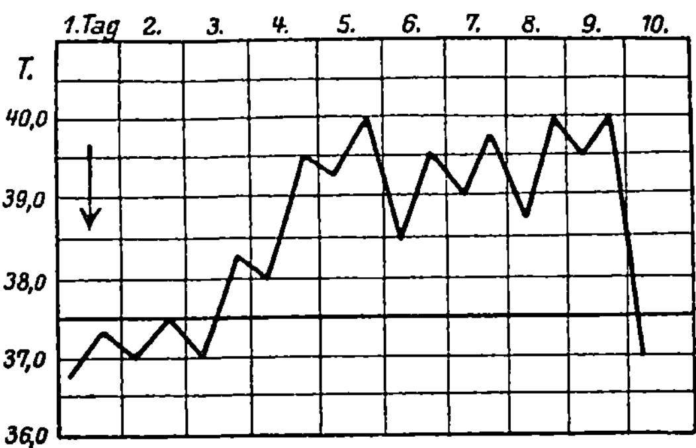

Abb. 124. Fieberkurve bei gestörtem Wundheilungsverlauf.

Große Hautdefekte erfordern schließlich eine Transplantation durch die die Überhäutung beschleunigt wird. Im übrigen sorgt man natürlich auch für den Allgemeinzustand des Kranken durch entsprechende Ernährung (Säureüberschuß bei Wunden, Vitamine usw.) durch Luft- und Lichtbehandlung und durch Mittel, die bei Blutarmen die Blutbildung begünstigen. Örtliche

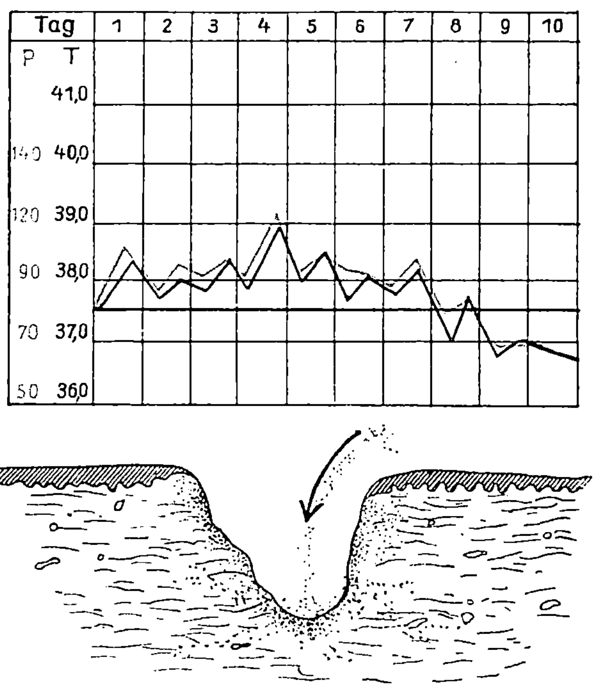

Abb. 125. Puls und Temperaturkurve bei einem Verletzten. Kontrolle über den Verlauf.

bessere Durchblutung durch Wärmeanwendung in jeder Form kann gleichfalls die Heilung begünstigen.

Der Wunde kommt — ob sie groß oder klein — eine ganz besondere Bedeutung zu, weil sie die Möglichkeit der chirurgischen Infektion gibt. Die Mikroorganismen die dazu führen, gehören zu den Eitererregern, oder zu den Nekroseerregern. Nach ihren Lebensbedingungen trennt man eine aërobe, nur unter Luftzutritt stattfindende, von einer anaëroben Infektion. Meist verknüpfen sich diese Begriffe mit dem der pyogenen, d. h. der Eiterbildung, oder

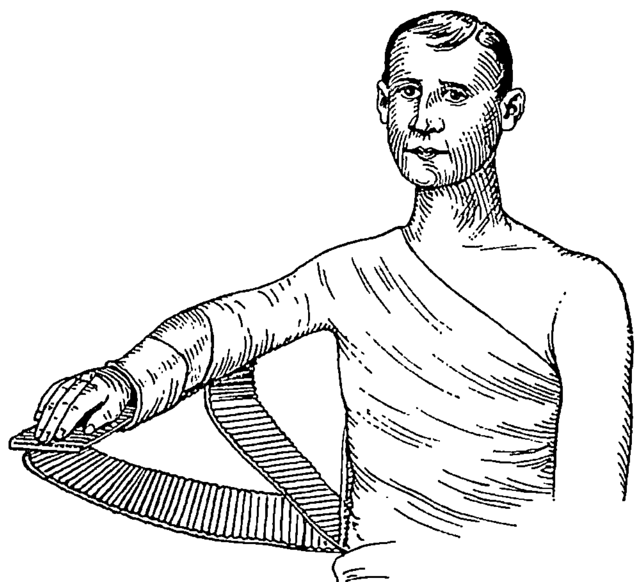

Abb. 126. Schienung des Armes (z. B. bei Oberarmbruch) nach Reposition
(zur Ruhigstellung in richtiger Lage).

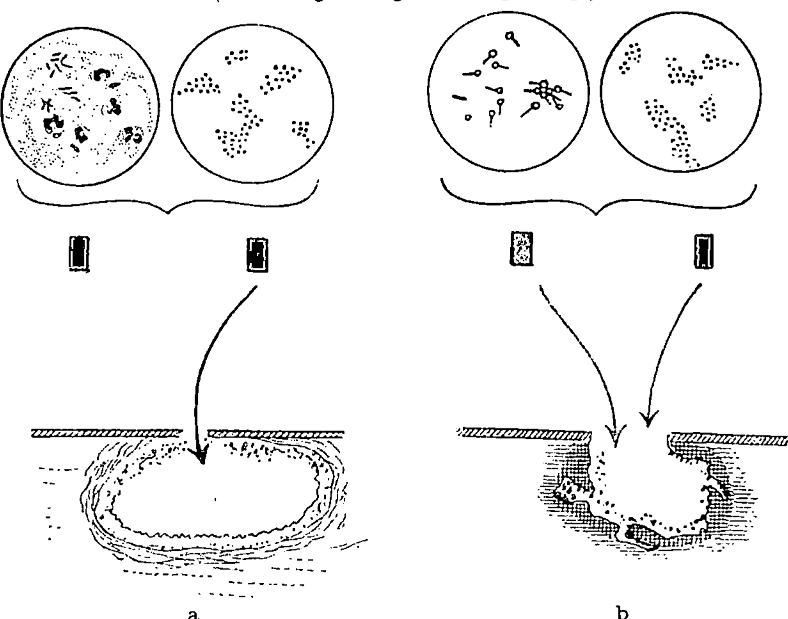

a   b

Abb. 127. Schema der Infektion. a Mischinfektion, z. B. Eiterkeime und Anaërobier. b) Sekundärinfektion, z. B. Tuberkulose und hernach Eiterkeime.

der putriden, d. h. der Fäulnisproduktion. Nach dem Verlauf der Reaktion des Organismus unterscheiden wir eine akute und eine chronische Infektion. Die Eitererreger, mit denen wir es alltäglich zu tun haben, sind Staphylo-, Streptokokken sowie Colibazillen. Viel seltener treten Pneumo- und Meningokokken sowie Typhus-

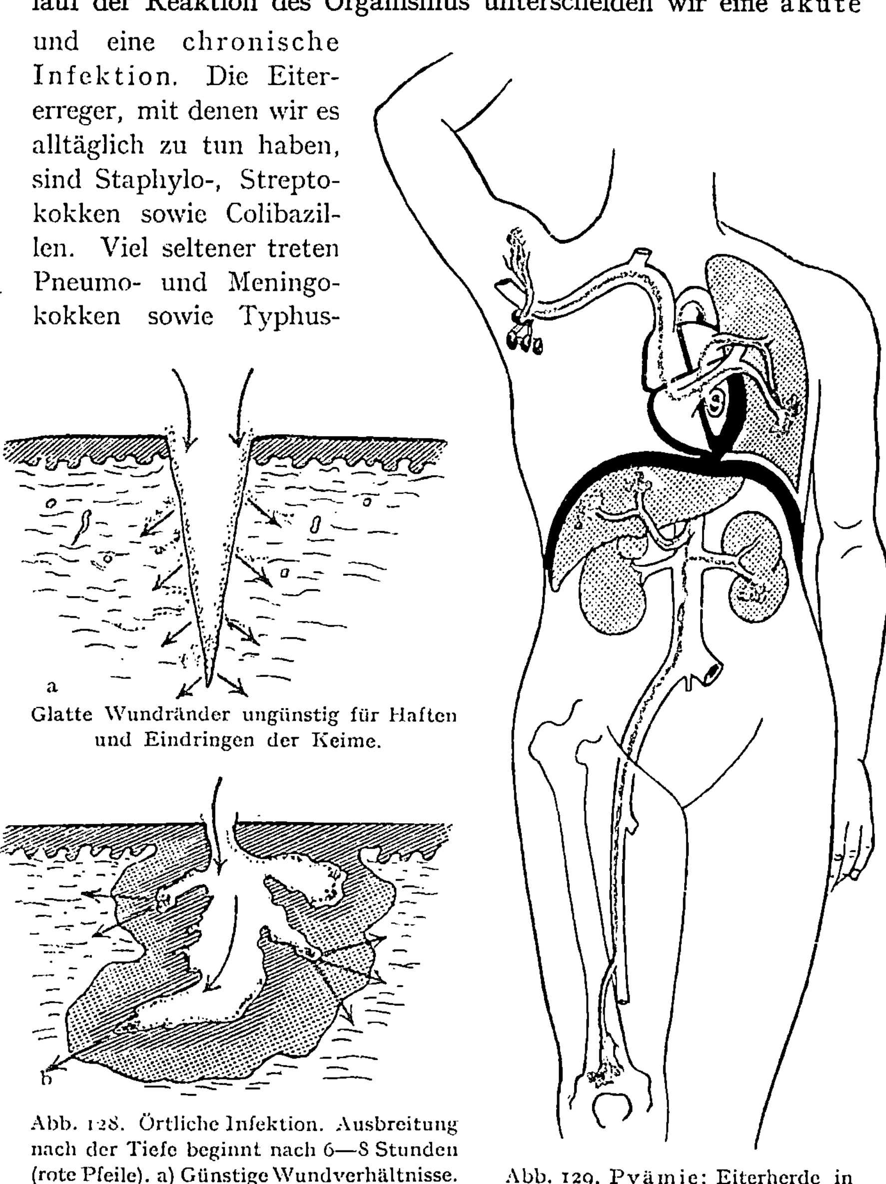

Glatte Wundränder ungünstig für Haften und Eindringen der Keime.

Abb. 128. Örtliche Infektion. Ausbreitung nach der Tiefe beginnt nach 6—8 Stunden (rote Pfeile). a) Günstige Wundverhältnisse. b) Ungünstige Wundverhältnisse. Buchten und Taschen, in denen die Keime sich gut ansiedeln und vermehren können.

Abb. 129. Pyämie: Eiterherde in den verschiedenst n Organen. Ausgang z. B. Furunkel in der Achselhöhle.

bazillen als chirurgische Eitererreger auf. Kommt es bei einer Verletzung gleichzeitig zur Beschmutzung mit verschiedenenartigen
Keimen, z. B. pyogenen und putriden, so spricht man von Misch-

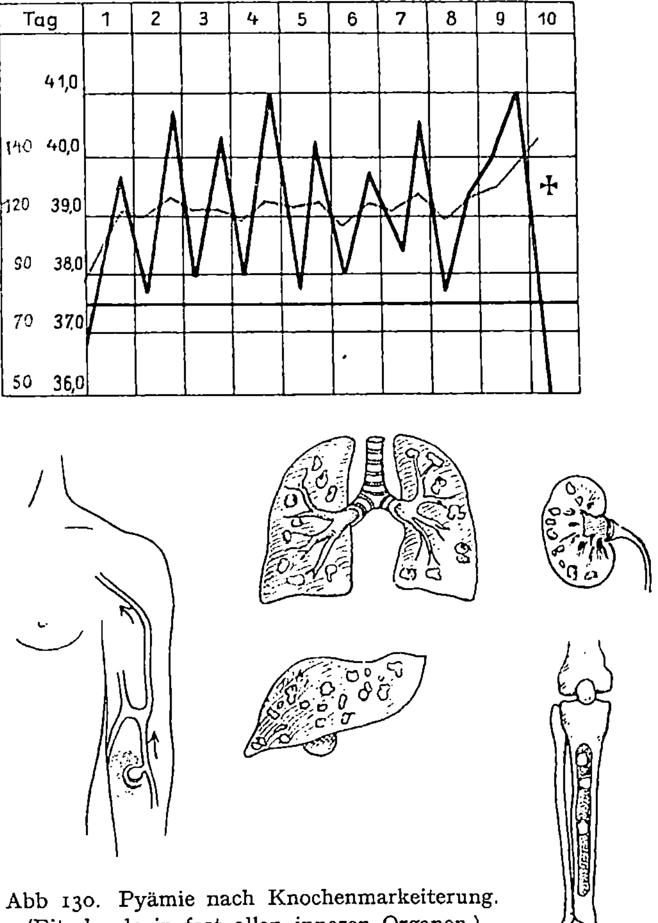

Abb 130. Pyämie nach Knochenmarkeiterung.
(Eiterherde in fast allen inneren Organen.)

infektion (Abb. 127 a), während die sekundäre Infektion
(Abb. 127 b) die Aufpfropfung einer z. B. akuten auf eine andere,
meist eine chronische bedeutet. Die chirurgische Infektion
ist anfänglich meist eine örtliche (Abb. 128), nach den Versuchen
von Friedrich bis etwa 6 Stunden nach der Verletzung. Erst später
kommt es von der Wunde aus zur Ausbreitung in den Körper auf

irgendeinem der verschiedenen Wege (Lymph-, Blutweg u. dgl. m.). Siedeln sich dieselben Bakterien weit abgelegen vom primären Sitz an, so spricht man von auf Lymph- oder Blutweg erfolgter metastatischer Eiterung. Als Bakteriämie bezeichnen wir

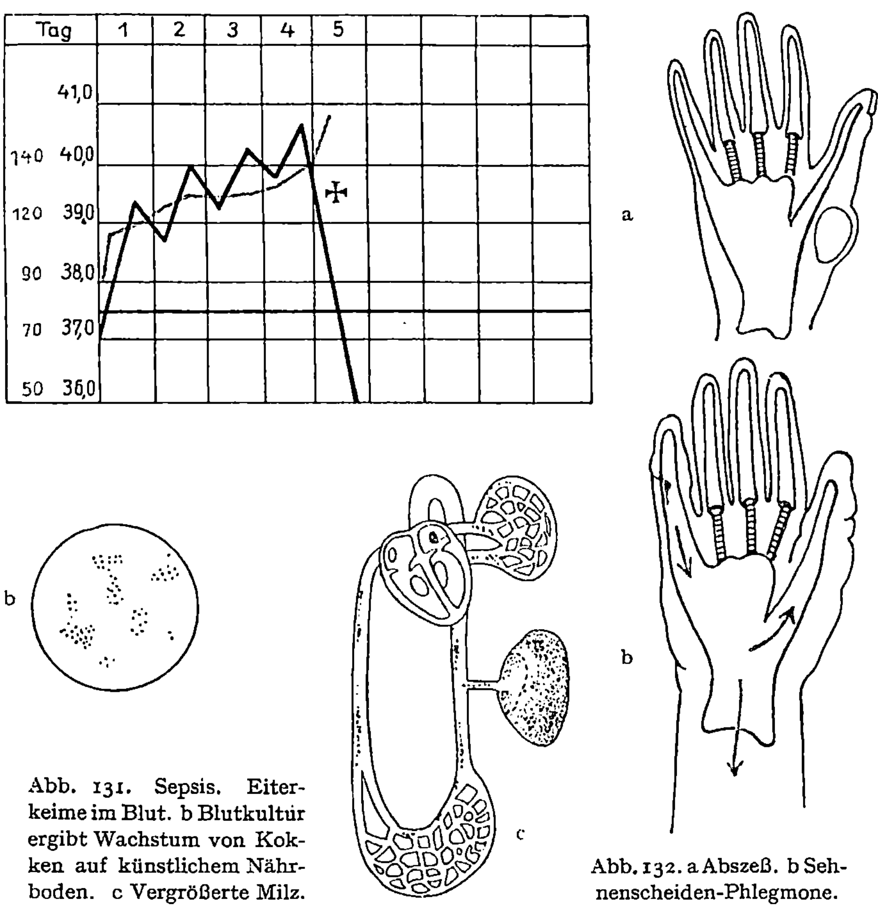

Abb. 131. Sepsis. Eiterkeime im Blut. b Blutkultur ergibt Wachstum von Kokken auf künstlichem Nährboden. c Vergrößerte Milz.

Abb. 132. a Abszeß. b Sehnenscheiden-Phlegmone.

das vorübergehende Auftreten von Keimen im Blut, die damit in die verschiedenen Organe gelangen, wo sie zu umschriebenen Eiterbildungen führen (Abb. 129, 130a). Bei der bakteriellen Sepsis haben wir es dagegen mit einer Überschwemmung des Blutes mit Bakterien zu tun, wo wir sie auch nachweisen können, ohne daß in den einzelnen Organen faßbare Eiterherde entstehen

Abb. 131). Nur eine vergrößerte Milz weist auf die „Blutvergiftung" hin.

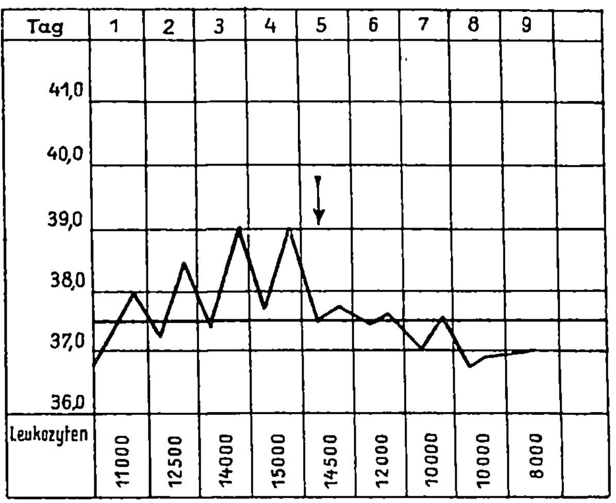

Abfall der Temperatur und Rückgang der Leukozyten nach Abszeßeröffnung.

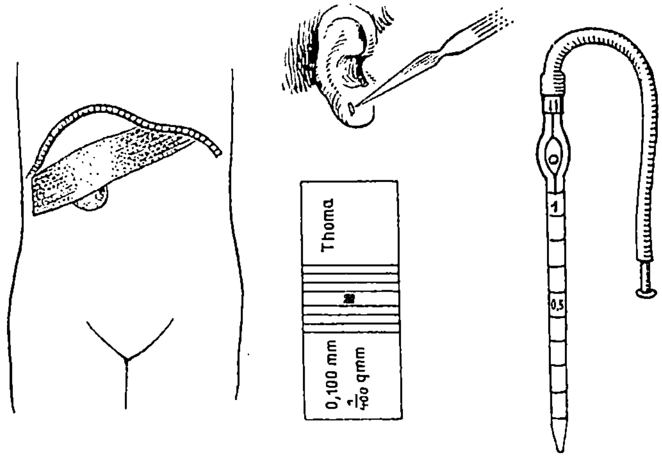

Abb. 133. Subphrenischer Abszeß. Zählung der Leukozyten, die beim Abszeß meist erheblich vermehrt sind.

Bei den chirurgischen Infektionen entstehen im weiteren Verlauf häufig Abszesse oder Phlegmonen. Unter einem Abszeß versteht man eine umschriebene Eiteransammlung, bei der es im Kampf mit der Infektion durch Einschmelzung des Gewebes unter der Tätigkeit von Leukozyten zu einer abgegrenzten Flüssigkeitsansammlung kommt, die hier und da auch von einer Membran, der Abszeßmembran umgeben ist (Abb. 132a, 133, 134). Der Abszeß besteht aus Eiterkörperchen, Infektionserregern und Gewebsflüssigkeit. Sein Inhalt ist je nach der Beschaffenheit dickflüssig gelb, oder dünnflüssig, wässerig. Eiteransammlungen in präformierten Hohlräumen werden als Empyeme bezeichnet, z.B. Gallenblase, Pleura, Gelenk u. dgl. m. Der Abszeß wird wie jede abgeschlossene Flüssigkeitsansammlung mit Hilfe des Nachweises der Fluktuation festgestellt. Unter der Phlegmone

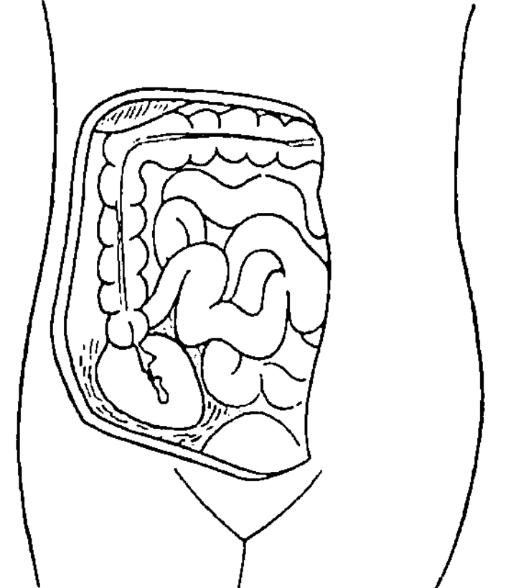

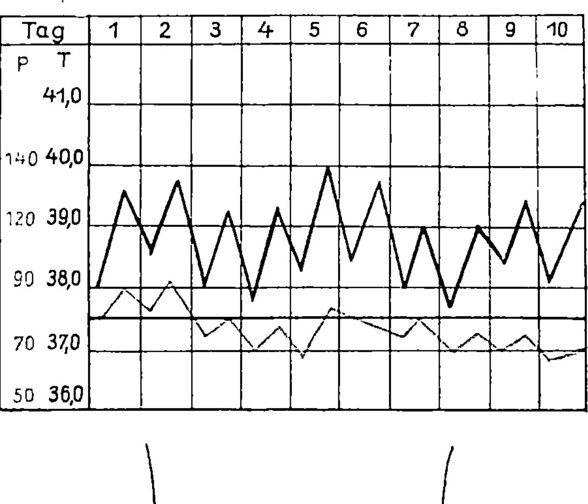

Abb. 134. Appendicitischer Abszeß. Abgekapselte Eiteransammlung im Abdomen. Hohe Temperatur bei gutem Puls.

versteht man einen progredienten eitrigen Prozeß, der in die Umgebung weiterkriecht, dabei mit Vorliebe aber gewisse Interstitien als Ausbreitungsweg wählt (Sehnenscheide, Muskelschichten des Halses, Mittelfellraum usw.) (Abb. 132b). Kommt als Ursache der Phlegmone ein Exkret in Frage, dann spricht man z. B. von Urin- bzw. Kotphlegmone.

Entzündung.

Unter Entzündung verstehen wir einen sehr komplizierten Abwehrvorgang des Organismus auf Schädigungen. Wir suchen den Körper bei diesen Vorgängen zu unterstützen. Nur gegen die Entzündungsursache und gegen die bei der Entzündung sich einstellenden, den Körper schädigenden Prozesse hat der Arzt einzuschreiten. Die Entzündung charakterisiert sich durch eine Reaktion des Gefäßsystems und des Stützgewebes auf die Entzündungserreger. Bei der akuten handelt es sich mehr um Vorgänge am Gefäßsystem, bei der chronischen mehr um Proliferation des Stützgewebes. Nur bei schleichenden, torpiden Entzündungen fehlt diese Reaktion, oder dann, wenn der Körper die notwendigen Abwehrreaktionen nicht mehr aufbringt.

Als Symptome der akuten Entzündung kennen wir von alters her Rubor (Rötung), Dolor (Schmerz), Tumor (Schwellung), Calor (Wärme) und als Folge dieser Veränderungen die Functio laesa (die behinderte Gebrauchsfähigkeit des betroffenen Gliedabschnitts).

Die Rötung wird bedingt durch eine Gefäßerweiterung, die anfänglich mehr arterieller Natur ist, eine hellrote Farbe aufweist, später mehr venös ist infolge Stauung in den Gefäßen und damit der Haut eine mehr bläulich-rötliche Verfärbung gibt (Abb. 135 a). Die Schwellung wird durch den vermehrten Blutzufluß, dann aber durch Austritt von Blutwasser infolge Gefäßwandschädigung und durch Auswanderung von weißen Blutkörperchen durch den Reiz der Entzündungserreger (Chemotaxis) hervorgerufen. Diese Schwellung ist meist ödematöser Natur, d. h. teigig, weil die in die Gewebsmaschen ausgetretene Flüssigkeit sich wegdrücken läßt, nach Nachlassen des Druckes aber wieder an jene Stelle zurückkehrt (entzündliches Ödem) (Abb. 137).

Der Schmerz ist die Folge vermehrter Spannung im Gewebe, der durch den Flüssigkeitsaustritt hervorgerufen wird. Außerdem handelt es sich um eine direkte Nervenreizung durch die Giftstoffe der Entzündungsursache.

Die örtliche Wärme ist die Folge der Hyperämie. Sie ist klinisch am schwierigsten nachzuweisen.

Die Beeinträchtigung der Funktion eines akut entzündlich veränderten Körperteils erklärt sich aus der Schmerzhaf-

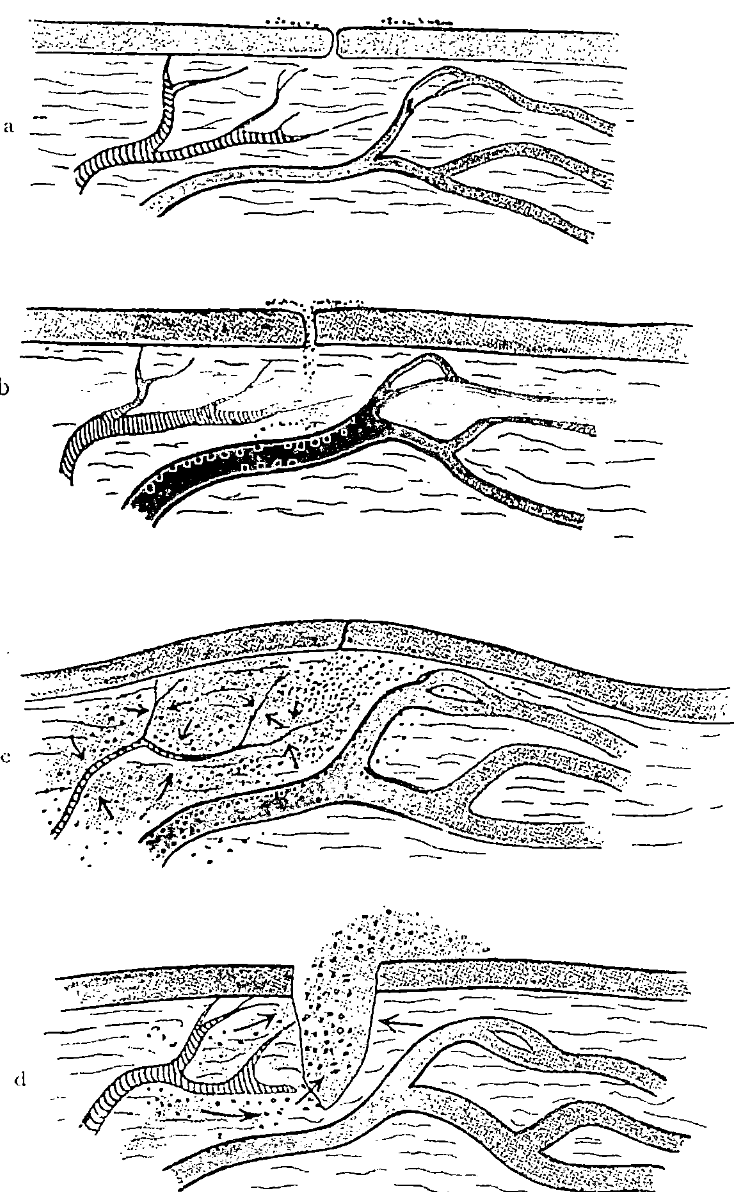

Abb. 135. Schematische Darstellung der Vorgänge bei der Entzündung nach bakt. Infektion. a Gefäßerweiterung. b Randstellung und c Auswanderung der Leukozyten, die chemotaktisch angelockt werden. d Eiterung mit Ausschwemmung der Entzündungserreger und Produkte.

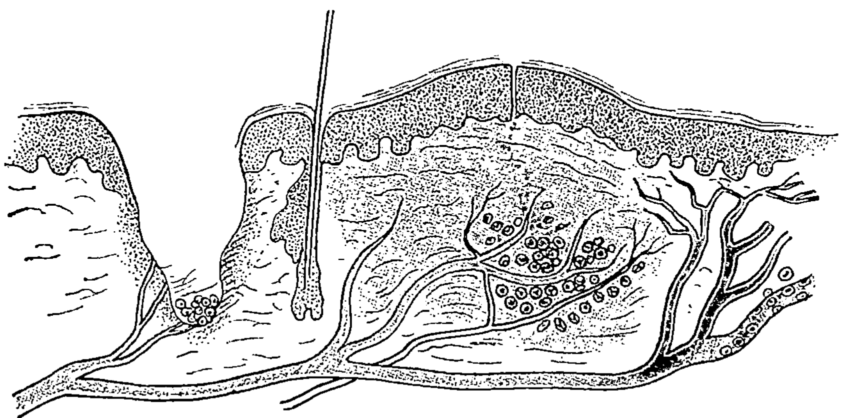

Abb. 136. Eiterung einer Wunde bei Abstoßung nekrotischer Gewebsteile.

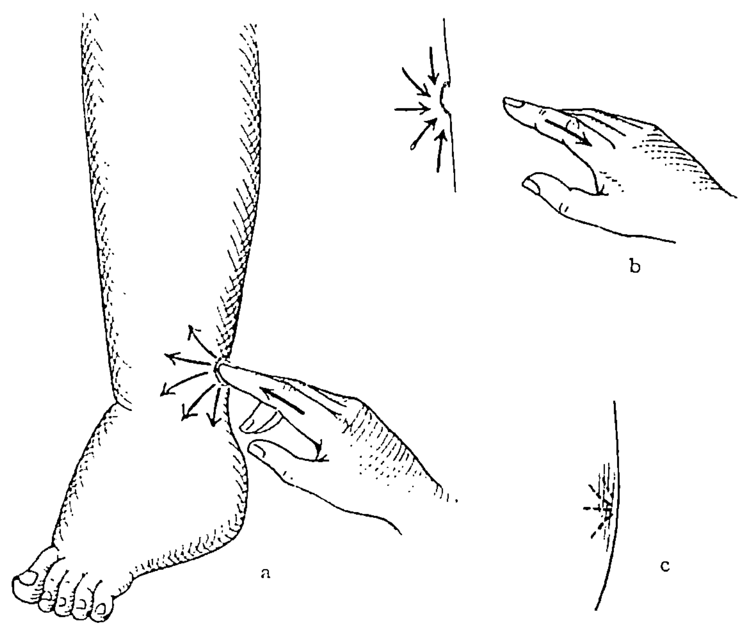

Abb. 137. Ödem (z. B. bei Thrombophlebitis) i. e. teigige Weichteil-
schwellung. a Fingerdruck: Wegdrücken der vermehrten Gewebsflüssigkeit in die Umgebung. b Delle: Folge des Fingerdrucks. c Ausgleich
der Delle infolge Rückkehr der in die Umgebung weggedrückten Flüssigkeit nach Weglassen des Druckes.

tigkeit beim Versuch der Bewegung. Meist sucht der Kranke durch die Haltung den entzündeten Bezirk zu entspannen. Jede Bewegung in entgegengesetzter Richtung ruft eine Drucksteigerung und damit Schmerz hervor. Das vielfach wahrgenommene Klopfen am Entzündungsherd ist die Folge des vermehrten arteriellen Zuflusses und erfolgt im Rhythmus der Pulswelle.

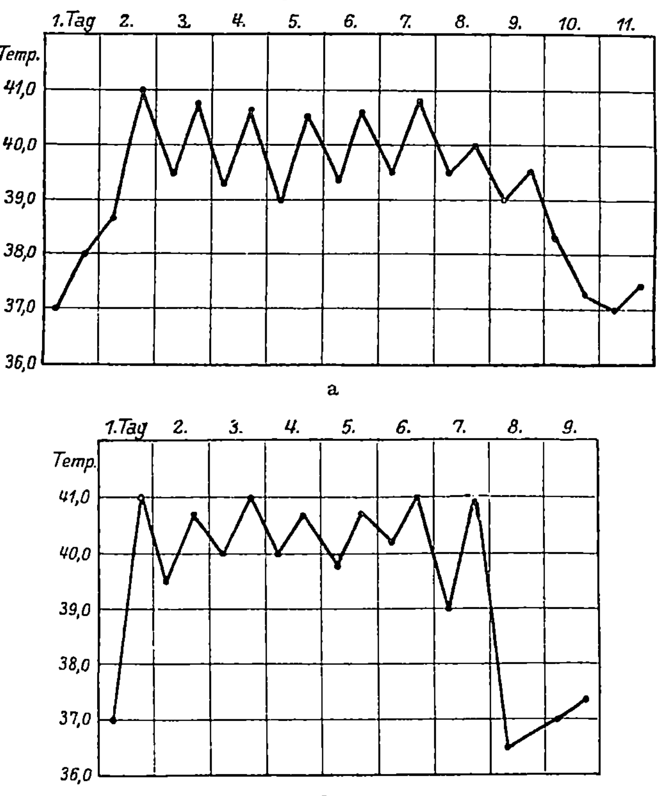

Abb. 138. Fiebertypen. Kontinuierliches Fieber. a lytischer Abfall, b kritischer Abfall.

Als eine allgemeine Reaktion des Organismus auf die Infektion sehen wir die Steigerung der Körpertemperatur (Fieber) (Abb. 138, 139, 140), wobei es zur vermehrten Wärmebildung und nicht mit ihr Hand in Hand gehender Wärmeabgabe kommt. Dieses beruht auf einer Störung der Regulierung des Wärmezentrums.

Art und Verlauf der Infektion führen zu verschiedenen Fie-bertypen. Man unterscheidet ein kontinuierliches (Abb. 138), ein intermittierendes (Abb. 139) und ein remittierendes Fieber (Abb. 140). Bei langsamem Abfall des Fiebers infolge Rückgangs der Entzündung spricht man von Lysis (Abb. 138 a), fallen Temperatur- und Pulskurve aber innerhalb weniger Stunden dauernd ab, dann wird von kritischem Temperaturabfall (Abb. 138 b) gesprochen. Der häufig eine Infektion einleitende Schüttelfrost, i. e. das Gefühl des Frierens an der Hautoberfläche, das mit den entsprechenden Veränderungen der Gänsehaut sowie

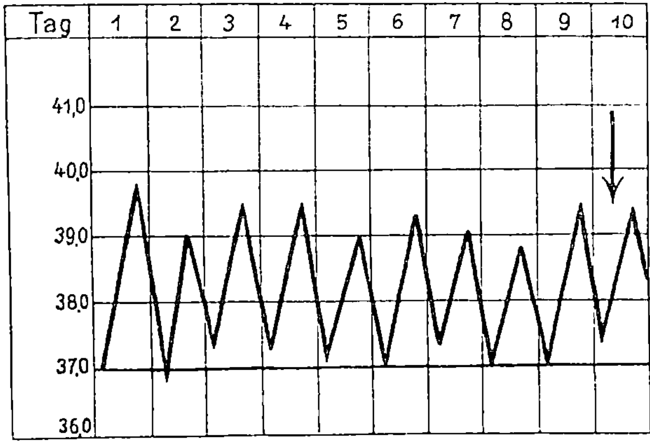

Abb. 139. Intermittierendes Fieber.

des sich Sträubens der Haare einhergeht, wird bedingt durch Kontraktion der Hautgefäße. Kurz nachher findet man Temperaturen von 40 Grad und mehr (Abb. 140). Er ist das Zeichen des plötzlichen Beginns einer Infektionskrankheit, oder weist auf einen neuen Einbruch eines Herdes in die Blutbahn hin.

Die Behandlung der Entzündung kann nur in Beseitigung der Ursache, Verhütung weiterer Ausbreitung und einer Unterstützung der Abwehrvorgänge des Körpers beruhen. Letztere wird in der Hauptsache herbeigeführt durch Anwendung von Wärme in verschiedenen Formen, durch Unterstützung der Blutzu-fuhr und damit der Abwehrstoffe, z. B. durch Stauung, feuchte Ver-bände u. dgl. m. Nur gewisse mit der Infektion einhergehende, durch sie hervorgerufene Veränderungen erfordern einen chirurgischen

Eingriff. Dazu gehört das Auftreten einer klinisch nachweisbaren umschriebenen oder fortschreitenden Eiterung. „Ubi pus ibi incide." Eiteransammlung im Gefolge einer akuten

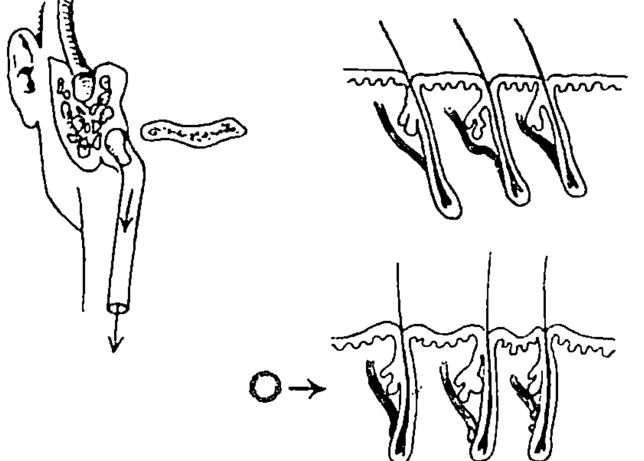

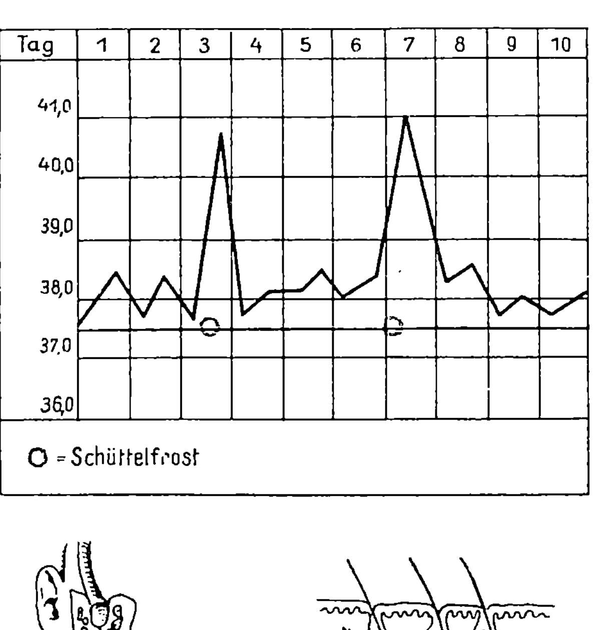

Abb. 140. Remittierendes Fieber s = Schüttelfröste.

Entzündung muß unter Berücksichtigung der anatomischen Verhältnisse ohne Nebenverletzung wichtiger Gewebe durch Schnitt eröffnet und nach außen abgeleitet werden (Abb. 141). Erfolgt dies nicht, so besteht Gefahr, daß die Eiteransammlung mit den in ihn enthaltenen Pilzen und Giftprodukten auf dem ihr am bequemsten Wege sich weiter ausbreitet und so in die Lymph- und Blutbahn oder in umgebende Hohlräume weiterkriecht, was meist schwere Folgen hat.

Je nach der Ausbreitung des Abszesses oder der Phlegmone sind ein oder mehrere — meist genügen kleine — Schnitte notwendig. Der Schnitt soll durch seine Lage für dauernd günstigen Abfluß sorgen. Durch die mit ihm herbeigeführte Gewebsentspannung kommt es sehr bald auch zu einer Herabsetzung des Schmerzes. Wir richten uns bei der Behandlung der akuten Entzündung nach den pathologisch-anatomisch vorliegenden Veränderungen. Nur eine Gewebseinschmelzung mit Eiterung, nur das Vorliegen durch die Infektion bedingter völlig losgelöster Gewebsteile (Nekrosen, Sequester) berechtigen

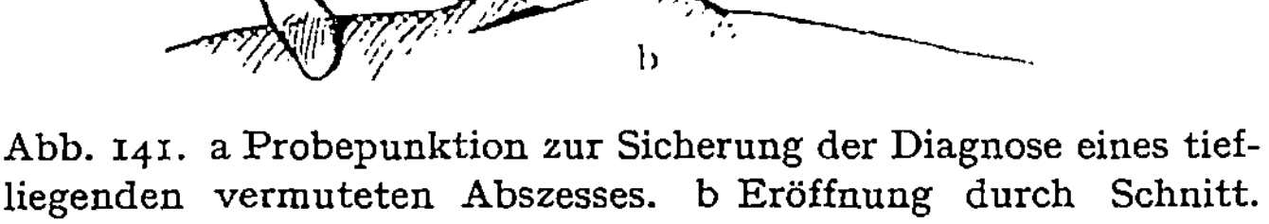

Abb. 141. a Probepunktion zur Sicherung der Diagnose eines tiefliegenden vermuteten Abszesses. b Eröffnung durch Schnitt. c Mikroskop. Untersuchung ergibt hier Leukozyten und Kokken.

bei der gewöhnlichen durch Eiterungen hervorgerufenen Entzündung einen Eingriff mit dem Messer. Bei schweren Phlegmonen liegen die Verhältnisse anders. Hier muß manchmal frühzeitig und sehr radikal vorgegangen werden. Um das Leben zu retten, müssen u. U. Extremitäten ganz oder teilweise geopfert werden.

Dem Einschnitt folgt die Sorge richtiger Dauerableitung des Eiters. Man bedient sich dabei kleiner Röhrchen aus Gummi, Glas u. dgl. (Abb. 120, 121), um damit die Flüssigkeit nach außen zu leiten. Kleinere Höhlen werden vorübergehend günstig durch Gazedochte drainiert, doch haben jene den Nachteil, sich

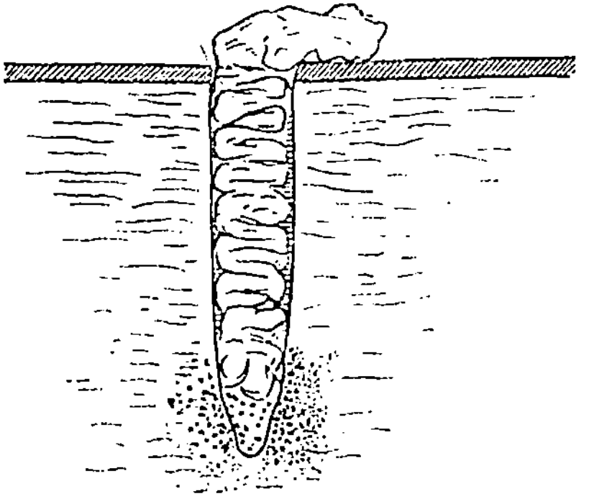

Abb. 142. Eiterretention hinter Tampon.

sehr rasch vollzusaugen und damit die Öffnung zu verstopfen, wodurch es hinter dem Tampon zur Retention des Eiters (Abb. 142), zum Weiterkriechen der Eiterung mit neuem Fieberanstieg kommt (Abb. 143). Breitet sich die Infektion trotz eines Einschnitts und Ableitung nach außen nach einer anderen Richtung weiter aus, so sind u. U. neue Einschnitte notwendig.

Schwer verlaufende, foudroyante, meist phlegmonöse durch Anaërobier bedingte Infektionen machen u. U. frühzeitig die Absetzung eines Teiles oder einer ganzen Extremität notwendig. Dies gilt vor allem für die putriden Infektionen.

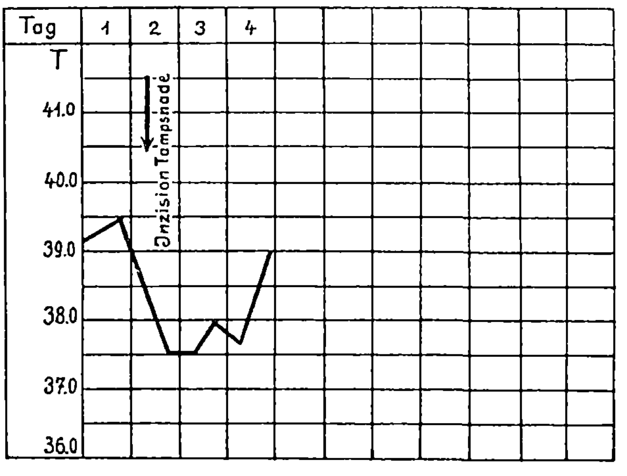

Abb. 143. Fieberanstieg als Hinweis auf Retention (vgl. Abb. 142).

Unter Inzision verstehen wir einen Einschnitt, der den Zweck hat, Eiter oder andere Flüssigkeiten nach außen abzuleiten oder das Gewebe zu entspannen (Abb. 144).

Die Exstirpation besteht dagegen in der Entfernung eines krankhaften Herdes, Fremdkörpers u. dgl. (Abb. 145).

Gewisse Flüssigkeiten können wir mit Hilfe der Punktion entfernen, d. h. durch Absaugen mit einer Spritze nach Einstich einer Nadel. Sie vermeidet die beim Einschnitt mögliche Infektion

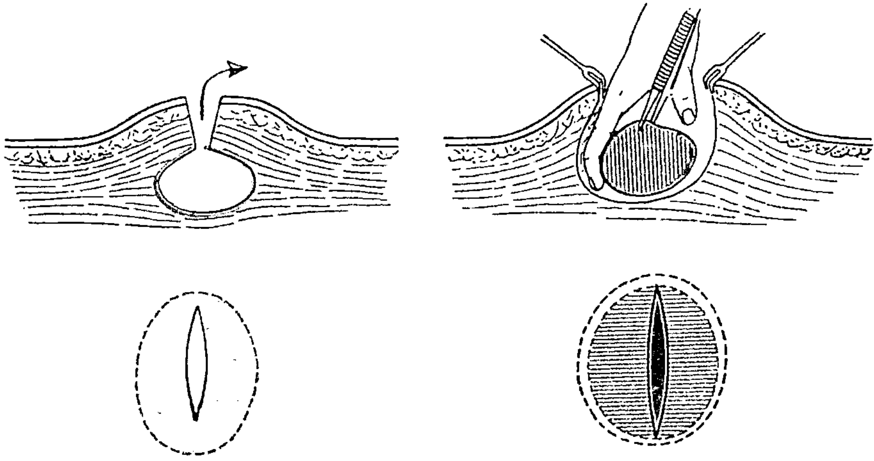

Abb. 144. Inzision. Einschnitt zwecks Entleerung (z. B. Abszeß).

Abb. 145. Exstirpation. Entfernung eines krankhaften Gebildes (Gewächses).

von außen nach innen bei sterilen Flüssigkeiten und wird vor allem bei tuberkulösen Abszessen angewandt (Abb. 168).

Bei der Amputation opfert man ein Glied in der Kontinuität des Knochens (Abb. 146), während die Exartikulation in der

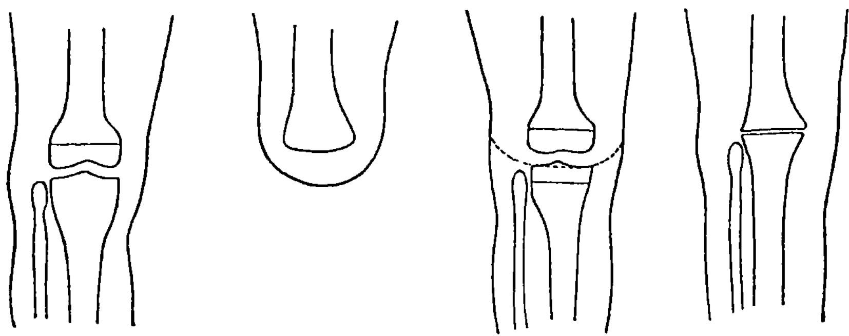

Abb. 146. Amputation.

Abb. 147. Resektion.

Absetzung in Höhe einer Gelenkspalte besteht und die Resektion eine Wegnahme in der Kontinuität darstellt, wobei ein peripherer Teil noch erhalten bleibt (Abb. 147).

Im folgenden seien kurz einige der wichtigsten akuten Entzündungen der verschiedenen Gewebe aufgezählt.

Unter der Wundrose, dem Erysipel, versteht man eine Streptokokkeninfektion der Haut und Ausbreitung in den feinsten Lymphspalten derselben. Je nach den durch die Infektion hervorgerufenen Veränderungen unterscheidet man ein erythematöses,

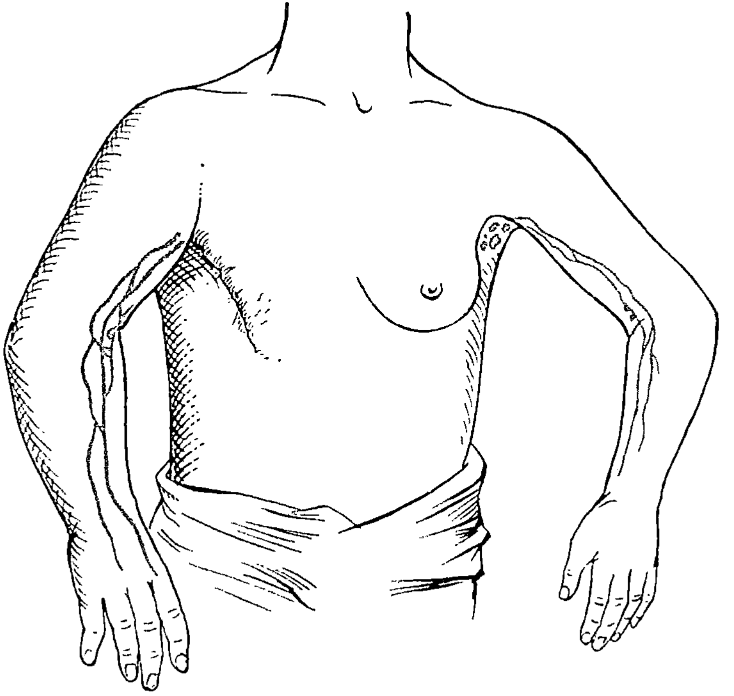

Abb. 148. Chronische Lymphstauung am Arm nach Entfernung kranker Achsellymphdrüsen. Folgezustand Elephanthiasis.

ein bullöses und gangränöses Erysipel. Die zweite Form führt zu Blasenbildung, die dritte zur völligen Zerstörung der Haut und manchmal auch darunter gelegener Gewebe.

Elephanthiasis ist ein Sammelbegriff einer mehr oder weniger umschriebenen plumpen massigen Verdickung der Haut und des Unterhautzellgewebes. Sie ist häufig die Folge einer chronischen Lymphstauung, nach Erkrankung oder Entfernung gewisser Lymphdrüsengruppen (Achsel, Leistenbeuge) (Abb. 148). In viel selteneren Fällen ruft eine Verstopfung der Lymphgefäße durch Parasiten, die Erkrankung hervor.

Die Lymphangitis ist eine Entzündung der Lymphbahn, die sehr häufig auftritt, weil fast bei jeder Infektion dieser Weg von den Erregern bevorzugt wird. Klinisch tritt sie nicht immer in Erscheinung. Bei den oberflächlich gelegenen Lymphbahnentzündungen erkennen wir den Vorgang daran, daß

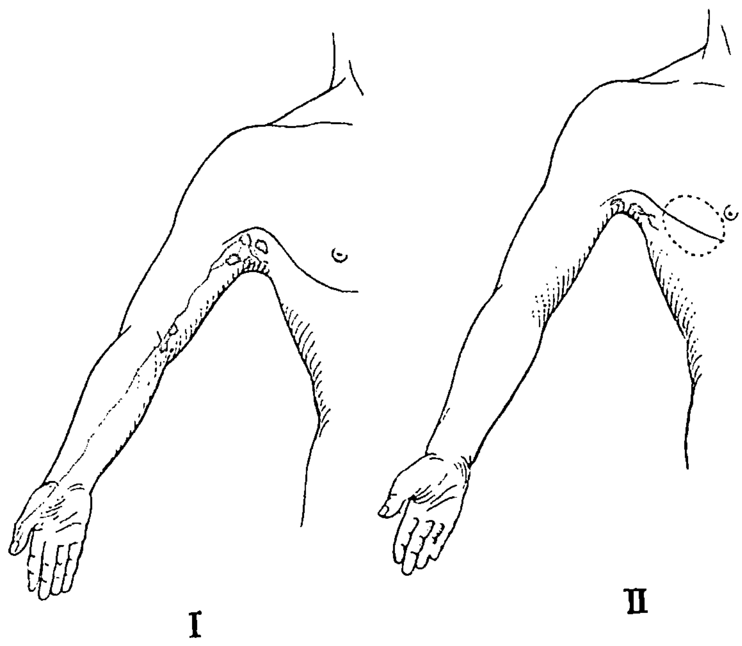

Abb. 149. I Lymphangitis und Lymphadenitis; II Mitunter auftretender sekundärer Drüsenabszeß nach ausgeheilter Lymphangitis.

die sonst nicht sichtbaren Bahnen als rote, mehrere Millimeter breite, auf Druck schmerzhafte Streifen vom primären Herd aus zentralwärts verlaufend zu sehen sind (Abb. 149). Sie führen nach den nächsten — regionären — Lymphdrüsen, u. U. aber auch von da weiter zentralwärts (Abb. 149, 150). Meist verschwindet diese Rötung schon nach wenigen Stunden bis Tagen.

Die Lymphadenitis, die klinisch viel häufiger nachweisbare Entzündung der Lymphdrüsen kommt durch Einschleppung der durch die Lymphbahnen in sie gebrachten Erreger zustande (Abb. 149, 150). Es handelt sich dabei in erster Linie um die regionären Lymphdrüsen, deren Stromsammelgebiet peripher den primären Herd trägt. In dem Filtersystem der Lymphdrüsen tobt sich der Kampf zwischen Eindringling und Körper weiter aus und führt unter den klinischen Erscheinungen der akuten Lymphdrüsenentzündung meist zur Überwindung und Beseitigung der Erreger. Häufig wiederkehrende akute Lymphdrüsenentzündungen hinterlassen vergrößerte, derbe aber nicht schmerzhafte Drüsen (z. B. Inguinaldrüsen). Hier und da kommt es aber auch zur Einschmelzung im Innern der Drüse und zum Durchbruch durch die Kapsel, meist erst zu einer Zeit, wo die Eintrittspforte in der Peripherie schon ausgeheilt ist (Abb. 149 II), zur Periadenitis und zum Abszeß (z. B. Subpektoralabszeß) (Abb. 149 II). In diesem Stadium lassen sich die einzelnen vergrößerten Drüsen nicht mehr nachweisen, wir haben es dann mit einem Drüsenpaket zu tun.

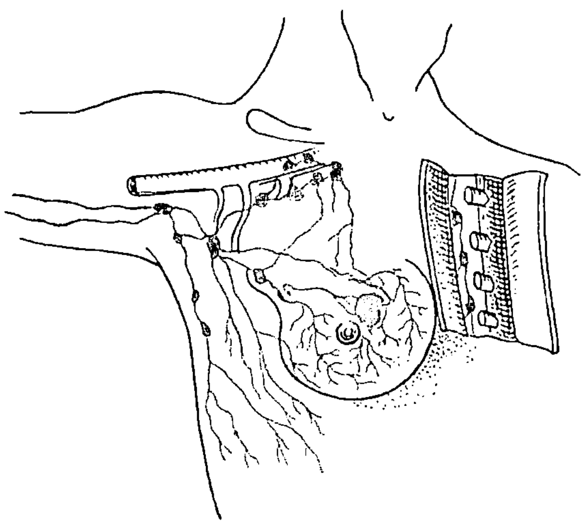

Abb. 150. Lymphdrüsenerkrankung am Pektoralisrand, in der Achselhöhle und in der Infraclaviculargrube bei primärem Herd in der Brustdrüse. Auch intrathorakale Drüsen können erkrankt sein.

Viel seltener ist die Verschleppung einer Infektion auf dem Wege der Blutgefäße, in dem Sinne, daß sie in den Blutgefäßen, den Venen, weiterkriecht. Die Phlebitis, die Entzündung der Venenwand, hat dadurch eine besondere Bedeutung, daß sie meist mit einer Gerinnung des Blutes im Venenlumen verknüpft ist, man dann von einer Thrombophlebitis spricht. Besonders gefährlich sind die mit Bakterien beladenen Thromben, weil bei ihrer Verschleppung auch gleichzeitig die Keime mit verschleppt werden (Abb. 160).

Während die Entzündung der Arterien und der Muskeln praktisch nur eine geringe Rolle spielt, da sie meist nur sekundär in Mitleidenschaft gezogen werden, ist die eitrige Knochenmarkentzündung eine recht häufige Erkrankung. Diese erfolgt meist auf dem Blutwege, bei offenen Verletzungen (komplizierte Knochenbrüche) von außen, selten durch Übergreifen von Prozessen aus der Umgebung.

Die Knochenmarkentzündung (Osteomyelitis) ist eine Erkrankung des wachsenden Knochens, meist hervor-

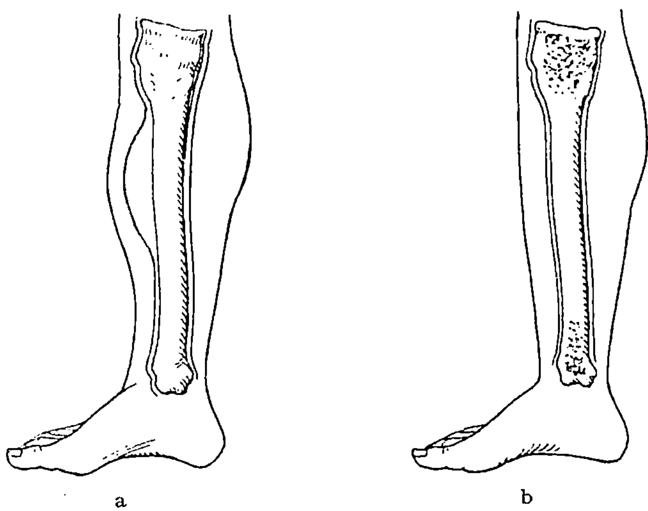

Abb. 151. Osteomyelitis; a subperiostaler Abszeß, b Markphlegmone.

gerufen durch den Staphylokokkus. Lieblingssitz ist die Metaphyse langer Röhrenknochen, deren Gefäßanordnung die Ansiedlung begünstigt. Sie kommt zustande als embolisch mykotischer, ins Knochenmark verschleppter Herd, ausgehend von kleinen, harmlosen Eiterungen (Abb. 129, 130), wozu in erster Linie der Furunkel und die Halsentzündung zu rechnen sind. Die Lokalisation kann begünstigt werden durch einen Stoß u. dgl. m. im Sinne des Locus minoris resistentiae. Dort siedeln sich die im Blut zirkulierenden Kokken an, vermehren sich und breiten sich aus, um klinisch als Markphlegmone im Knochenmark in Erscheinung zu treten (Abb. 151b). Seltener sitzt der primäre Herd unter der Knochen-

haut (Abb. 151a). Meist gelangt der Prozeß durch die feinen Knochen-
kanälchen der Cortikalis nach außen, hebt die Knochenhaut ab, durch-
bricht sie und breitet sich in der Um-
gebung aus, wobei der Eiter sogar auch
nach außen den Weg finden kann.

Die wichtigsten Komplika-
tionen bestehen im Durchwandern
oder Durchbruch des metaphysären
Eiterherdes durch die Epiphyse oder
der von außen her ins Gelenk. Dadurch
werden Gelenkeiterungen mit ihren
Folgen (Versteifung) oder Wachs-
tumsstörungen des Knochens bedingt. Hat der Prozeß größere Teile
des Knochens zerstört, so kann es zum
Einbruch des Restes, zur Spontanfraktur kommen. Je nach der Natur
und der Ausbreitung der Eiterung
sterben mehr oder weniger große
Knochenteilchen ab, es kommt zur
Sequesterbildung (Abb. 152, 153,

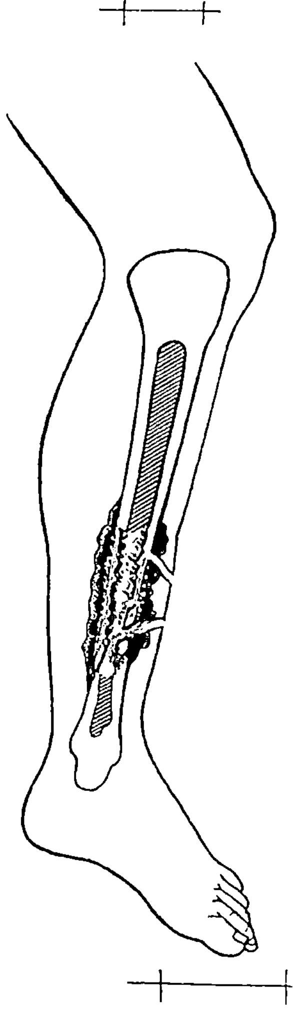

Abb. 152. Sequesterbildung nach Osteomyelitis. Fistel nach außen. Totenlade
als Folge reaktiver Knochenneubildung
um den Sequester.

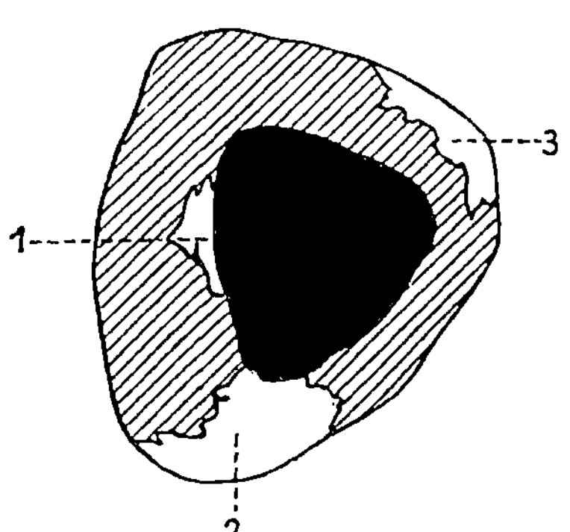

Abb. 153. Arten der Sequester:
1 zentraler, 2 totaler, 3 peripherer.

154). Gleichzeitig mit der Zerstörung des Knochens geht infolge
Reizes auf die überlebende Knochenhaut eine intensive Knochen-

neubildung um die absterbenden Knochenteilchen einher, wodurch es zur **Totenlade** kommt, die an verschiedenen Stellen durchbrochen als **Kloake** der Eiterung nach außen Abfluß gestattet (Abb. 152). Erst nach vollständiger Loslösung der dem Tod anheimfallenden Knochenteilchen werden diese durch die bestehenden Öffnungen nach außen abgestoßen, ein Prozeß, der sich über Monate und Jahre hinziehen kann, den chirur-

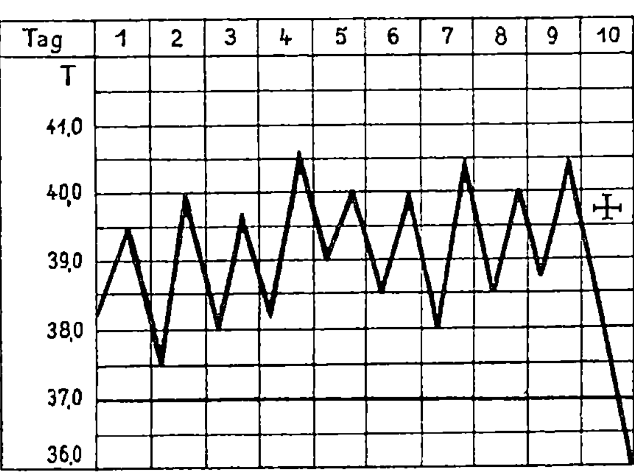

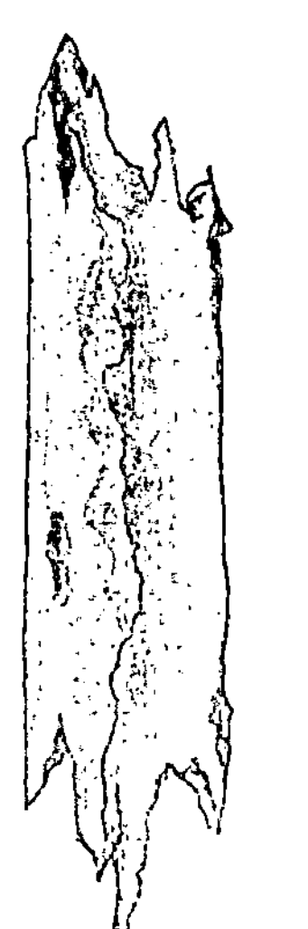

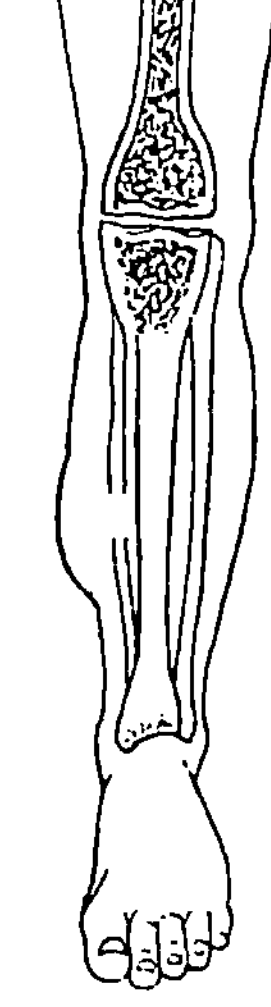

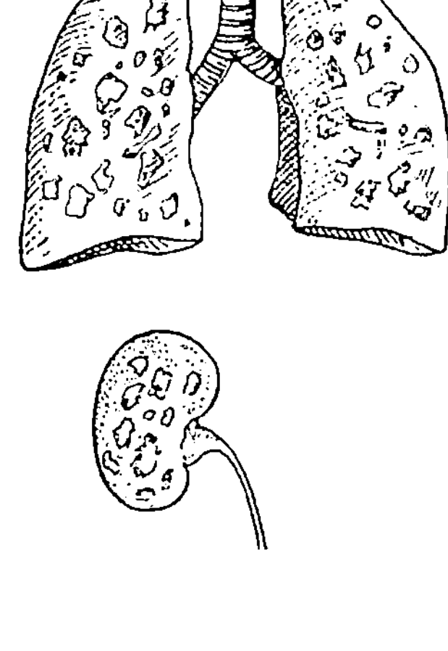

Abb. 154. Form der Sequester.

Abb. 155. Pyämische Metastasen nach Osteomyelitis. (Eiterherde in den inneren Organen.)

gische Hilfe durch Entfernung gelöster Knochenteilchen wesentlich abkürzt (Erkennung im Röntgenbild).

Langdauernde, sich selbst überlassene Knocheneiterungen bieten die Gefahr aller derartiger Eiterungen, die sich im Körper in Form der **Amyloidbildung** äußert.

Eine andere Komplikation liegt darin, daß der Eiter in den Kreislauf gelangt, verschleppt wird und andernorts zu ähnlichen Eiterungen führt (pyämische Metastasen) (Abb. 129, 155). Solange diese erkenn- und faßbar sind, lassen sie sich noch therapeutisch beeinflussen. Weit ungünstiger liegen die Verhältnisse natürlich bei im Innern des Körpers (Niere, Lungen, Leber) gelegenen Herden (Abb. 129, 155)

Die Infektion des Knochenmarks bei Knochenbrüchen spielte besonders bei den schweren Kriegsverletzungen eine Rolle, komplizierte Friedensknochenbrüche heilen bei frühzeitig sachgemäßer Behandlung meist ohne Wundstörung.

Eine große praktische Bedeutung hat schließlich noch das Panaritium ossale, eine durch Verletzung bedingte Knochenentzündung der kleinen Fingerknochen (Abb 82).

Die Infektion der Gelenke erfolgt entweder direkt von außen bei Verletzungen oder fortgeleitet aus in ihrer Nähe gelegener Weichteil- und Knochenherde, schließlich kann sie auf dem Blutwege (metastatisch) zustande kommen (z. B. Pneumokokken). Gelenkeiterungen führen meist zu Knorpelzerstörung und Gelenkversteifung. Rechtzeitige Erkenntnis und richtige Behandlung durch Punktion, Spülung, u. U. durch Eröffnung (Arthrotomie) und Drainage sind wichtig.

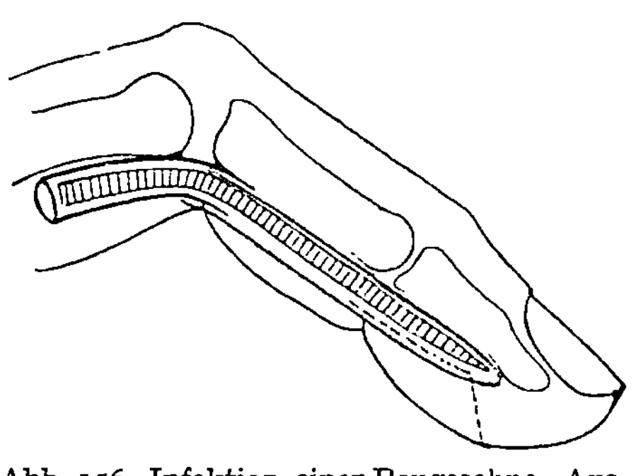

Abb. 156. Infektion einer Beugesehne. Ausbreitung der Entzündung in der Sehnenscheide.

Bei den Sehnenscheidenentzündungen spielen die Sehnenscheiden in der Hohlhand praktisch die weitaus größte Bedeutung. Der Ausfall ihrer Funktion durch Nekrose macht sich hier auch am schwersten fühlbar. Die anatomischen Verhältnisse sind in der Beurteilung der Weiterentwicklung von Wichtigkeit. Während die Sehnenscheiden der Beuger des 2.—4. Fingers in Höhe des Grundgliedes endigen, eine Infektion in der Peripherie also dort eine gewisse Schranke findet, kommunizieren diejenigen des 5. und 1. Fingers fast immer mit der gemeinsamen Scheide der Beuger am Handgelenk. Das erklärt uns das Zustandekommen der V-Phlegmone (Abb. 132b, 157), die sich bei Verletzungen des kleinen Fingers oder Daumens häufig von der einen der genannten Sehnenscheiden aus V-förmig weiter ausbreitet. Bei der Eröffnung dieser Phlegmone soll der Lebensfähigkeit der vom Eiter umspülten Sehnenscheide dadurch Rechnung getragen werden, daß man die Scheide nicht durch große Schnitte eröffnet, wodurch die Sehne auch der Gefahr der Austrocknung preisgegeben wird, sondern nach dem Vorschlag von Klapp zahlreiche kleine seitliche Einschnitte macht

Der Furunkel (Abb. 158) eine Staphylokokkeninfektion der Haarbälge ist an behaarte Körperteile gebunden. Er kommt — wie das die Versuche Garrès gezeigt — dadurch zustande, daß auf der Hautoberfläche ansässige Kokken mechanisch durch die Lücken der intakten

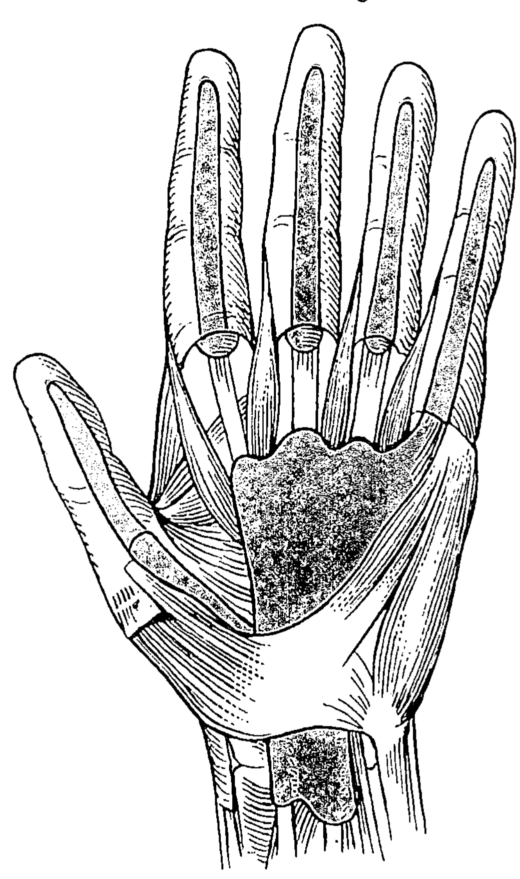

Abb. 157. Ausbreitungsmöglichkeit einer Infektion im Bereich der Beugesehnen der Hand. Kommunikation der Sehnenscheide des Daumens und 5. Fingers mit der gemeinsamen Sehnenscheide (V. Phlegmone).

Haut in die Haarbälge hineinmassiert werden. Daher ist sein Lieblingssitz im Nacken (Kragen!) in der Gesäßfalte und Orten, die solchen Schädigungen ausgesetzt sind. Die Kokken führen zu einer Gewebseinschmelzung, die nach völliger Loslösung in Form des bekannten Pfropfes (Abb. 158b) nach außen ausgestoßen wird, worauf der Furunkel prompt ausheilt. Eine individuelle Disposition, bedingt durch Stoffwechselkrankheiten, (z. B. Diabetes), durch allgemeine Schwäche oder aber Fettreichtum, begünstigt die Furunkelbildung. Das häufige Auftreten mehrerer Furunkel nacheinander hat z. T. seinen Grund darin, daß der Eiter aus dem ersten auf die umgebende Haut gelangt, und in der Umgebung andere Haarbälge infiziert. Deswegen besteht die Notwendigkeit des Hautschutzes der Umgebung eines Furunkels, sei es durch fetthaltige Salben oder durch Gerbung der Haut mit Alkohol.

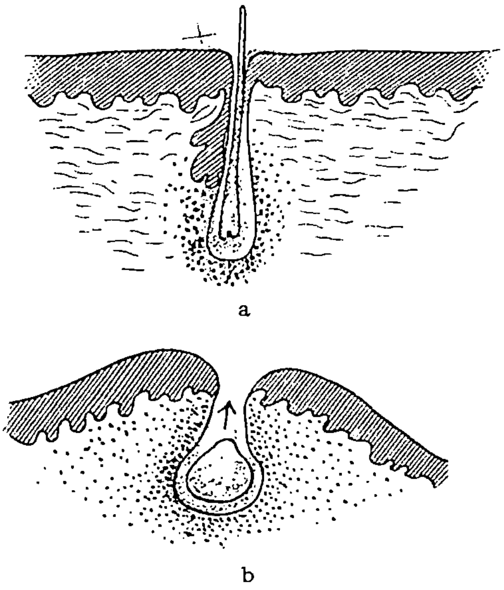

Zusammenhängende Einschmelzungen mehrerer bis zu 50 und noch mehr Haarbälge werden als Karbunkel bezeichnet (Abb. 159), wobei es sich allerdings nicht immer um einen Konglomeratfurunkel handelt, sondern auch tiefer gelegene Hautpartien nekrotisch zerstört werden.

Den Gesichtsfurunkeln, d. h. denjenigen der Wange, Lippe und Nase kommt eine ganz

Abb. 158. a Furunkel, b Ausstoßung des nekrotischen Pfropfes.

besondere Rolle zu. Hierbei greift der Eiter sehr bald auf eine der hier zahlreichen dünnwandigen Venen über, wodurch eine eitrige Thrombophlebitis entsteht. Diese setzt sich nach der Schädelbasis, dem Sinus cavernosus fort und führt dort zur Entzündung der Hirnhaut, zur Meningitis, die meist tötlich endet (Abb. 160).

So harmlos ein Furunkel an sich meist ist, so kann er doch stets als Primärherd irgend eine andere eiterige Entzündung zur Folge haben, bei Kindern z. B. eine Osteomyelitis, bei Erwachsenen mehr eitrige Nierenerkrankungen (paranephritischer Abszeß).

Die anaërobe Wundinfektion spielt in der Friedenspraxis eine verhältnismäßig geringe Rolle. Es handelt sich bei ihr meist um gasbildende, zum Teil auch fäulniserregende Bakterien, die sehr rasch sich verbreiten und ohne lokal schwerere Veränderungen zu verursachen — oft fehlen die typischen Erscheinungen der akuten Entzündung —, meist durch ihre Giftbildung den Or-

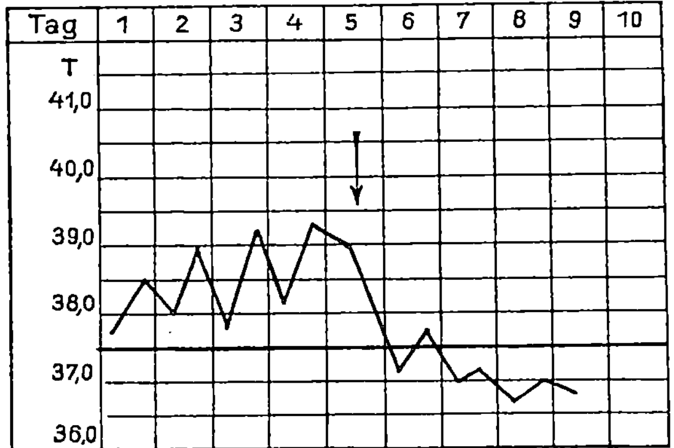

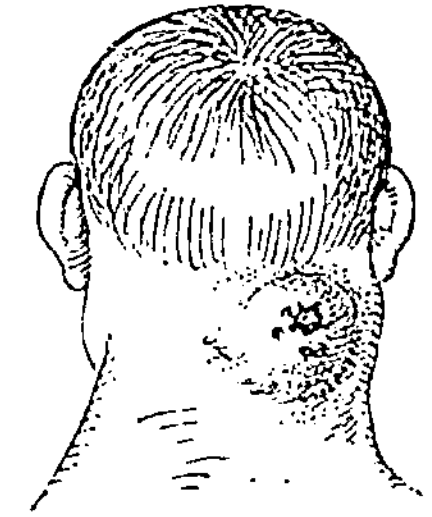
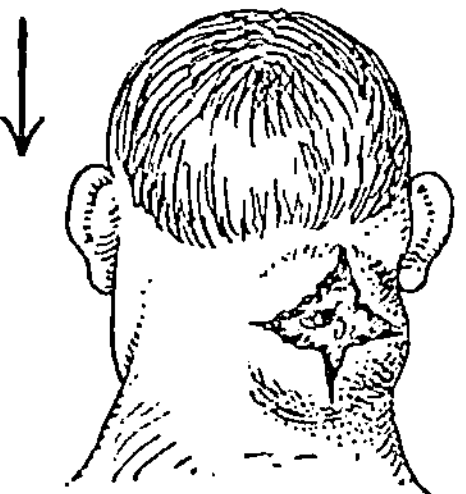

Abb. 159. Karbunkel am Nacken. Spaltung bzw. Exzision.

ganismus schwer schädigen. Gasbildner lassen sich im Gewebe durch den Gasgehalt perkutorisch nachweisen (auch durch das Röntgenbild). Genaue ärztliche Überwachung ist hier besonders notwendig, weil die Infektion sich sehr rasch ausbreiten und das Krankheitsbild sich mitunter schon in wenigen Stunden ganz ändern kann. Bei ihrer Behandlung ist rücksichtsloses Vorgehen und radikales Operieren notwendig. Durch viele breite Einschnitte sorgt man für genügende Eröffnung und Luftzutritt und, falls man damit die Infektion nicht rasch zum Stillstand bringt, darf man vor Exartikulation und Amputation nicht zurückschrecken. Die Staubehandlung kann in gewissen Fällen Gutes leisten.

Von spezifischen Erkrankungen sei der Wundstarrkrampf (Tetanus) noch kurz erwähnt, der nach Beschmutzung durch Staub, Gartenerde, Pferdemist u. dgl., in denen sich die Sporen mit Vorliebe befinden,

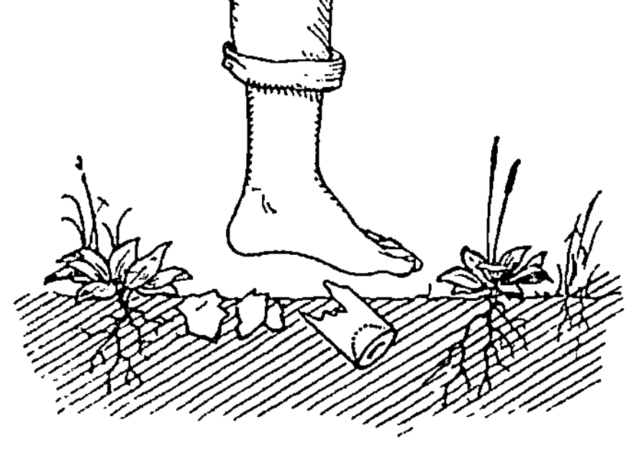

Abb. 160. Infektion einer Vene z. B. von einem Furunkel aus (z. B. Gesicht).

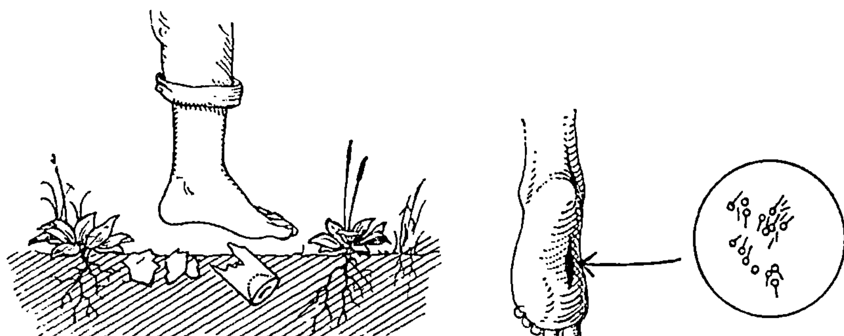

Verletzung des Fußes und Beschmutzung durch Gartenerde.

Infektion durch Tetanus-Sporen.

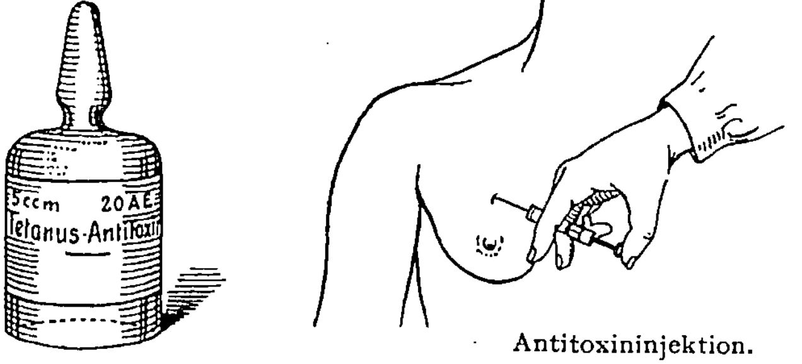

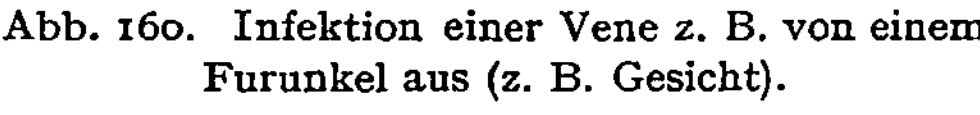

Abb. 161. Gefahr der Tetanusinfektion durch Beschmutzung mit Gartenerde. Prophylaktische Antitoxineinspritzung.

hervorgerufen wird (Abb. 161). Sehr oft handelt es sich dabei um kleine Verletzungen, die den anaërob wachsenden Keimen günstige Bedingungen liefern. Nach mehr oder weniger langer Inkubation (Tage bis 3 Wochen) entwickelt sich ein schweres, mit Krämpfen einhergehendes Krankheitsbild, dem die Kranken trotz Behandlung meist erliegen. Erfolgreich sind wir dem Tetanus gegenüber vor allem in der Prophylaxe, die darin besteht, daß man

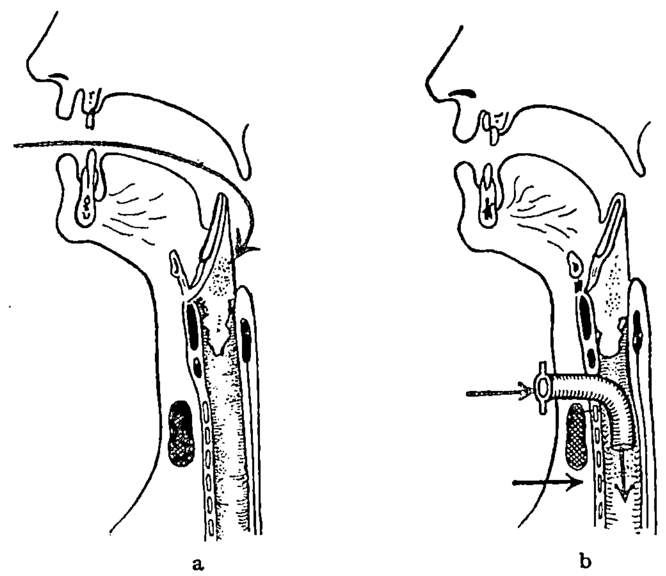

a   b

Abb. 162. Diphtherische Verschwellung des Kehlkopfes. Gefahr der Erstickung. b Luftröhrenschnitt zur temporären Umgehung des Hindernisses bis zu dessen Rückgang nach Ausheilung der Entzündung.

derartig beschmutzte Wunden in frischem Zustande exzidiert und hernach dem Verletzten Tetanus-Antitoxin einspritzt. Dieses hat die Eigenschaft, frei zirkulierendes Tetanusgift zu neutralisieren und kann so, rechtzeitig gegeben, die Vergiftung hintanhalten. Wird es dagegen erst nach Ausbruch der Erkrankung verabreicht, dann hat sich das Gift schon an den nervösen Elementen des Gehirns, Rückenmarks und der peripheren Nerven verankert und ist das Antigift infolgedessen wirkungslos.

Die Diphtherie hat für den Chirurgen ihre Bedeutung darin, daß sie zur Entzündung und hochgradigen Schwellung der Hals- und Luftröhrenschleimhaut führt, so daß die Kranken infolge ungenügenden Luftzutritts zu ersticken drohen. Bei hochgradigster Cyanose ringt das Kind nach Luft. Hierbei kommen nur mechanisch wirkende Eingriffe in Frage, die entweder das, in den obersten Luftwegen gelegene Hindernis, temporär umgehen (Luftröhrenschnitt) (Abb. 162b) oder durch Einführung

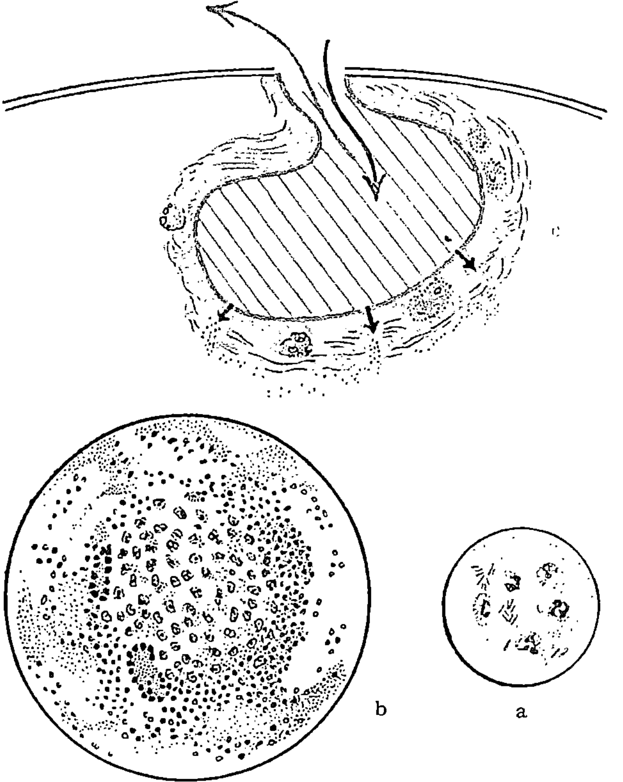

Abb. 163. Tuberkelbazillen im mikroskopischen Präparat nachgewiesen (säurefeste rote Stäbchen) (a). Riesenzellhaltiger Tuberkel. Histolog. Präparat. (b). Sekundärinfektion eines tuberkulösen Herdes durch andere Keime (c) (blau).

eines unnachgiebigen Tubus der Luft Zutritt auf normale Weise gestatten. Die Erkrankung als solche wird mit dem Behring'schen Diphtherieantitoxin behandelt.

Den anderen spezifischen Infektionen, dem Rotz (Malleus), Milzbrand (Anthrax), Wut (Lyssa) kommt heutzutage in unseren Gegenden chirurgisch wenig Bedeutung zu, dagegen spielt als chronische Infektionskrankheit die Tuberkulose eine große Rolle.

Im folgenden sei kurz die sogenannte chirurgische Tuberkulose besprochen, d. h. die Knochen-, Gelenk-, Drüsen-, Urogenital-, Haut-, Bauchfell- und Lungentuberkulose, soweit sie chirurgischer Behandlung zugänglich und durch chirurgische Behandlung der Heilung zugeführt werden kann

Die durch den Tuberkelbazillus (säurefestes Stäbchen) hervorgerufenen Gewebsveränderungen sind die Tuberkelknötchen, die aus verschiedenartigen Zellen zusammengesetzt sind und im Zentrum Tuberkelbazillen enthalten (Abb. 163). Außerdem findet man ein schlaffes blasses, glasigaussehendes, schwammähnliches Granulationsgewebe, das deshalb auch als Fungus bezeichnet wird (Abb. 164). Häufig kommt es im Innern solcher tuberkulöser Veränderungen infolge schlechter Gefäßversorgung zur Nekrose, die wegen ihrer Verfärbung und Beschaffenheit als Verkäsung bezeichnet wird (Abb. 165, 166). Findet gleichzeitig eine Ausschwitzung statt, so haben wir es mit

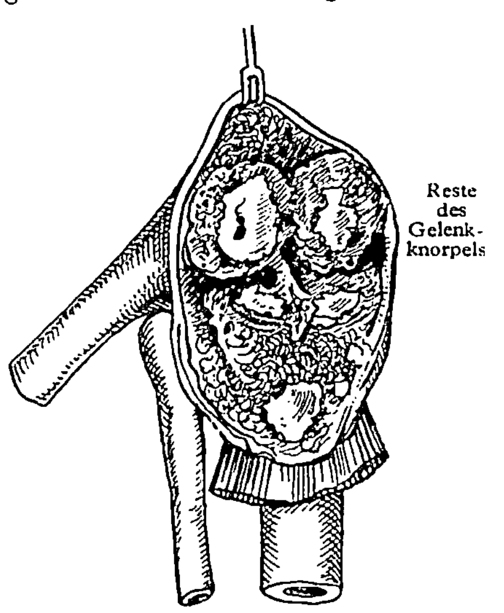

Abb. 164. Fungöse Kniegelenkstuberkulose mit Zerstörung des Gelenkknorpels.

tuberkulösem Eiter zu tun, der zur Bildung tuberkulöser Abszesse, d. h. „kalter Abszesse" führt (Abb. 166, 167). Der Inhalt des kalten Abszesses besteht demnach aus einer dünnen, grünlich gefärbten Flüssigkeit, in der kleinste Flocken suspendiert sind, wogegen im mikroskopischen Ausstrichpräparate nur spärlich Eiterkörperchen und ausnahmsweise Tuberkelbazillen sich nachweisen lassen (Abb. 167). Dieser kalte Abszeß hat die Eigenschaft, sich langsam weiter auszubreiten, ohne stürmische Erscheinungen hervorzurufen. Der Schwere folgend senkt er sich in vorgeschriebenen Interstitien und kommt als Senkungsabszeß (Abb. 168) manchmal weitab vom ursprünglichen Herd an die Körperoberfläche. Schließlich kann er auch die Haut durchbrechen und führt zur Fistelbildung (Abb. 169). Solche fistulösen Erkrankungen können zu weiterer Infektion des Kranken und seiner Umgebung durch

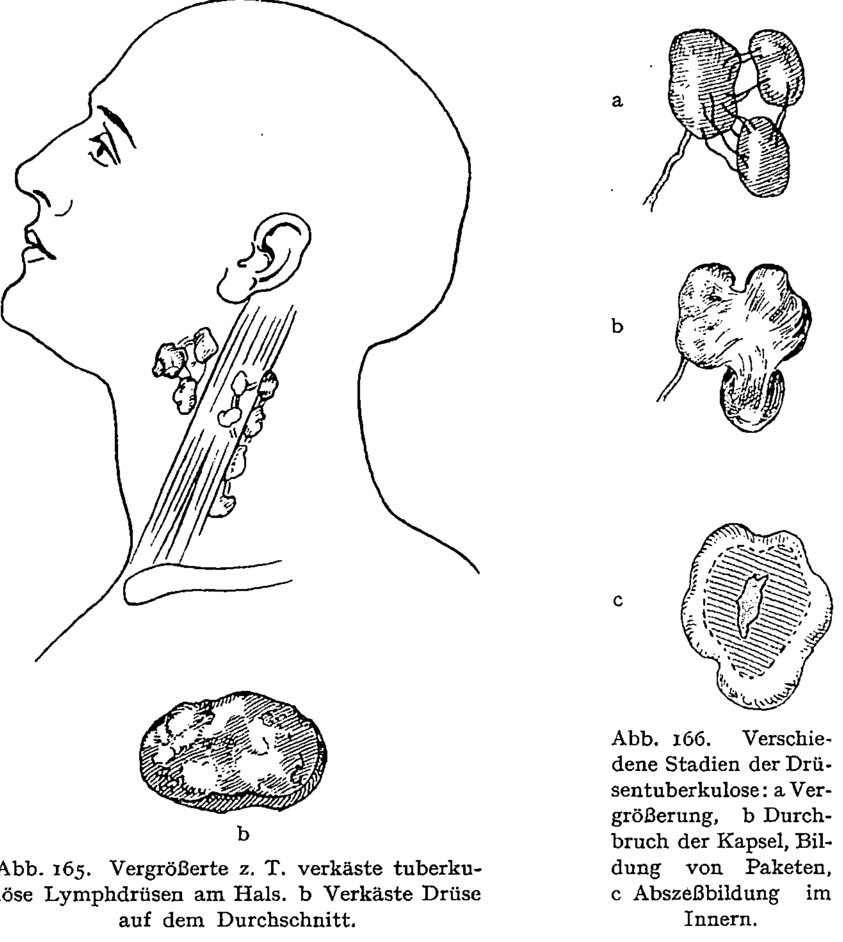

Abb. 165. Vergrößerte z. T. verkäste tuberkulöse Lymphdrüsen am Hals. b Verkäste Drüse auf dem Durchschnitt.

Abb. 166. Verschiedene Stadien der Drüsentuberkulose: a Vergrößerung, b Durchbruch der Kapsel, Bildung von Paketen, c Abszeßbildung im Innern.

Weiterverbreitung der Bazillen Veranlassung geben, Andererseits öffnen sie der Sekundärinfektion (Abb. 163) Tür und Tor, wodurch das Krankheitsbild sich wesentlich verschlimmert.

Bei der chirurgischen Tuberkulose haben wir es mit einem sekundären Herd zu tun, wobei der Primärherd mitunter klinisch nicht mehr in Erscheinung zu treten braucht. Die Aus-

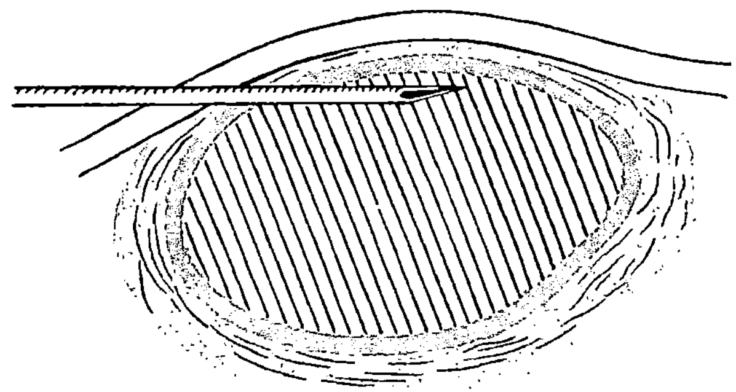

Abb. 167. Kalter Abszeß (tbc. Abszeß), Art der Punktion:
Schräg von oben her zur Verhütung der Gefahr der
Fistelbildung im Stichkanal.

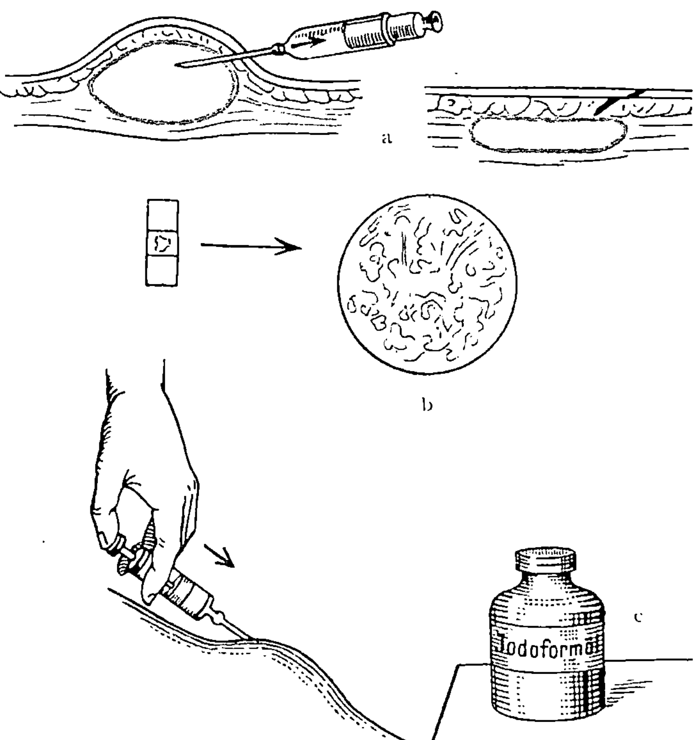

Abb. 168. Kalter Abszeß. Entleerung durch Punktion. Durch
Verschiebung der Weichteile verschlossener Stichkanal (a). Mikro-
skopisches Bild ergibt Detritus, keine Bazillen und nur vereinzelte
Eiterkörperchen (b). Therapeutische Injektion von Jodoformöl (c).

breitung der Tuberkulose bevorzugt den Lymphweg, seltener ist die hämatogene Verschleppung, die dann meist zu einer Generalisierung im Körper, zur Miliartuberkulose führt. Bei Hohlsystemen spielt auch die Verschleppung im Sinne der Stromrichtung (Nieren-Blase) Magen-Darm, Lunge-Kehlkopf) eine Rolle. Die Tuberkulose zeigt zwei verschiedene Formen der Reaktion des Gewebes, eine mehr proliferativ schrumpfende und eine mehr exsudative. Die erstere, die an sich zur Vernarbung neigt, zeigt günstigere Ausheilungsaussichten. Sie wird durch chirur-

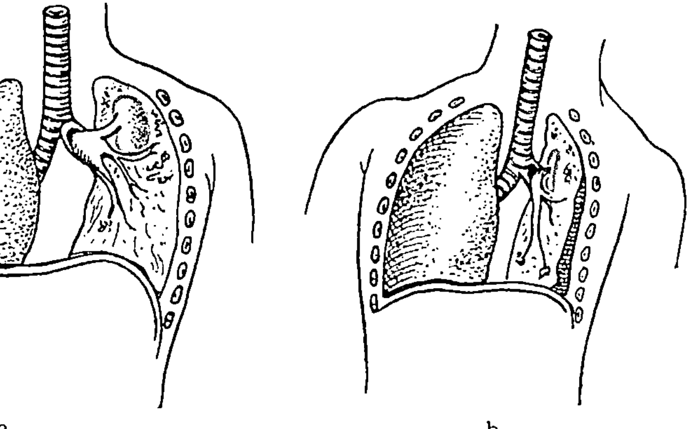

Abb. 169. Senkungsabszeß, ausgehend von krankem Lendenwirbel. R. Durchbruch nach außen, Fistelbildung unterhalb des Leistenbandes. Gefahr der Sekundärinfektion. sog. Psoasabszeß (vgl. Abb. 163).

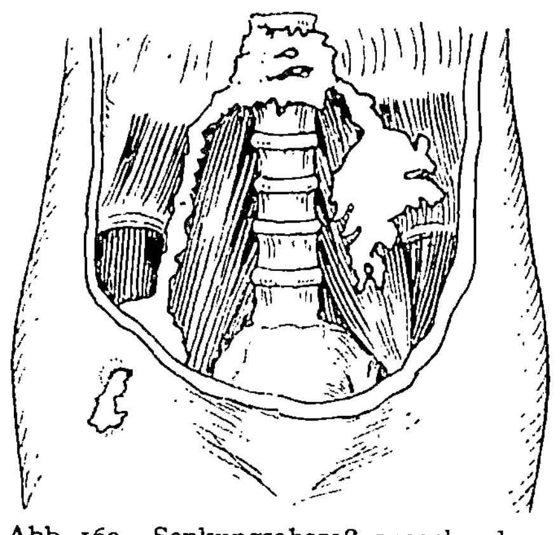

a   b

Abb. 170. a Kavernöse, d. h. mit Höhlenbildung einhergehende Lungentuberkulose. b Kollapstherapie, Möglichkeit der Auswirkung der Schrumpfungstendenz bei gleichzeitiger Ruhigstellung durch Mobilisation der Brustwand. (Teilweise Wegnahme der Rippen.)

gische Eingriffe in diesem Bestreben gefördert (z. B. Lunge, Abb. 170). Der Tuberkelbazillus bevorzugt meist den spongiösen Knochen (z. B. Wirbelkörper (Abb. 169), Epiphyse). Die

Reaktion des Knochens ist im Gegensatz zur akuten Osteomyelitis eine geringe, die Form der abgestorbenen Knochenteile (Sequester) eine rundliche oder keilförmige. Die trockene Zerstörung, die am Humeruskopf sich häufig findet, wird als C a r i e s s i c c a bezeichnet.

Da die chirurgische Tuberkulose ja meist eine sekundäre Form darstellt, kommt der A l l g e m e i n b e h a n d l u n g eine große praktische Bedeutung zu.

Der l o k a l e Prozeß läßt sich in verschiedener Weise günstig beeinflussen oder beseitigen.

Bei Abszessen, tuberkulösen Hohlraumerkrankungen, (z. B. Gelenk, Bauchhöhle und dgl.) werden örtlich wirkende Mittel (10 proz. Jodoformglyzerinlösung (Abb. 168)), in diese oder in die durch Punktion entleerten Abszesse eingespritzt. Die venöse Stauung (B i e r), gemeinsam mit der Verabreichung von Jodkali begünstigt gleichfalls die Ausheilung der Knochen- und Gelenktuberkulose. In neuerer Zeit

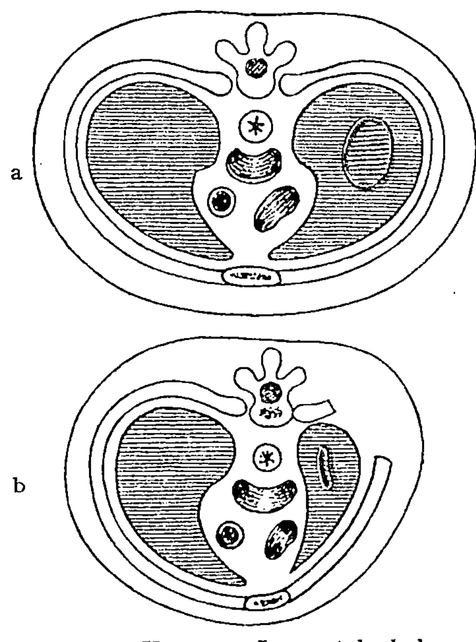

Abb. 171. a Kavernöse Lungentuberkulose. b Auswirkung der Thorakoplastik (Brustwandmobilisation) auf die Kaverne.

hat auch die Röntgenbestrahlung (kleine Dosen) günstige Erfolge erzielt.

Die r a d i k a l e n V e r f a h r e n suchen den K r a n k h e i t s h e r d in toto zu entfernen, meist allerdings in Form verstümmelnder Operationen durch Resektion (Abb. 147) oder Amputation (Abb. 146) bzw. Wegnahme krankhaft veränderter Organe (z. B. Niere, Hoden) oder Teile derselben (z. B. Dickdarm).

Bei gewissen Organen und bestimmtem S i t z und A r t der Erkrankung vermag der chirurgische Eingriff die Heilungsbedingungen zu verbessern durch R u h i g s t e l l u n g, durch die Möglichkeit der A u s w i r k u n g d e s S c h r u m p f u n g s p r o z e s s e s, und Verkleinerung größerer krankhafter Hohlräume (Lunge, Abb. 170, 171), durch Begünstigung biologischer Heilvorgänge oder Entlastung zerstörter Knochen.

Schließlich kann ein operativer Eingriff eine fehlerhafte Stellung eines tuberkulös zerstörten, mitunter schon klinisch ausgeheilten Gelenks korrigieren oder eine durch Erkrankung eines Hohlorgans bedingte Verengerung (Darm) beseitigen oder umgehen. Alle diese Eingriffe sollen natürlich unterstützt werden durch die klimatische und diätetische Allgemeinbehandlung, wie sie vor allem in Sanatorien und Heilstätten sachgemäß durchgeführt werden kann.

Als zweite chronische Infektionskrankheit, die den Chirurgen beschäftigt, ist die Aktinomykose (Strahlenpilzerkrankung) zu erwähnen. Sie führt durch Infektion von kariösen Zähnen oder Aspiration vom Munde in die Lunge entweder zu brettharten Infiltraten am Hals, von wo der Prozeß nach der Tiefe, nach dem Mittelfeld weiterwachsen kann.

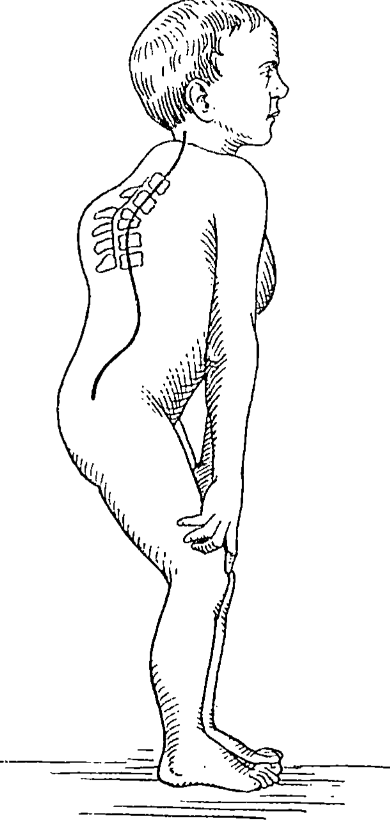

Abb. 172. Teilweise Zerstörung mehrerer Wirbel durch Tuberkulose mit Buckelbildung (Gibbus), vgl. Abb. 173.

Von der Lunge, wo er sich nach der Brustwand ausbreitet, oder aber vom Darm aus, wo das Coecum den Lieblingssitz darstellt. Der einwandsfreie Nachweis der Erkrankung gelingt dann, wenn es zur Einschmelzung und zum Durchbruch nach außen gekommen, wobei die Erreger als kleine Drusen im Eiter makroskopisch erkenntlich, mikroskopisch die Sporen nachgewiesen werden können. Klinisch zeichnet sich der Prozeß außer durch seine derbe Beschaffenheit, in der sich meist weichere Partien finden, an der Oberfläche durch eigenartige, wulstige Einziehung der Haut aus.

Die Syphilis hat für den Chirurgen in der Hauptsache differentialdiagnostisches Interesse, weil sie besonders am Knochen, dann auch in den Weichteilen, z. B. in der Muskulatur, zu Veränderungen führt, die gewisse Ähnlichkeit mit anderen Erkrankungen (z. B. Geschwulstbildungen) zeigen. Außerdem kann sie im weiteren Verlauf zu derbem Narbengewebe führen, wodurch es zu Stenosen kommen kann (z. B. Darm). Auf die Diagnose sei hier nicht näher eingegangen. Die Blutuntersuchung (Komplementbindung) nach Wassermann ist dabei besonders wichtig. Die Therapie ist meist eine allgemeine, spezifische (Arsen, Quecksilber, Wismut), durch die auch die meisten örtlichen Veränderungen sich zurückbilden.

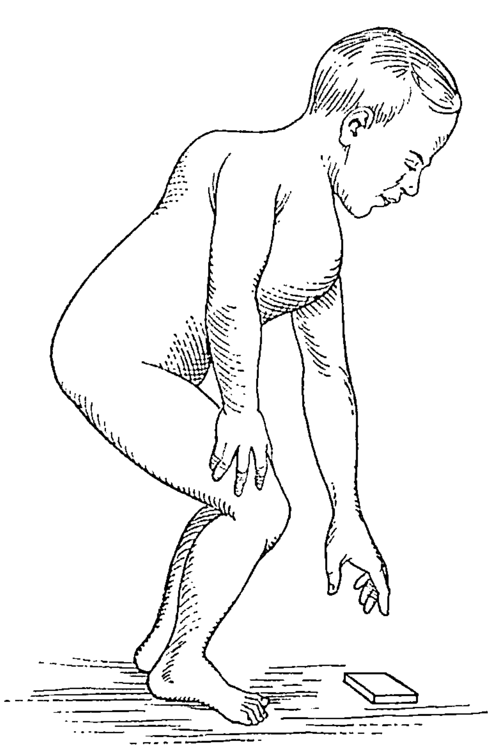

Abb. 173. Entlastung der erkrankten Wirbelsäule durch Aufstützen des Armes auf den Oberschenkel beim Bücken. Dauerentlastung durch Korsett möglich. (Vgl. Abb. 172.)

Die Sporotrichose und die Botryomykose sind äußerst seltene Erkrankungen, auf die hier nicht eingegangen wird.

Tierische Parasiten spielen in der Chirurgie eine verhältnismäßig geringe Rolle. An Häufigkeit und Bedeutung steht in erster Linie die Echinokokkenkrankheit. Sie bevorzugt gewisse Gegenden, z. B. Mecklenburg, Island, Balkan u. a. Hierbei handelt es sich um das Larvenstadium des Hundebandwurms. Zwei Formen werden unterschieden, der häufigere Echinococcus hydatidosus und der seltenere, der alveoläre.

Der Echinokokkus führt im menschlichen Organismus zu Zystenbildungen, dem Blasenwurm, dessen häufigste Lokalisation die Leber und die Lunge darstellen. Es kommt dabei zu kindskopfgroßen, durch ihre Größe dem Träger unangenehm werdenden Gebilden. Während dabei nur mechanische Momente eine Rolle spielen, liegen die Verhältnisse anders, wenn eine Zyste platzt und ihren Inhalt in die Umgebung ergießt, wobei es zur Aussaat und zur Entwicklung neuer Zysten kommt. Die Behandlung besteht in Entfernung oder Eröffnung und Verödung der Zystenwand.

Der an sich meist harmlose Spulwurm (Ascaris) führt durch Knäuelbildung im Darm, infolge Ansammlung einer größeren Zahl mechanisch zum Darmverschluß, z. T. dadurch, daß der Darm sich um jenen Fremdkörper spastisch kontrahiert. In seltenen Fällen kann er auf seiner Wanderung in Drüsenausführgänge (z. B. Gallengänge) gelangen und dann zum Verschluß mit seinen Folgen Veranlassung geben. Die Behandlung besteht in nicht akuten Fällen in der spezifischen Wurmkur, in akuten in der Entfernung des Schmarotzers aus dem Magen-Darmtraktus.

Thermische und chemische Verletzungen.

Andere Schädigungen, die den Organismus treffen, sind thermische und chemische Verletzungen.

Unter Verbrennung verstehen wir jene lokalen Gewebsschädigungen, die durch eine abnorme Wärmeeinwirkung eintreten. Es handelt sich dabei einmal um direkte Leitung, d. h. durch Kontakt mit heißen Flüssigkeiten, Gegenständen, Dämpfen u. dgl., dann um Verbrennung durch Strahlen (Sonne, Röntgen u. dgl.) und schließlich um Verbrennungen bedingt durch elektrischen Strom.

Klinisch werden 4 Grade der Verbrennung unterschieden. Der erste äußert sich in einer Hautrötung (Abb. 175), der zweite in einer Blasenbildung, bei der es zur Abhebung der

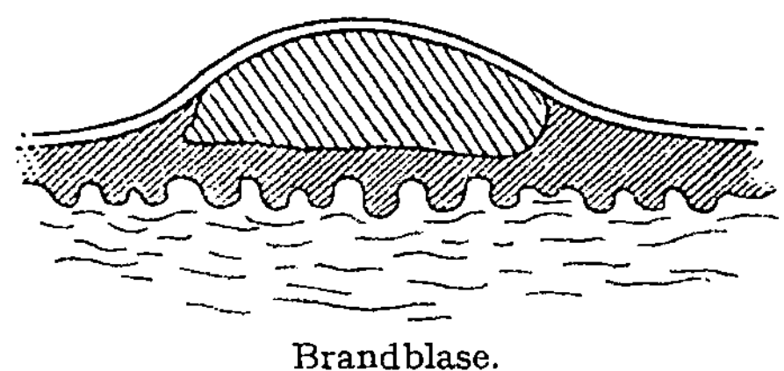

Brandblase.

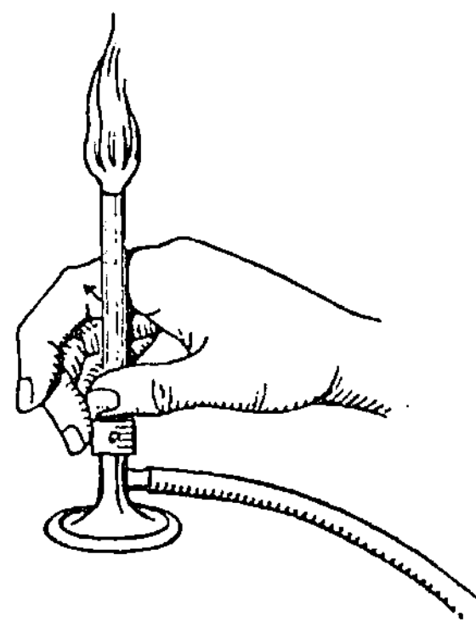

Abb. 174. Blasenbildung (2. Grad der Verbrennung) durch Kontakt mit Flamme. Abhebung der obersten Epidermisschicht durch Ansammlung seröser Flüssigkeit.

Hornschicht durch Transsudation und Schädigung der oberflächlichsten Hautschichten kommt (Abb. 174, 175). Bei der Verbrennung 3. Grades kommt es zur Nekrose der Cutis in ihrer ganzen Dicke, ja sogar der darunter gelegenen Teile (Abb. 175), während der 4. Grad in einer Verkohlung des Gewebes besteht.

Während die Verbrennung 1. und 2. Grades glatt ausheilt, tritt nach der Verbrennung 3. und 4. Grades, die mit Zerstörung der Cutis einhergeht, eine Narbenbildung ein (Abb. 176).

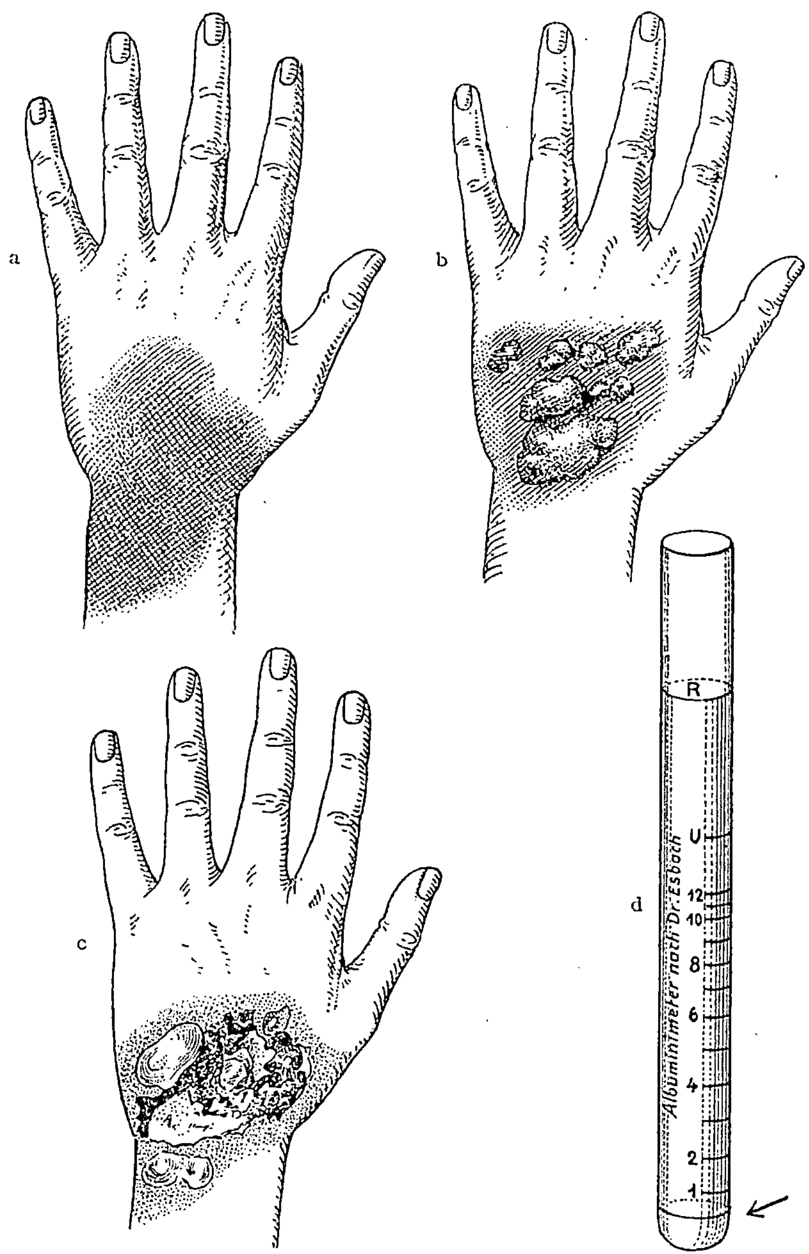

Abb. 175. Die verschiedenen Grade der Verbrennung. a Rötung, b Blasenbildung, c Nekrose der ganzen Haut, d Nachweis von Eiweiß im Urin.

Die Verbrennung ist nicht nur durch die örtliche Schädigung des Gewebes und die Ausdehnung von Bedeutung, sie führt auch zu allgemeinen Schädigungen besonders dann, wenn größere Körperteile in Mitleidenschaft gezogen sind. Verbrennungen, die ein Drittel bis zur Hälfte der Hautoberfläche zerstört haben, sind meist tödlich. Außer dem großen Wasserverlust und der Eindickung des Blutes kommt es zur Nierenschädigung (Abb. 175 d) und einer Intoxikation des Körpers durch Ei-weißabbauprodukte (Methylguanidin), die mitunter in wenigen Stunden den Tod herbeiführt. Brandblasen geben die Mög-lichkeit der Infektion und anschließender Eiterung. Narben im Anschluß an Ver-brennungen führen je nach ihrem Sitz zu Verziehungen und Verwachsungen und damit zur Behinderung des Gebrauchs der befallenen Körperteile (Abb. 176). Außer-dem charakterisieren sich Verbrennungs-narben häufig durch Keloidbildung.

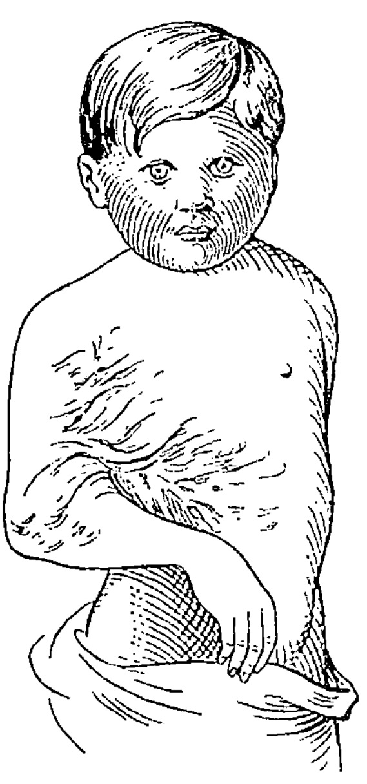

Abb. 176. Narbenbildung nach ausgedehnter Verbren-nung 3. Grades. Verwachsung des Oberarmes mit dem Thorax.

Die Behandlung frischer Verbrennungen be-steht im Schutz vor Beschmutzung, im Ersatz der verlorenen Flüssigkeit durch reichliche Zufuhr, in der Verabreichung schmerzstillender Mittel, später in der möglichsten Verhütung sekundärer Narben-verziehungen und Verwachsungen durch Trans-plantation. Gegen die Allgemeinintoxikation wird die Verabreichung von Kalzium und Atropin empfohlen.

Die lokale Erfrierung zeigt eben-falls drei Grade, die Rötung, die Blasen-bildung und die Nekrose. Bei der Kälteeinwirkung hängt aber der Effekt sehr von der Zeitdauer der Abkühlung ab. Der Er-frierungstod erfolgt als Wirkung zunehmender Abkühlung auf die gesamten Organe. Für die lokalen Schädigungen sind u. U. in-dividuelle Faktoren von Bedeutung. Geschwächte, blutarme Per-sonen sind den Gefahren mehr ausgesetzt. Vor allem spielen Zirku-lationsstörungen (Schuhe) ein begünstigendes Moment (Abb. 177). Elektrische Verletzungen (Blitzschlag, Starkstrom) in-teressieren den Chirurgen hauptsächlich wegen ihrer lokalen

Folgen. Es kommt dabei zu außerordentlich tiefgehender Nekrose und Schädigung der Gewebe, nach deren Abstoßung mitunter erst nach Tagen schwere Spätfolgen auftreten können (Spätblutungen, Eröffnung von Gelenken). Dies muß bei der Behandlung besonders berücksichtigt werden (sorgfältigste Überwachung).

Röntgenverbrennungen sind meist Folgen technischer Fehler. Sie treten im Anschluß an eine einmalige Überdosierung, oder im Gefolge wiederholter, besonders in kurzen Abständen verabreichter kleiner Dosen auf. Es kommt dabei in den schwersten

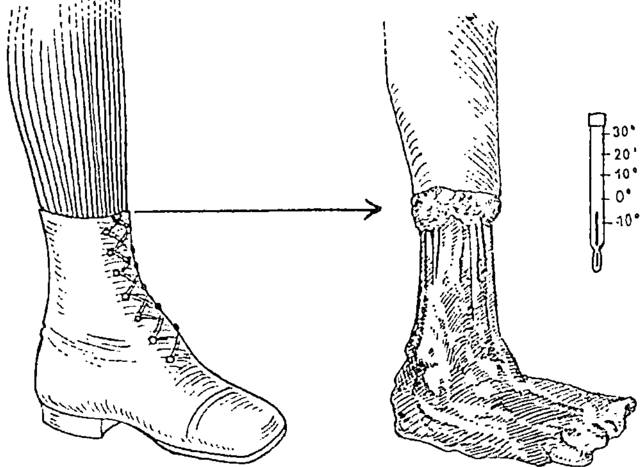

Abb. 177. Erfrierung des Fußes nach längerer Abkühlung (z. B. Stehen im Wasser, Störung der Blutzirkulation durch Stiefel).

Fällen zu sehr hartnäckigen Geschwürsbildungen, während die geringeren Grade nur zu einer Atrophie der Haut und zu Gefäßerweiterungen führen. Wichtig ist aber, daß derart verändertes Gewebe beim Hinzutreten einer späteren, oft nur leichten Schädigung außerordentlich geringe Heilungstendenz aufweist und daß es dabei oft nach Jahresfrist zu Geschwürsbildung kommt.

Bei den chemischen Gewebsverletzungen, die in der Hauptsache durch Haut- oder Schleimhautverätzung mit Säuren und Basen zustande kommen (versehentliches Trinken solcher Flüssigkeiten), hat der Chirurg meist nur üble Folgezustände zu behandeln. Diese bestehen in narbigen Strikturen, die nach ausgedehnter Schleimhautzerstörung entstehen (z. B. Oesophagus, Magen). Eine Dehnung (Bougieren) derselben oder eine Umgehung des Hindernisses, manchmal mit Bildung eines neuen Weges, ist dann erforderlich.

Von einer besonderen Bedeutung ist das früher häufiger gebrauchte 2 proz. Karbolwasser, sowie das Lysol. Das bei feuchten Verbänden angewandte Karbol durchdringt die Haut, wirkt an-

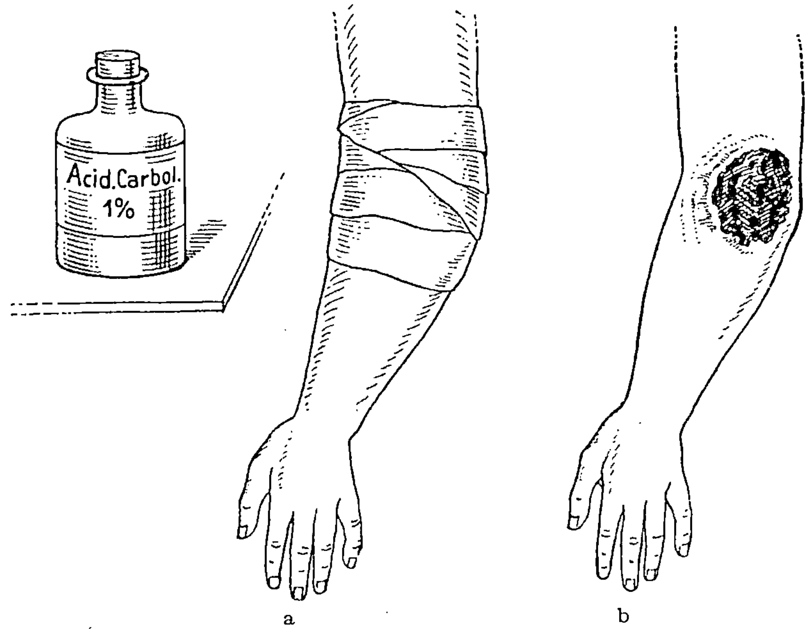

Abb. 178. Hautnekrose an der Außenseite des Ellbogens nach feuchtem Verband mit Karbolwasser. a Verband. b Nekrose.

ästhetisch auf die Nervenendigungen und führt bei völliger Schmerzlosigkeit zu tiefgreifender Gewebsnekrose (Abb. 178). Auch bei der essigsauren Tonerde hat man in seltenen Fällen ähnliche Gewebsveränderungen gesehen. Solche Verbände dürfen deshalb nicht unkontrolliert längere Zeit liegen bleiben. Am besten vermeidet man überhaupt die Anwendung von Karbol- und Lysolverbänden.

Allgemeine Störungen nach Verletzungen.

Von Störungen allgemeiner und örtlicher Natur, die als Folge einer Verletzung oder Erkrankung in Frage kommen, spielen die im folgenden genannten eine besondere Rolle.

Die Ohnmacht ist eine rasch vorübergehende Trübung des Bewußtseins. Der Betroffene sinkt plötzlich zusammen und verliert die Herrschaft über sich. Ursächlich spielen schreckhafte

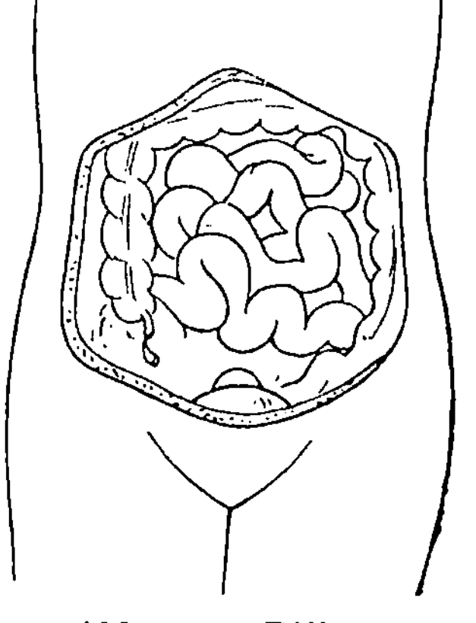

Abb. 179. Diffuse Peritonitis als Ursache eines Kollapses.

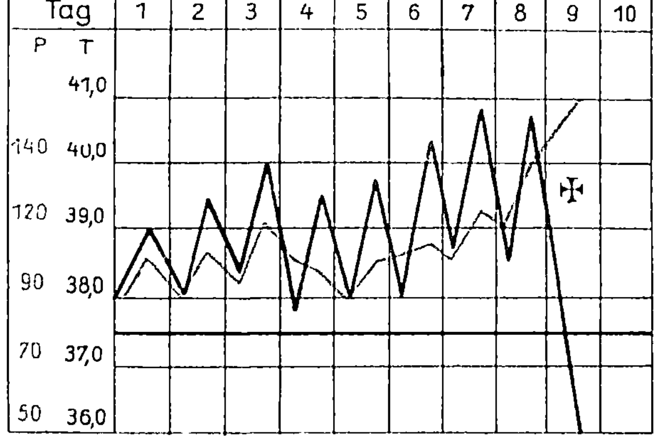

Abb. 180. Fieber- und Pulskurve zu Abb. 179. Anstieg der Pulskurve (rot), plötzlicher Abfall der Temperaturkurve (schwarz). (Kollaps.)

psychische Eindrücke, plötzlich unerwarteter Schmerz u. dgl. eine Rolle. Es handelt sich um eine reflektorische Anämie des Gehirns, die meist rasch vorübergeht. Tieflagerung des Kopfes unterstützt die Wiederkehr des Bewußtseins durch bessere Blutzufuhr.

Der Kollaps ist ein Zustand, bei dem das Versagen der Herzkraft im Vordergrunde steht. Verschiedenste Ursachen können ihn herbeiführen, vor allem größerer Blutverlust, schwere, langdauernde Infektionen z. B. Peritonitis (Abb. 179) u. dgl. Er charakterisiert sich durch kleinen, frequenten, leicht unterdrückbaren Puls als Zeichen der Herzinsuffizienz. Die Behandlung besteht in erster Linie in der Beseitigung der Ursache, z. B. Ligatur eines großen

Gefäßes und Blutersatz, oder in Bekämpfung der Infektion. Außerdem verwenden wir Herz-Stimulantien (wie Kampfer, Koffein).

Der Schock ist ein reflektorisch ausgelöster, kollapsähnlicher Zustand, mit mehr oder weniger plötzlichem Zusammenbruch, ohne daß gröbere anatomische Veränderungen sich nachweisen lassen. Er ist z. B. die Folge einer Kontusion des Abdomens oder Thorax, oder aber diejenige eines Schreckes bei Beginn

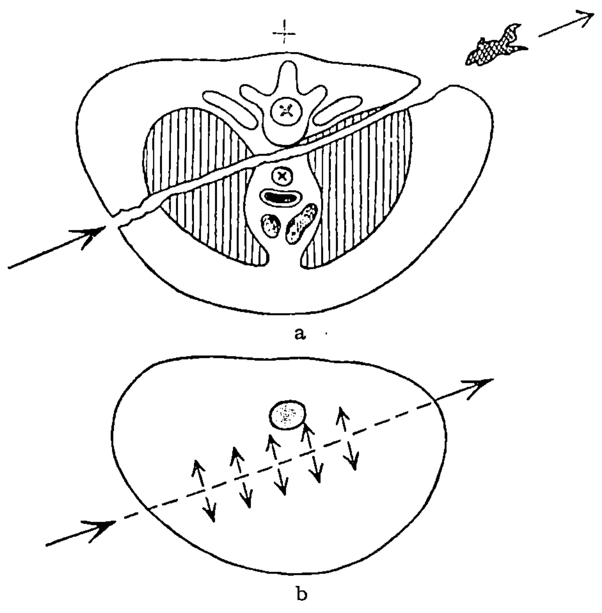

Abb. 181. Rückenmarkserschütterung durch Projektil, das die Wirbelsäule streift und damit die Medulla indirekt in Mitleidenschaft zieht. b Darstellung der Wirkungsweise.

einer Narkose oder einer Operation, wobei größere Nervengeflechte erschüttert oder gezerrt werden. Im Vordergrunde steht die durch Reizung peripherer sensibler Nerven vermittelte reflektorische Zirkulationsstörung. Der sekundäre Schock wird beobachtet nach schweren Zertrümmerungen, wobei es zu autolytischem Gewebszerfall kommt. Therapeutisch stehen wir dem Schock ziemlich machtlos gegenüber. Auch hier spielen Herzmittel, Vermeidung von Abkühlung die wichtigste Rolle. Jeder größere Eingriff, der nicht unbedingt lebensrettend ist (schwere Blutung), muß im Schock, weil zu gefährlich, unterlassen werden.

Gehirnerschütterung ist ein Vorgang, bei dem das Gehirn infolge molekularer, makroskopisch nicht nachweisbarer Verän-

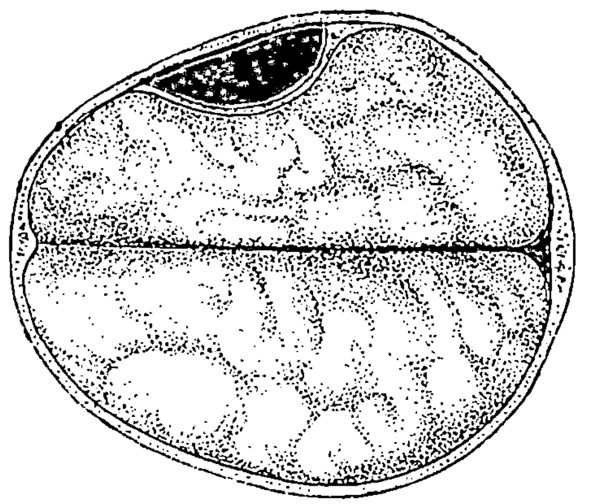

Abb. 182. Hirndruck durch Hämatom aus Art. mening. med.

derungen in seiner Funktion so geschädigt wird, daß Bewußtlosigkeit eintritt. Diese setzt sofort nach dem Unfall ein und

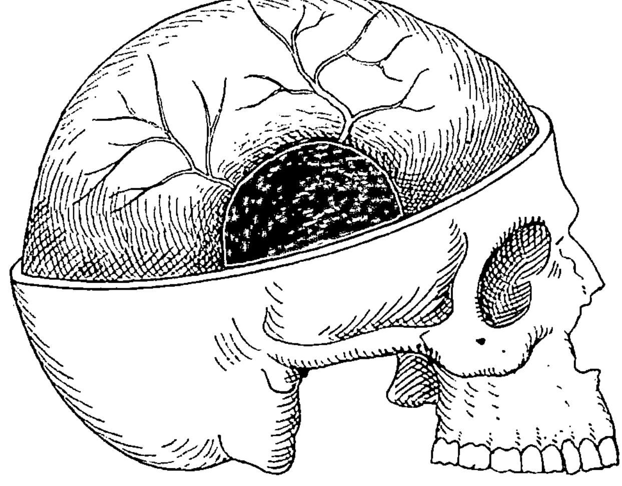

Abb. 183. Druck durch subdurales Hämatom.

dauert je nach der Schwere, Sekunden, Minuten, Stunden, Tage bis Wochen. Auch andere Organe können in ähnlicher Weise durch Erschütterungen geschädigt werden (Abb. 181).

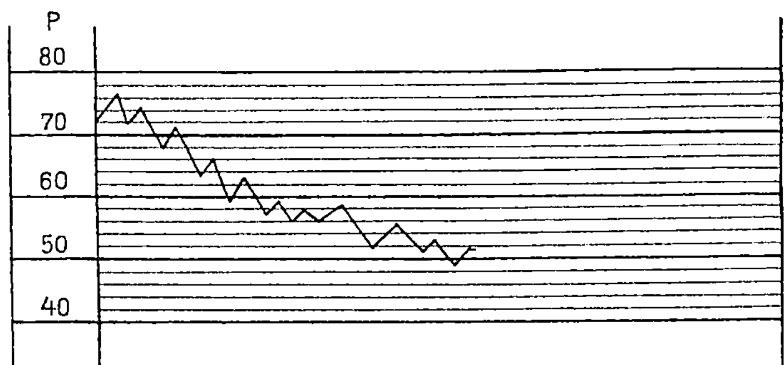

Abb. 184. Pulskurve bei rasch zunehmendem Hirndruck,
z. B. bei subduralem Hämatom (vgl. Abb. 183).

Der **Hirndruck** erfolgt durch **Raumbeengung** in der Schädelkapsel (Abb. 182, 183). Er wird erkannt durch allgemeine Erscheinungen wie den **Druckpuls** (Vagusreizung), einer Verlangsamung des Pulses bis auf 40 pro Minute und darunter bei gleichzeitiger starker Spannung (Abb. 184), bei längerem Bestehen durch Schädigung des Nervus opticus im Sinne der **Stauungspapille** (Abb. 185) und nachheriger Atrophie des Nerven. Schließlich· kann er örtliche Reiz- und Lähmungserscheinungen auslösen, die in Zuckungen und Lähmungen bestehen.· Je nach Schnelligkeit und Art des Druckes treten diese Erscheinungen früher oder später ein. Sie können bei nachgiebigem Schädel auch völlig fehlen.

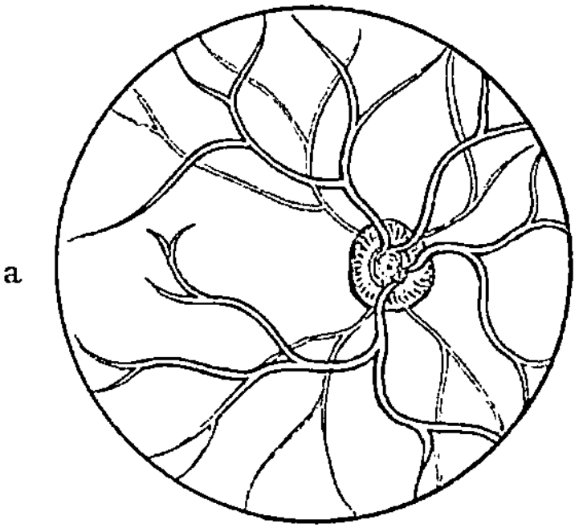

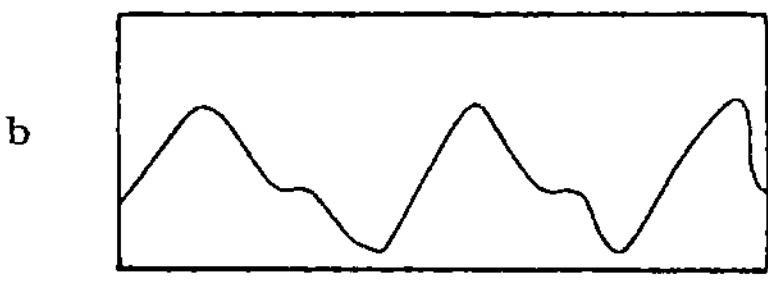

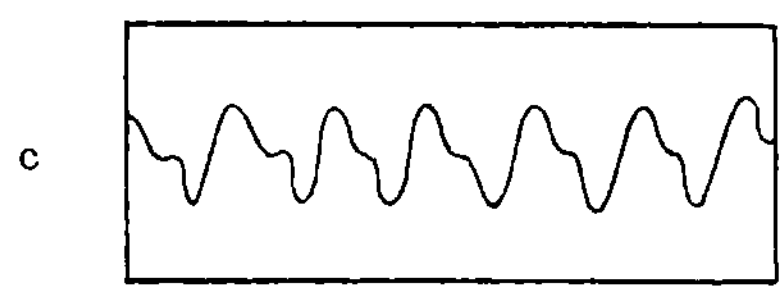

Abb. 185. a Mit Augenspiegel wahrnehmbare Stauungspapille. b Druckpuls (Vagusreizung). c Normaler Puls.

Verletzungen und Erkrankungen des Knochens.

Bei der Fraktur handelt es sich um eine Kontinuitätstrennung des Knochens. Ist sie unvollständig, so spricht man von Fissur (Abb. 186). Je nach der Art, unter der sie zustande kommt, unterscheiden wir eine direkte, wobei die Gewalteinwirkung direkt an der Bruchstelle angesetzt hat (Abb. 186) und eine indi-

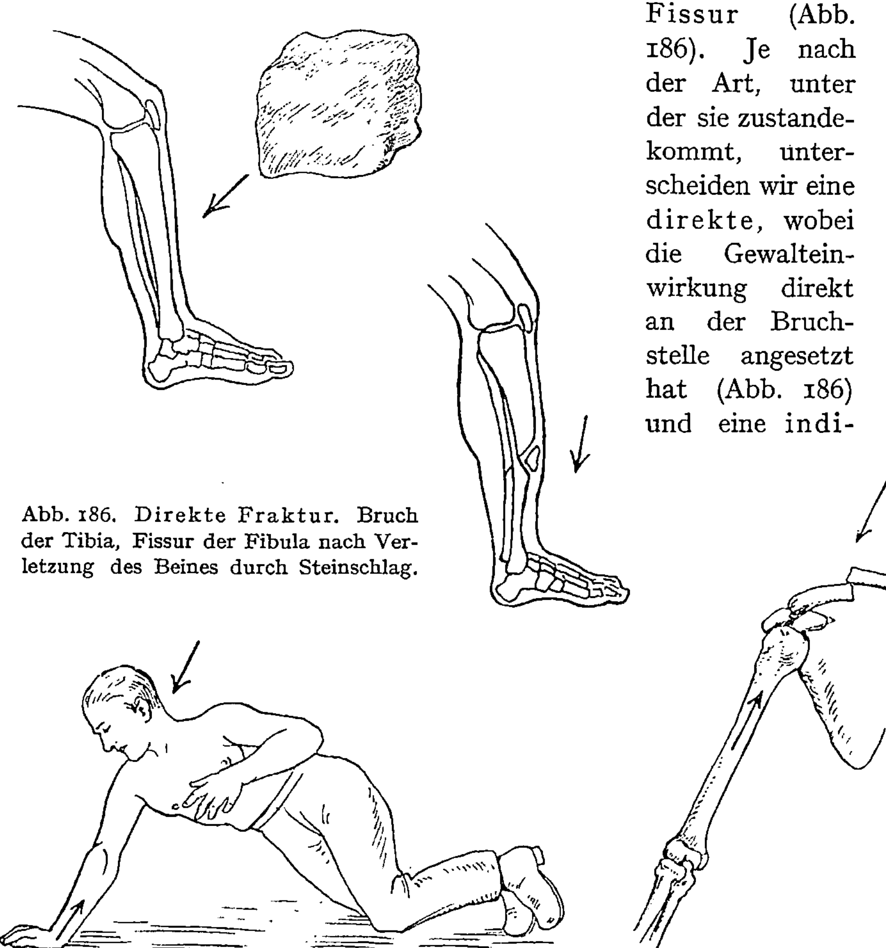

Abb. 186. Direkte Fraktur. Bruch der Tibia, Fissur der Fibula nach Verletzung des Beines durch Steinschlag.

Abb. 187. Indirekte Fraktur. Fall auf Arm, Bruch des Schlüsselbeines.

rekte, bei der jene fortgeleitet an einer entfernten Stelle zum Knochenbruch führt (z. B. Wirbelbruch bei Fall auf die Füße, Schlüsselbeinbruch bei Fall auf den Arm) (Abb. 187). Die pathologische Fraktur — auch Spontanfraktur genannt — ist eine

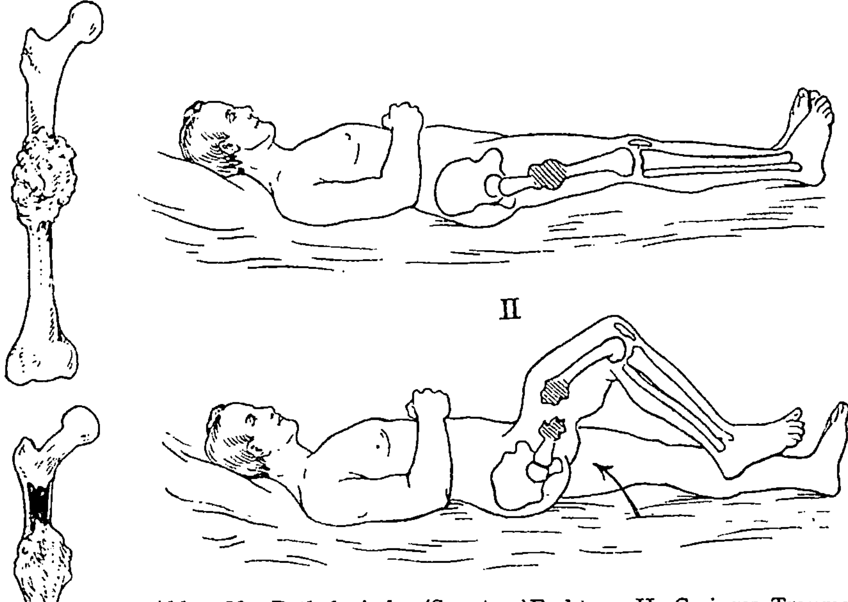

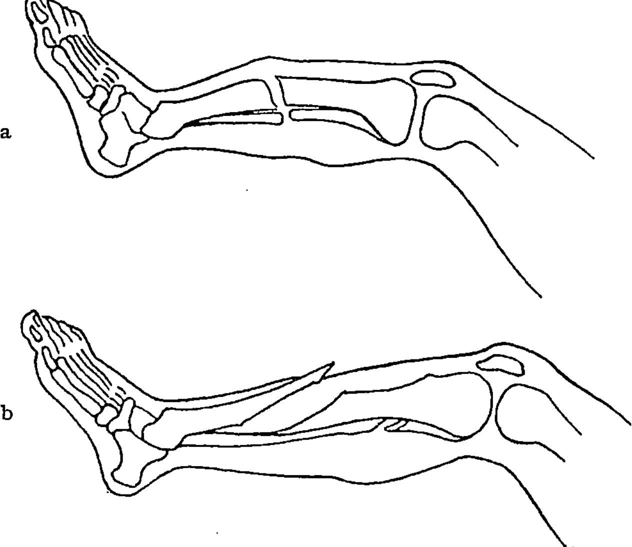

Abb. 188. Pathologische (Spontan-)Fraktur. II.. Geringes Trauma trifft einen krankhaft (z. B. durch Geschwulst) veränderten Knochen. III. Präparat zeigt angefressenen Knochen.

Abb. 189. a Subkutane, b komplizierte Fraktur. Haut durch Knochenspitze angestochen oder durch die Gewalt von außen her durchtrennt.

solche, bei der ein geringes Trauma, mitunter nur der Muskelzug einen krankhaft veränderten oder atrophischen Knochen zu brechen imstande ist (Abb. 188) (z. B. Zerstörung durch Geschwulstbildung, durch Entzündung, Knochenatrophie nach längerer Krankheit).

Im Gegensatz zur Subkutanfraktur, bei der die Haut intakt, kommt es bei der komplizierten gleichzeitig zur Mit-

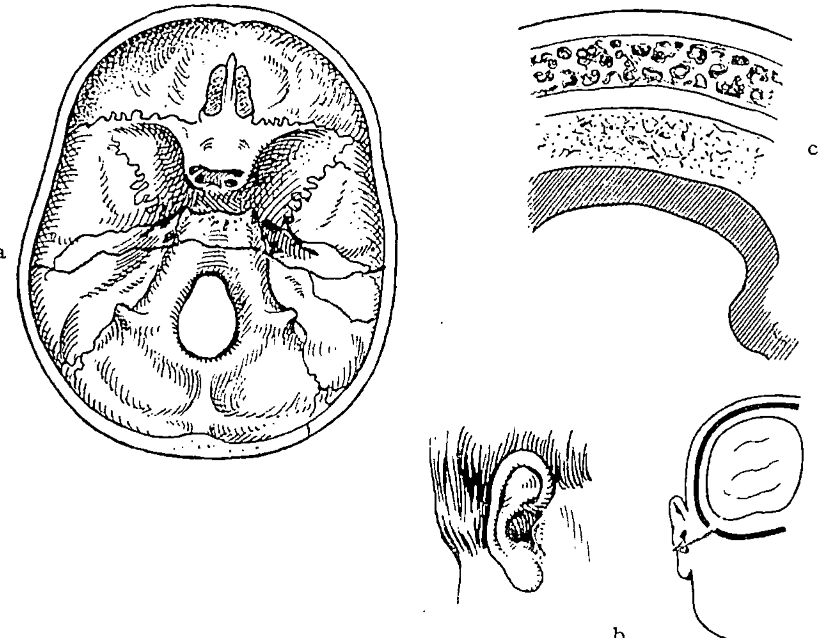

Abb. 190. Schädelbasisbruch mit Blutung aus Ohr und sekundärer Infektion der Hirnhaut. a Bruchlinie. b Blutung aus Ohr (rot), Infektion nach dem Gehirn (gelb). c Meningitis.

verletzung der Haut, wobei die Gewalt von außen her die Haut durchtrennt, oder ein spitzes Knochenfragment sie von innen durchstößt (Abb. 189b). Kompliziert ist der Bruch nicht wegen des komplizierten Bruchlinienverlaufs, sondern weil die „Komplikation" der Infektion des Knochens von außen her möglich, durch die Kallusbildung und Heilungsverlauf wesentlich beeinträchtigt werden. Von besonderer Bedeutung ist dies bei Schädelbasis und Konvexitätsbrüchen, die zur Infektion des unter ihnen gelegenen Gehirns (Hirnhautentzündung) führen können (Abb. 190).

Mitverletzungen anderer Gebilde wie Nerven (Abb. 191), Gefäße Thoraxorgane, Gehirn können im Vordergrund des klinischen Interesses stehen. Am Schädel kommen sogenannte Impressionsfrakturen vor, bei denen die Tabula int. stark zersplittert auf das Gehirn drückt, während an der Tabula ext. u. U. nur eine Fissur zu fühlen ist (Abb. 192).

Die bei einem Knochenbruch durch Gewalteinwirkung und durch Muskelzug bedingte Verschiebung der Fragmente gegeneinander, die Dislokation, kann ad longitudinem [im Sinne der Längsverschiebung mit Übereinanderschiebung oder Auseinanderweichen der Fragmente (Abb. 193, 1, 2), ad latus (im Sinne der seitlichen (Abb. 193, 1, 3)], ad axin (im Sinne der Abknickung der Achse (Abb. 193, 4) und ad peripheriam (im Sinne der Drehung (Abb. 193, 5) der Fragmente erfolgen. Heilen Frakturen doppelknochiger Extremitäten unter Zusammenwachsen des Kallus von einem zum andern aus, so spricht man von Brückenkallus (Abb. 194, 195), wodurch natürlich — besonders am — Vorderarm die Funktion beeinträchtigt wird. Unter Pseudarthrose (Abb. 196). versteht man eine nicht knöchern ausgeheilte Fraktur und spricht von Defekt-Pseud-

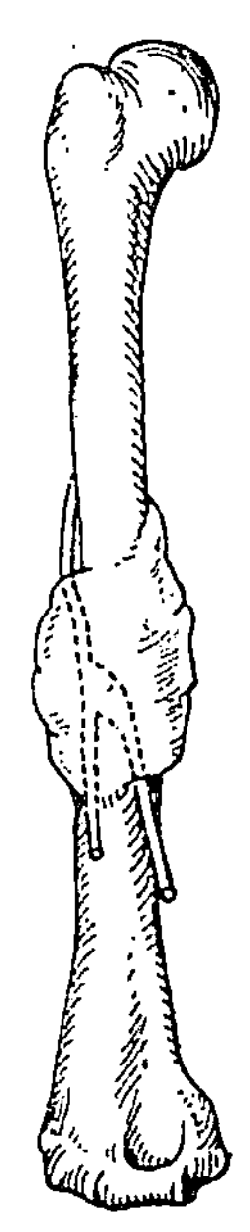

Abb. 191. Druck der Nerven durch Kallus. (Im Verlauf der Knochenheilung Auftreten von Lähmungserscheinungen.

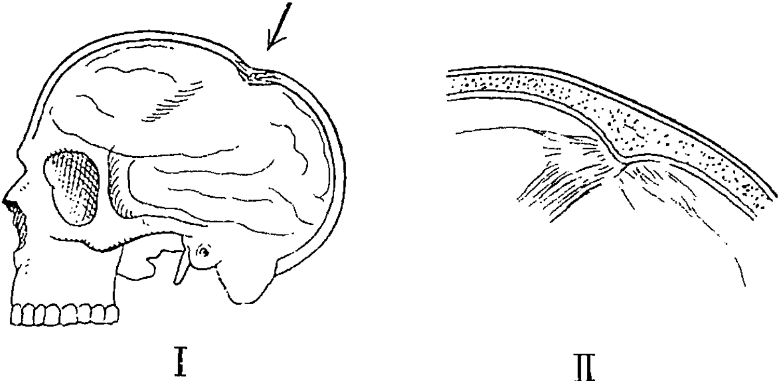

Abb. 192. Impressionsfraktur. I Weitgehende Splitterung der Tabula int. bei oft geringer Verletzung der Tab. ext. II Spätstadium mit Narbenbildung an der Hirnoberfläche (Epilepsie!).

arthrose, wenn größere Teile des Knochens zugrunde gegangen, der Defekt für eine knöcherne Ausheilung zu groß geworden.

Unter Kontraktur verstehen wir eine organisch oder funktionell bedingte Zwangsstellung des Gelenks, ohne daß das Gelenk vollkommen unbeweglich zu sein braucht. Organische Gründe können dermatogener, desmogener und arthrogener Natur sein, wo-

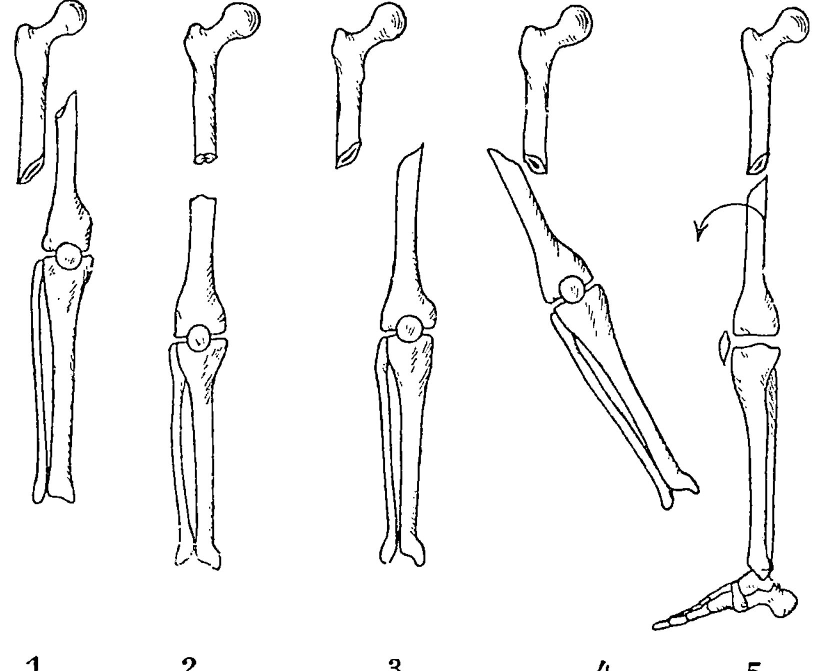

Abb. 193. Dislokationsmöglichkeiten bei Frakturen: 1 u. 2 ad longitudinem, 1 cum contractione, 2 cum distractione, 1 u. 3 ad latus, 4 ad axin, 5 ad peripheriam.

bei Narbenbildungen, Schrumpfungen nach Entzündungen sowohl der Haut als der Sehnen, Muskeln oder Gelenkkapseln das freie Spiel in einer Richtung oder völlig beeinträchtigen (Abb. 197) (Dupuytrensche Erkrankung der Hand, Schiefhals, Narben nach Verbrennungen, nach Lupus u. dgl.). Aber auch funktionell kann die Beweglichkeit eines Gelenks beeinträchtigt sein, wobei in erster Linie die akute Entzündung eine Rolle spielt, die durch Muskelkrampf die Bewegungsmöglichkeit der entsprechenden Gelenke vermindert (z. B. Kieferklemme bei Zahneiterung). Schließlich bedingen auch

nervöse Ursachen, vor allem der Wundstarrkrampf, eine Unmöglichkeit, Bewegungen gewisser Gelenke in vollem Umfange
auszuführen (z. B. Trismus, Unmöglichkeit den Mund zu öffnen).
Im Gegensatz dazu versteht man unter Ankylose die binde-

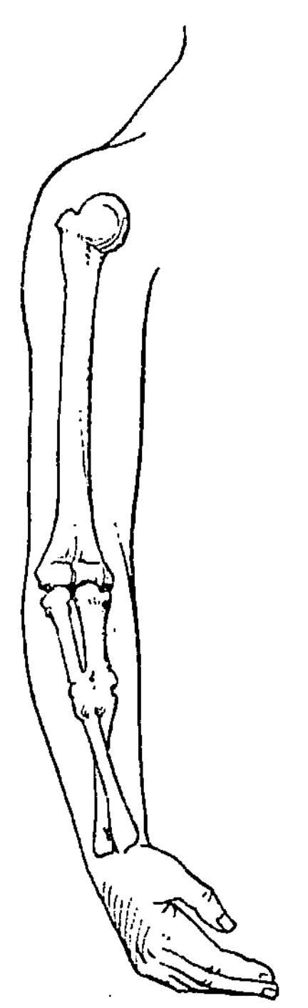

Abb. 194. Brückenkallus nach Vorderarmbruch. (Behinderung der Drehbewegung des Vorderarmes.)

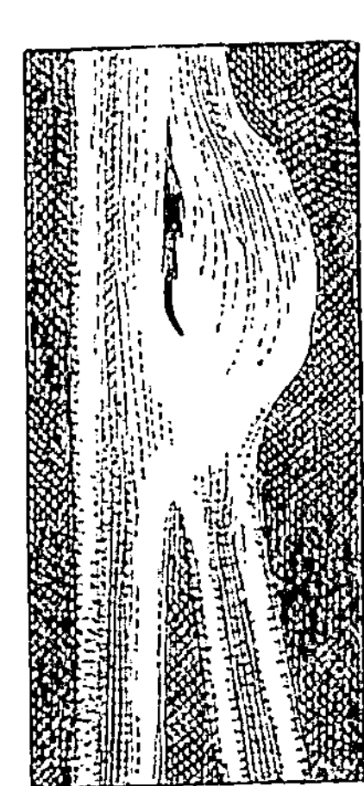

Abb. 195. Röntgenbild eines Brückenkallus zwischen Radius und Ulna.

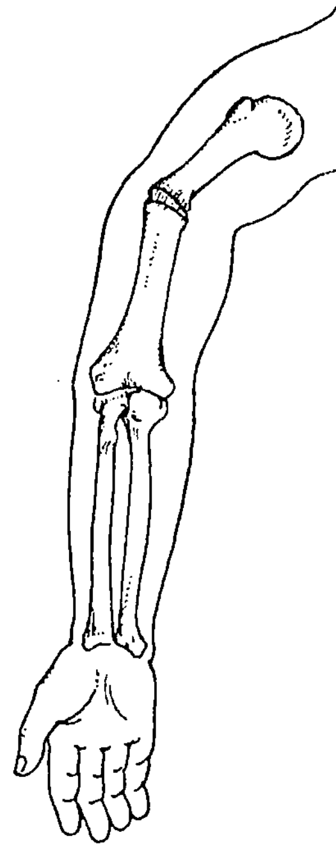

Abb. 196. Pseudarthrose des Humerus.(Gelenkartige Ausheilung eines Oberarmbruches.)

gewebige (fibröse) oder knöcherne (ossale) Vereinigung zweier
sonst gelenkig miteinander verbundener Knochen (Abb. 198).
Heilt ein Knochenbruch statt knöchern nur bindegewebig aus,
oder besteht eine größere Knochenlücke, bzw. ein Hindernis
zwischen beiden Knochenenden (Interposition), so entsteht eine
Pseudarthrose (Abb. 196). Zeigt jene Stelle klinisch und
anatomisch eine gewisse Ähnlichkeit mit einem Gelenk, dann
wird von Nearthrose gesprochen.

Unter Luxation verstehen wir Schädigungen der Gelenke, bei denen das eine Gelenkende seine normale Stellung dauernd vollkommen verlassen hat (Abb. 199,3). Bei der Subluxation besteht dagegen nur eine teilweise Verschiebung der beiden Gelenkflächen gegeneinander (Abb. 199,2), z. B. bedingt durch eine Erschlaffung der Gelenkkapsel, durch einen Erguß u. dgl.

Von den chronisch nicht spezifischen Gelenkentzündungen ist die Arthritis deformans weitaus am häufigsten. Es handelt sich dabei um eine Veränderung des Gelenkknorpels

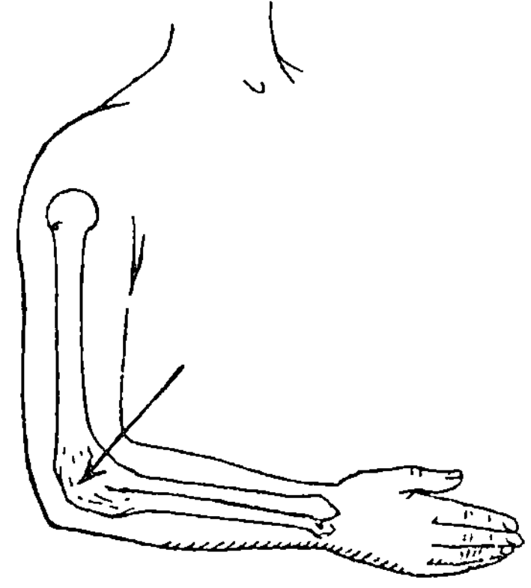

Abb. 197. Desmogene Kontraktur. Bewegungsmöglichkeit im Sinne der Beugung (Pfeil). Streckung unmöglich infolge von Narbe an der Beugeseite.

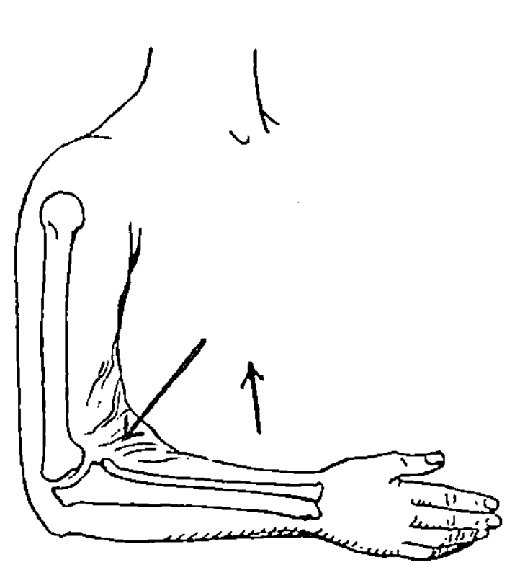

Abb. 198. Knöcherne Ankylose. Vollständige Versteifung im Ellbogengelenk infolge knöcherner Vereinigung von Ober- und Unterarm.

und der knöchernen Gelenkenden, die nach Pommer als Schädigung vornehmlich infolge funktioneller Überlastung anzusehen ist. Es kommt zum Knorpelschwund, zu Knorpelwucherungen, Randwülsten und freien Gelenkkörpern, wodurch natürlich der Gebrauch des Gelenks wesentlich beeinträchtigt wird. Die großen Gelenke, und die beruflich und sportlich hauptsächlich beanspruchten, werden in erster Linie befallen.

Bei den Systemerkrankungen des Knochens spielt die Rhachitis (englische Krankheit) die praktisch weitaus größte Rolle. Der Chirurg wird meist erst bei den Spätfolgen der Erkrankung — die in Verkrümmungen aller Art bestehen — zugezogen. Er hat dann zu entscheiden, ob die Krankheit schon ausgeheilt ist und ein korrigierender Eingriff ausgeführt werden kann. Bei der Rhachitis, die eine Folge ungenügenden Gehaltes der Nahrung an einem fettlöslichen Vitamin A ist, handelt es sich um das Ausbleiben der normalen Knochenverkalkung unter vermehrter Bildung eines osteoiden Gewebes. Infolge der dadurch bedingten mangelhaften Festigkeit des Knochens kommt es durch Belastung und Muskelzug zur Verbiegung und Einknickung (rhachitisches X-Bein, rhachi-

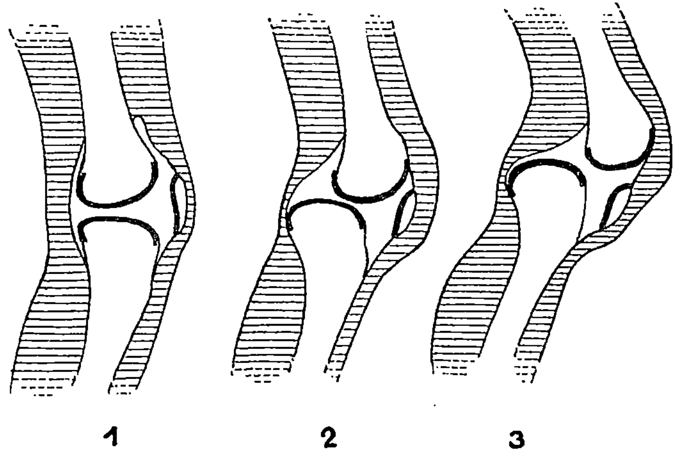

Abb. 199.   1 Normale Gelenkkonfiguration (Knorpelüberzug schwarz ausgezogen). 2 Subluxation. TeilweiseVerschiebung der Gelenkflächen.
3 Luxation. Vollständige Verschiebung der beiden Gelenkenden gegeneinander.

tische Skoliose. Die Ausheilung geht mit vermehrter Kalkablagerung im Knochen einher, was sich, wie das Verschwinden der verbreiterten, unregelmäßig begrenzten osteoiden Zone, im Röntgenbild erkennen läßt.

Die anderen Skeletterkrankungen, wie die Chondrodystrophie (Zwergwuchs), die in einer Hemmung des Längswachstums des Knochens besteht, die Osteogenesis imperfecta — eine Hemmung der myelogenen und periostalen Ossifikation mit ausgesprochener Knochenbrüchigkeit — haben therapeutisch nur untergeordnete Bedeutung.

Als Ostitis fibrosa bezeichnet man eine chronische Entzündung des Knochens, die zu einer Umwandlung des Markes in faseriges Gewebe, ja oft in fibromähnliche Tumoren führt, oder bei der es zur Bildung braunroter Tumoren und Zysten kommt, die früher fälschlicherweise unter die echten Geschwulstbildungen gezählt wurden. Histologisch findet man dabei riesenzellhaltige Veränderungen, wie sie auch anderswo, vor allem am Unterkiefer als Epulis schon lange bekannt sind. Die Kenntnis dieser Erkrankung ist notwendig, da bei ihr statt radikaler Eingriffe, die bei echten Knochentumoren meist notwendig, Auskratzungen genügen.

Geschwülste.

Unter einer Geschwulst, einem Gewächs, einer echten Neubildung oder einem Tumor s. str. versteht man eine aus dem Rahmen des normalen Wachstums heraus erfolgende

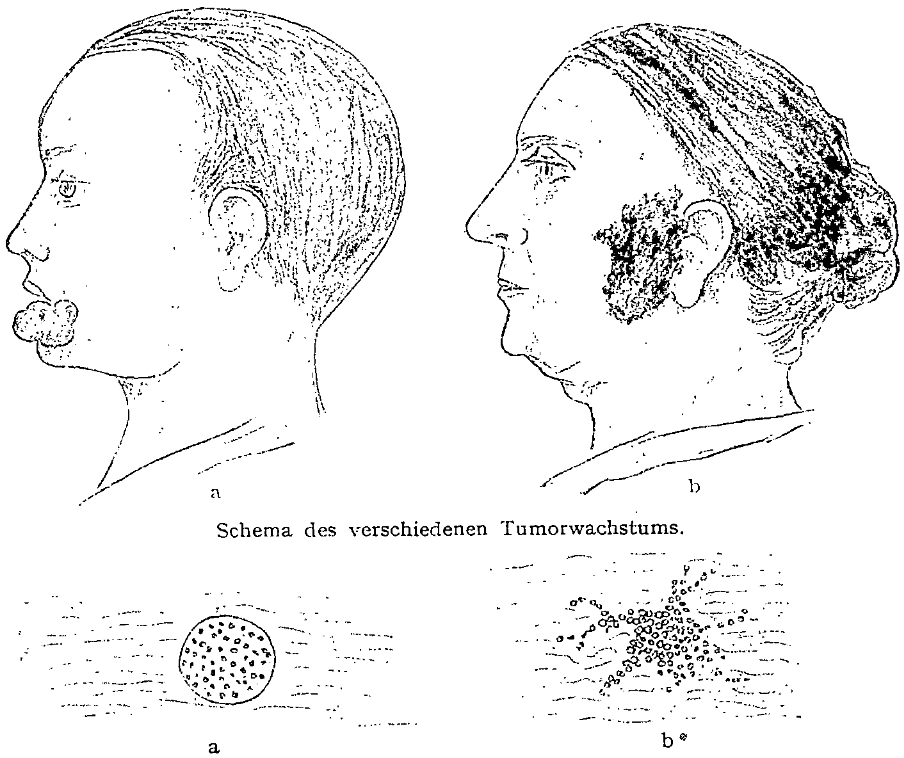

Schema des verschiedenen Tumorwachstums.

Abb. 200. a expansives Wachstum i. e. Verdrängung z. B. Hämangiom,
b infiltratives Wachstum i. e. Durchwachsung z. B. Karzinom.

Wucherung, die sich klinisch dadurch charakterisiert, daß sie eine ständige, von Pausen unterbrochene Wachstumstendenz aufweist, die keine Grenzen zeigt. Sie birgt eine eigene Wachstumsenergie in sich und zehrt am Körper. Die Ursache ist in den meisten Fällen unbekannt.

Dem Wachstum nach unterscheiden wir klinisch zwei Gruppen, die expansiv wachsenden, gutartigen (Abb. 200a, 201a, 202) und die infiltrativ wachsenden, bösartigen (Abb. 200b, 201b).

Ihrem histologischen Bau nach spricht man von Geschwülsten der Bindegewebsreihe wie Lipomen, Fibromen (Abb. 202b), Chondromen, Osteomen als reifen, und Sarkomen als unreifen Formen; von epithelialen Fibroepitheliomen (Abb. 202a), Adenomen (Abb. 204), Dermoiden einerseits und Karzinomen andererseits (Abb. 200b). Außerdem gibt es noch Muskel- und Gefäßgeschwülste — (Myome, Häm- und Lymphangiome) (Abb. 200a) — und Geschwülste der nervösen Substanz (— Neurome, Gliome —). Schließlich sind noch Endotheliome, Pigmentzellengeschwülste und Mischgeschwülste zu nennen.

Die gutartigen, benignen Geschwülste verdrängen durch ihr Wachstum die in ihrer Umgebung gelegenen Gewebe und Organe (Abb. 200a, 203, 204). Haben sie Platz, so rufen sie höchstens durch ihre Größe und Schwere Unan-

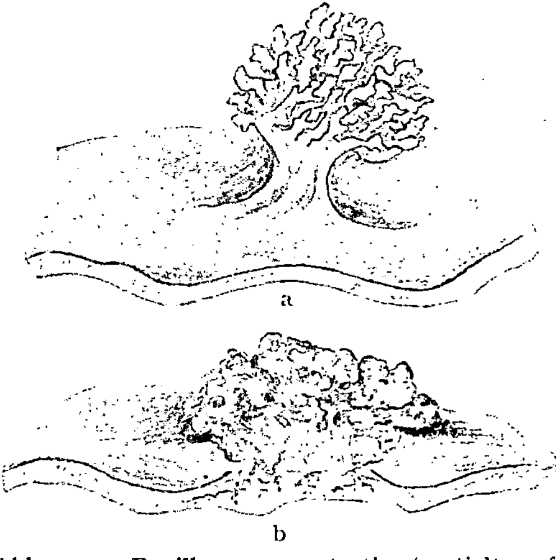

Abb. 201. Papillome. a gutartig (gestielt aufsitzend), b bösartig infiltrativ (Wachstum an der Basis in die Umgebung).

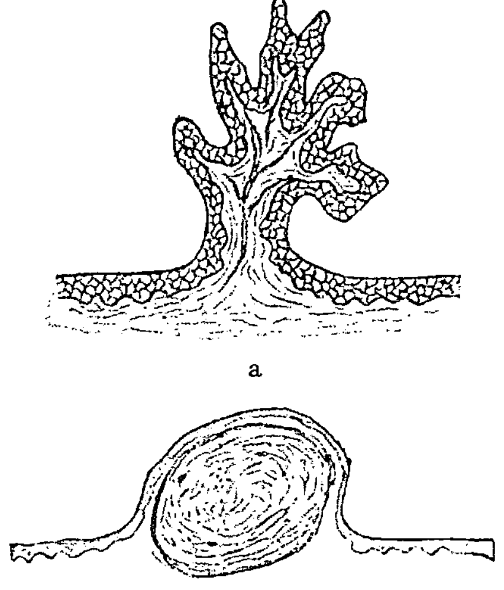

Abb. 202. Gutartige Geschwülste: a Fibroepitheliom (Mutterboden Epithel), b Fibrom (Mutterboden Bindegewebe).

nehmlichkeiten hervor. Entwickeln sie sich dagegen in abgeschlosse-
nen, besonders in starrwandigen Hohlräumen (Wirbelkanal, Schädel=

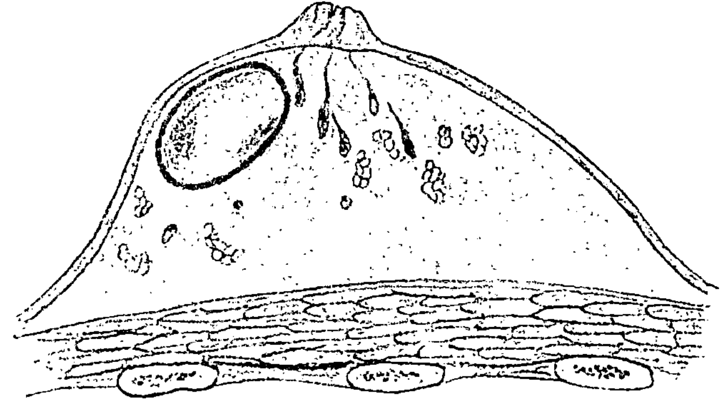

Abb. 203. Gutartige scharf abgrenzbare Geschwulst der
Brustdrüse.

Thoraxhöhle), so machen sie sich durch Druck auf die in jenen gelegenen Organen bemerkbar, wobei sie in erster Linie die empfindlichen

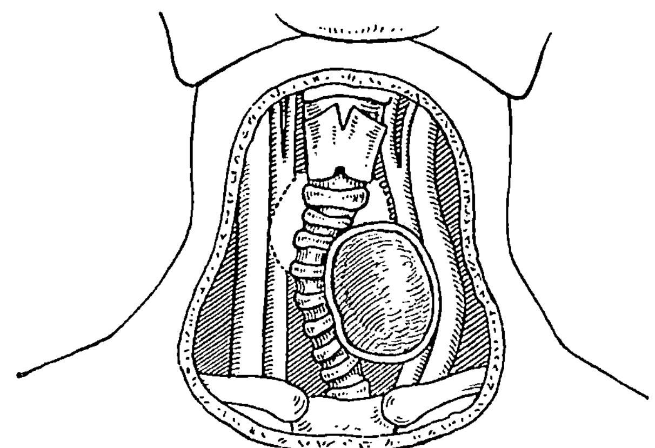

Abb. 204. Gutartige Geschwulst der Schilddrüse (Ade-
nom). Verdrängung der Luftröhre und der großen Halsgefäße.

und kompressiblen drücken (Abb. 204). Die Art ihres Wachstums läßt
sie leicht von der Umgebung abgrenzen und deshalb leicht ausschälen
(Abb. 203, 204, 205, 206). Auch kommt es nicht zur Verschleppung von

Zellen in den übrigen Körper. Wohl zeigen sie mitunter bestimmte eigenartige Wachstumsformen, die in anatomischen Verhältnissen begründet sind (z. B. Sanduhrgeschwulst des Wirbelkanals). Hie und da treten sie in der Mehrzahl auf, ohne daß dabei die eine Geschwulstbildung in direktem Abhängigkeitsverhältnis von der anderen stehen würde (Hämangiome, Neurofibrome). Ihre Entfernung ist technisch meist leicht, ohne daß Reste zurückbleiben, die an sich die Eigenschaft des Weiterwachstums hätten.

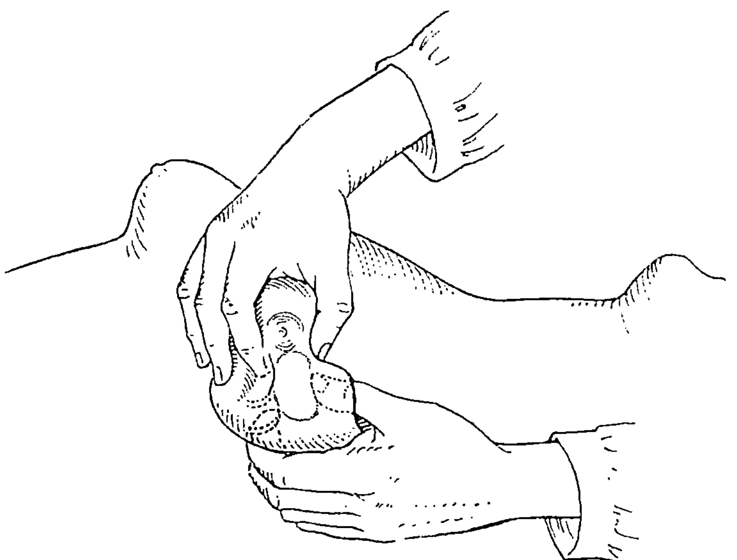

Abb. 205. Gutartige Geschwulst, Haut darüber abhebbar, weil Geschwulst nicht in sie hineingewachsen ist.

Solche gutartigen Ge-

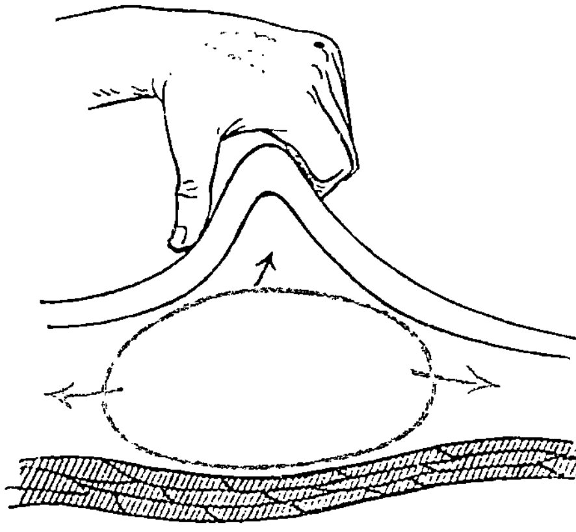

Abb. 206. Auf der Unterlage verschiebliche gutartige Brustdrüsengeschwulst (nicht mit dem M. pectoralis verwachsen).

schwülste können Jahre und Jahrzehnte bestehen, ohne sich wesentlich zu vergrößern. Manchmal tritt aus unbekannten

Gründen plötzlich schnelleres Wachstum auf. Seltener wechselt die Geschwulst ihren Charakter, indem sie ihr expansives Wachstum

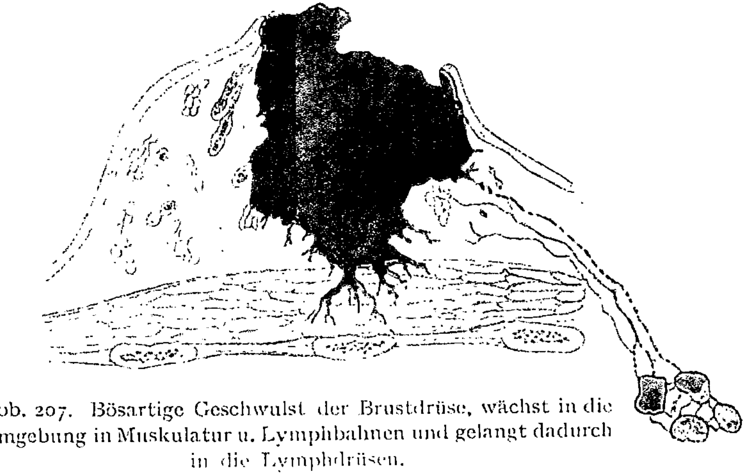

Abb. 207. Bösartige Geschwulst der Brustdrüse, wächst in die Umgebung in Muskulatur u. Lymphbahnen und gelangt dadurch in die Lymphdrüsen.

zugunsten eines infiltrativen aufgibt (maligne Degeneration).

Die bösartigen, malignen Geschwülste durchwachsen und zerstören ihre Umgebung (Abb. 200b, 201b, 207); sie fressen die Gewebe an u. führen natürlich zu schweren Schädigungen (Abb. 207, 209). Damit gelangen sie sehr bald in die Kanalsysteme des Körpers (Lymph-Blutbahn), in denen sie schnell

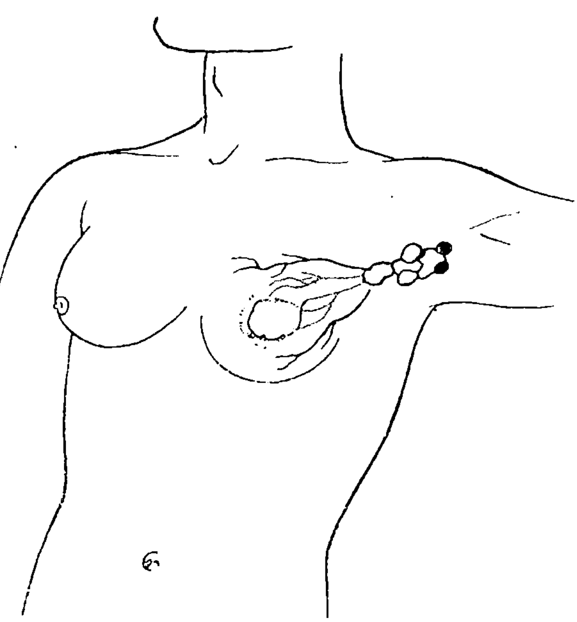

Abb. 208. Drüsenmetastasen bei Brustdrüsenkrebs. Harte vergrößerte, nicht schmerzhafte regionäre Achseldrüsen, wohin die Krebszellen gelangt sind und dort weiter wachsen.

weiterwachsen, oder nach Einbruch in sie mit dem Strom verschleppt werden (Abb. 208, 209). Im Lymphsystem werden sie in den zugehörigen regionären Drüsen festgehalten. Sie zeigen dort dasselbe Wachstum wie die Muttergeschwulst (Abb. 207, 208). Es kommt zur Vergrößerung jener Drüsen, ja manchmal zu Geschwulstbildungen, die die Primärgeschwulst an Größe übertreffen. Bei der hämatogenen Verschleppung siedeln sich die Zellen in erster Linie in der Lunge an (Abb. 209) oder bei Bauchorganen auf dem Pfortaderweg in der Leber. In serösen Höhlen können sie innerhalb des Hohlraums verschleppt werden, während man unter Abklatschmetastasen die Übertragung eines erkrankten auf einen gegenüberliegenden gesunden Körperabschnitt versteht (z. B. Unterlippe auf Ober-

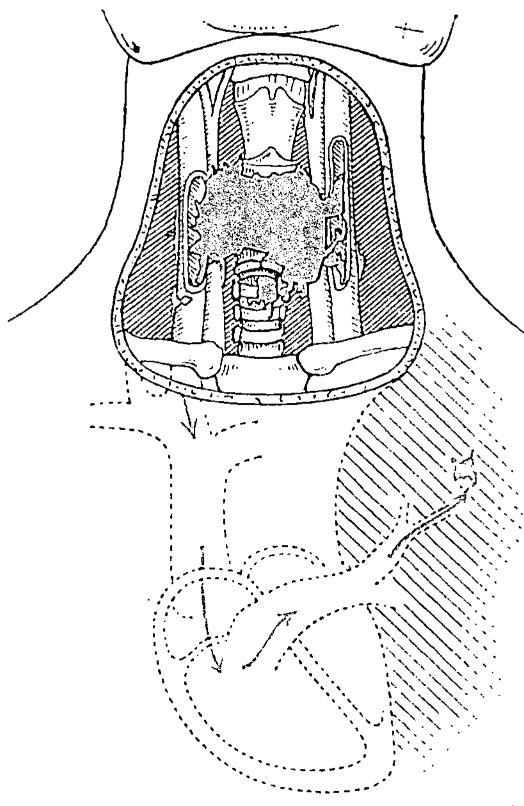

Abb. 209. Hämatogene Verschleppung durch Einbruch in die Blutbahn (z. B. von Schilddrüsenkrebs in Halsgefäße, Metastasen in der Lunge).

lippe). Impfmetastasen entstehen durch Verschleppung mit dem Messer, der Nadel oder anderen Instrumenten und entwickeln sich in der Narbe des Schnittes oder Stichkanals. Dadurch, daß die bösartige Geschwulst infiltrativ das Gewebe durchsetzt, ist hre Abgrenzung gegenüber der Umgebung eine wesentlich schwierigere, ja sogar unmögliche (Abb. 200 b, 201 b, 210). Weder das Auge noch der Finger können die Grenze genau erkennen.

Aus diesem Grunde ist die radikale Entfernung trotz rücksichtslosen Vorgehens schwierig, und ein Zurücklassen noch krankhafter Teile leicht möglich. Diese zurückgelassenen, oft nur mikroskopisch kleinen Geschwulstteile behalten die Eigenschaft der Wachstumstendenz und bilden nach kürzerer oder längerer Zeit wiederum eine Geschwulst, die am Orte der alten, d. h. an ihren peripheren Grenzen als Rezidiv in Erscheinung tritt (Abb. 213, 214). Dieses Wiederauftreten erfolgt meist innerhalb der

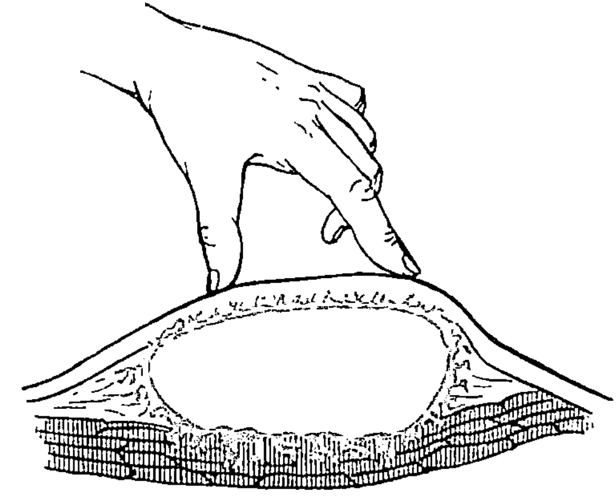

Abb. 210. Bösartige Geschwulst. Haut nicht abhebbar, da Geschwulst schon in sie hineingewachsen.

ersten Jahre, weshalb wir von einer Dauerheilung nach Entfernung einer bösartigen Geschwulst erst nach 5 Jahren

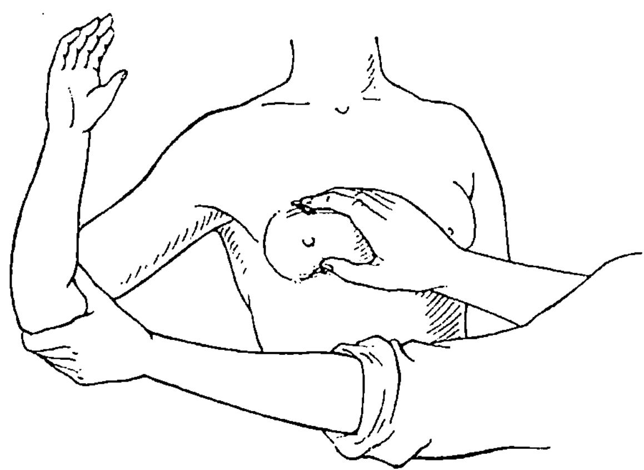

Abb. 211. Prüfung der Verschieblichkeit auf der Unterlage (Anspannung des M. pectoralis, auf dem die Geschwulst sich nicht verschieben läßt, weil sie in den Muskel eingewachsen ist, vgl. Abb. 207).

sprechen. Aber selbst nach 10 und mehr Jahren sind neue derartige Geschwulstbildungen beobachtet worden, die man als Rezidiv ansprechen muß. Mitunter tritt das Rezidiv in den regionären Drüsen oder sonstwo im Körper auf, wo zur Zeit der operativen Beseitigung schon Geschwulstzellen vorhanden gewesen, klinisch aber nicht in Erscheinung getreten sind.

Man spricht von einer Entfernung im Gesunden, wenn man mindestens 1 ccm außerhalb der durch den Finger erkennbaren Grenze der Geschwulst sich befindet.

Eine Eigenart der Metastasenbildung einiger Geschwülste liegt darin, daß sie gewisse Gewebe elektiv bevorzugen. So findet beispielsweise bei bösartigen Mamma-, Prostata-, Schilddrüsengeschwülsten häufig eine Metastasierung ins Knochensystem statt.

Bösartige Geschwulstbildungen, vor allem größere,

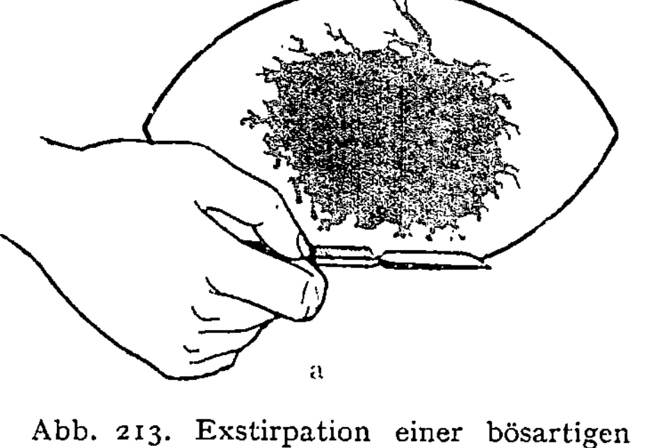

Abb. 212. Prüfung der Verschieblichkeit der Mastdarmschleimhaut über Prostatageschwulst, bzw. der Oberfläche derselben zur Entscheidung der Art des Tumors.

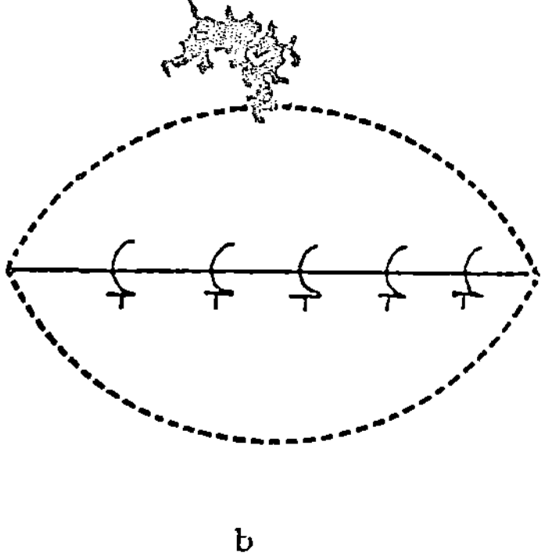
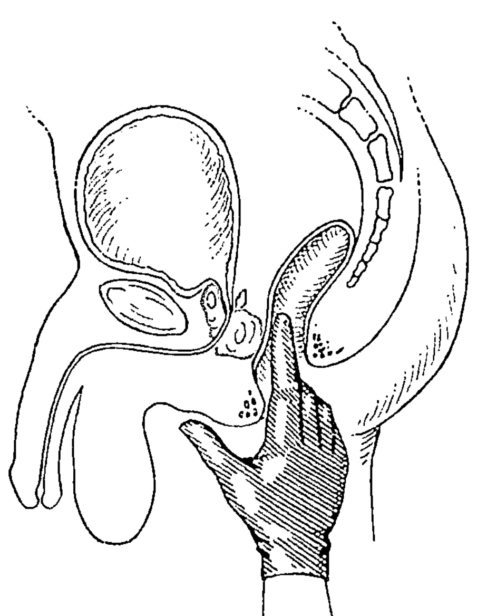

Abb. 213. Exstirpation einer bösartigen Geschwulst „im Gesunden", wobei ein kleiner, nicht erkannter, etwas entfernter gelegener Teil zurückgelassen wird. Daher Auftreten eines Rezidivs. a Nicht radikale Exstirpation. b Nach einigen Monaten nachweisbares Rezidiv.

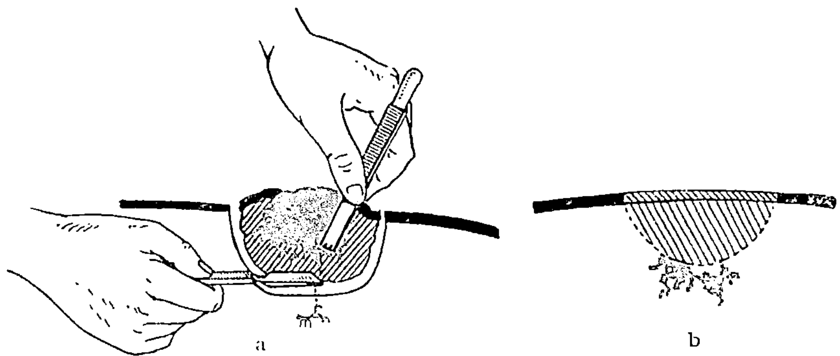

Abb. 214. Zurücklassung nicht erkannter krankhafter Teile einer bösartigen Geschwulst. Ursache des Rezidivs. (Vgl. Abb. 213.)

zerfallende oder solche, die durch Verschluß des Magendarmtraktus(Kardia, Pylorus, Dickdarm) zur Störung der Ernährung führen, äußern sich nicht nur in Abmagerung des Patienten, sondern in einem Zustand, der als Kachexie bezeichnet wird. Er erklärt sich durch das schmarotzende Wachstum der Geschwulst auf Kosten des Trägers, oder durch die Bildung von Zersetzungs- und Zerfallsprodukten, die von jenem resorbiert, den Organismus schädigen.

Für die Behandlung der Geschwülste ist deren frühzeitige Erkennung besonders wichtig. Eine gründliche Untersuchung ist dazu in erster Linie erforderlich.

Bei inneren Organen muß man hie und da trotz Anwendung

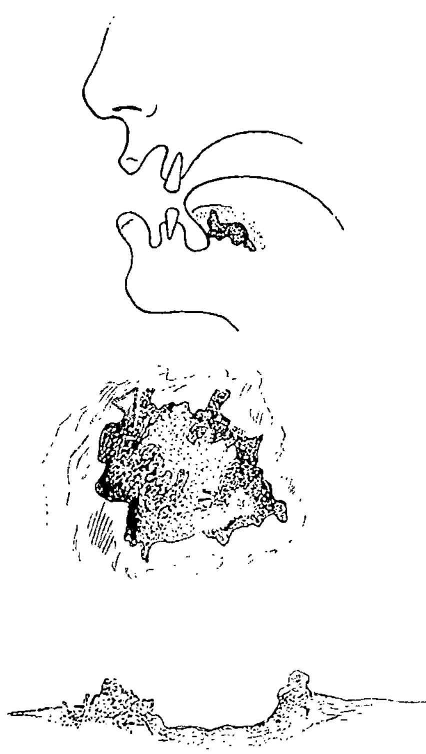

Abb. 215. Probeexzision aus einer Zungengeschwulst, zur Sicherung der Diagnose — zum Zweck mikroskopischer Untersuchung (Exzision am Rande!).

auch der modernsten Untersuchungsmethoden zum Probeschnitt schreiten, d. h. zur Eröffnung der Leibes-, Brust- oder anderer Höhlen, um sich so genauere Rechenschaft über die vorliegenden Veränderungen zu verschaffen.

Können aber weder Auge noch Finger eine endgültige Entscheidung über die Art der krankhaften Veränderungen fällen, dann müssen wir durch Probeexzision (Abb. 215), d. h. durch Entnahme kleinster Partikelchen aus der krankhaften Veränderung zur mikroskopischen Untersuchung uns Klarheit zu verschaffen suchen. Solche Exzisionen müssen stets am Rande eines krankhaften Prozesses und nicht im Zentrum ausgeführt werden, da am Rande das Wachstum statthat, während im Innern häufig schon die Zellen abgestorben sind (Abb. 215).

Als Zyste wird ein mit flüssigem oder breiigem Inhalt gefülltes, sackartiges, geschwulstähnliches Gebilde bezeichnet, dem ganz verschiedene pathologisch-anatomische Prozesse zugrunde liegen. So spricht man von Exsudations- oder Extravasationszysten, wenn die Flüssigkeit sich in einem vorher vorhandenen Hohlraum in vermehrtem Maße ansammelt, z. B. zwischen den Blättern der Tunica vaginalis, beim Wasserbruch der sogenannten Hydrocele (Abb. 216).

Bei der Erweichungszyste handelt es sich um eine Nekrose des Gewebes unter Bildung von Hohlräumen, die Flüssigkeit enthalten, z. B. im Gehirn als Folge von Ernährungsstörungen (Abb. 217).

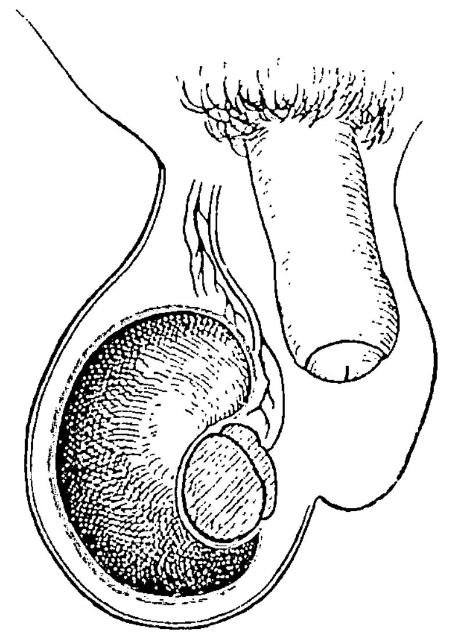

Abb. 216. Hydrocele testis (Wasserbruch). Flüssigkeitsansammlung innerhalb der Tunica vaginalis.

Retentions- und Dilatationszysten verdanken ihr Zustandekommen dem verhinderten Abfluß der in jenen Hohlräumen gebildeten oder sich ansammelnden Flüssigkeiten, beispielsweise

durch Stein- oder andere Verschlüsse des Ausführungsganges
(Abb. 218). Man spricht auch von Hydrops, wenn die Flüssig-

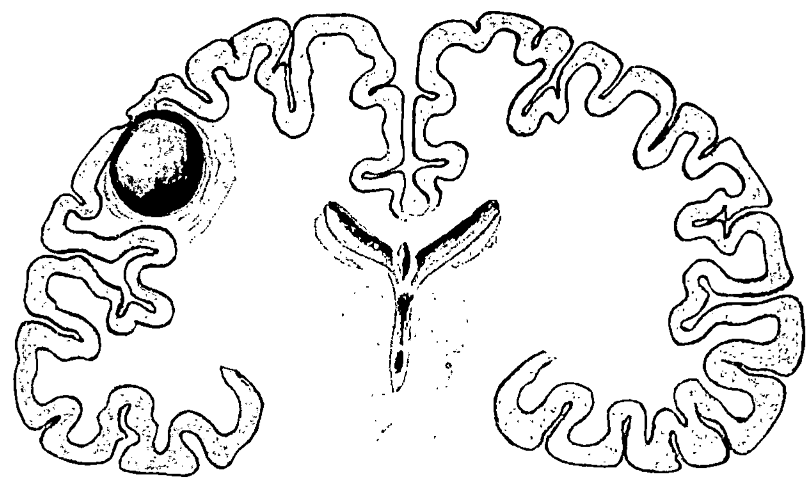

Abb. 217. Erweichungszyste im Gehirn, meist Folge von Zirkulationsstörungen
(z. B. Gefäßerkrankung).

keit wasserähnlich ist (Hydrops der Gallenblase). Bei der Retention handelt es sich dagegen mehr um Zurückhaltung eines sonst durch einen Ausführungsgang nach außen abgesonderten Sekrets. Zu diesem Vorgang kommt es beispielsweise beim Pankreas, in der Brustdrüse, in Speichel- und Talgdrüsen.

Blut- bzw. Lymphzysten gehen aus Erkrankungen des betreffenden Gefäßsystems hervor, bei denen es zu größeren Hohlraumbildungen kommt

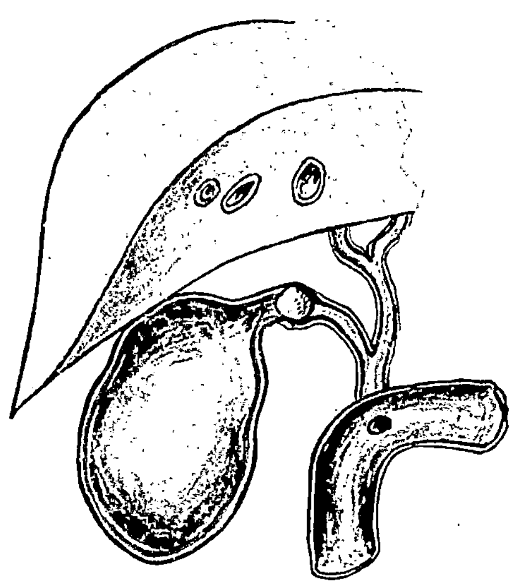

Abb. 218. Hydrops der Gallenblase. Dilatationszyste, bedingt z. B. durch Cysticusverschlußstein.

Auch Parasiten, die den Menschen als Zwischenwirt benützen, können zur Bildung von Zysten Veranlassung geben (Echinokokkus) (Abb. 219).

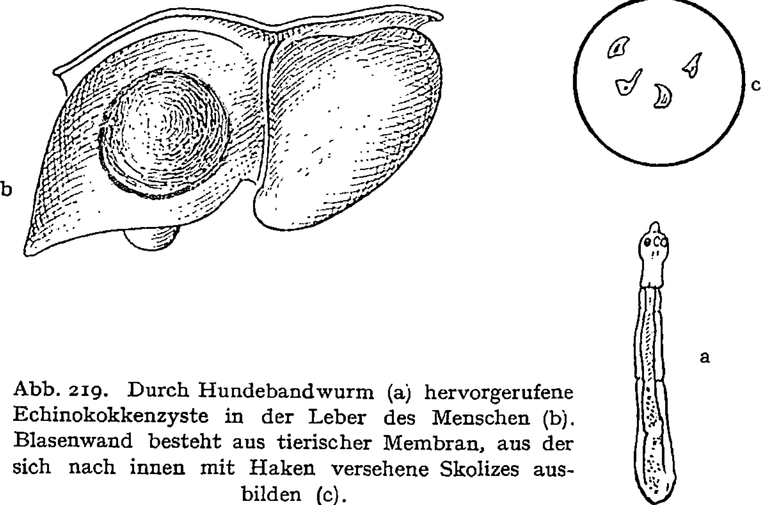

Im mikroskopischen Ausstrich der Zystenflüssigkeit nachweisbare Skolizes.

Abb. 219. Durch Hundebandwurm (a) hervorgerufene Echinokokkenzyste in der Leber des Menschen (b). Blasenwand besteht aus tierischer Membran, aus der sich nach innen mit Haken versehene Skolizes ausbilden (c).

Hundebandwurm als Erzeuger des Blasenwurms (Echinokokkus) beim Menschen.

Eine andere Gruppe von Zysten gehört zu den echten Geschwulstbildungen, wobei Zellkomplexe sich zu zystischen Hohlräumen vergrößern oder Zellen durch Verletzungen in die Tiefe verlagert zu Hohlräumen auswachsen (Epithelzyste) (Abb. 220).

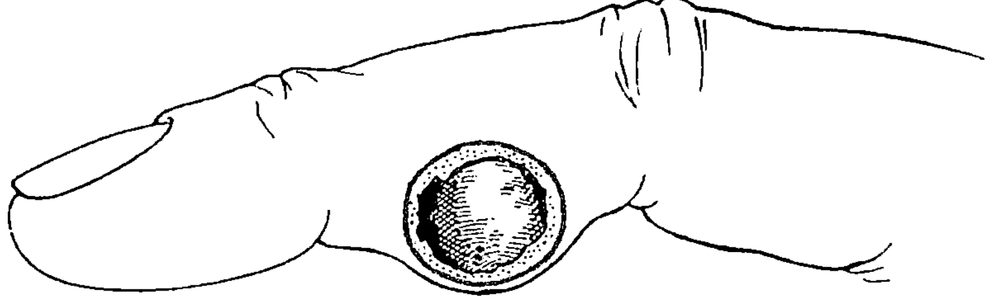

Abb. 220. Traumatische Epithelzyste am Finger.

Schließlich gibt es noch Zysten aus embryonalen Anlagen, die normalerweise sich zurückbilden, in jenen Fällen aber weiter bestehen. Sie können in Form von Fistelgängen nach außen führen, oder als abgeschlossene Hohlräume sich langsam vergrößern (Kiemengangszyste).

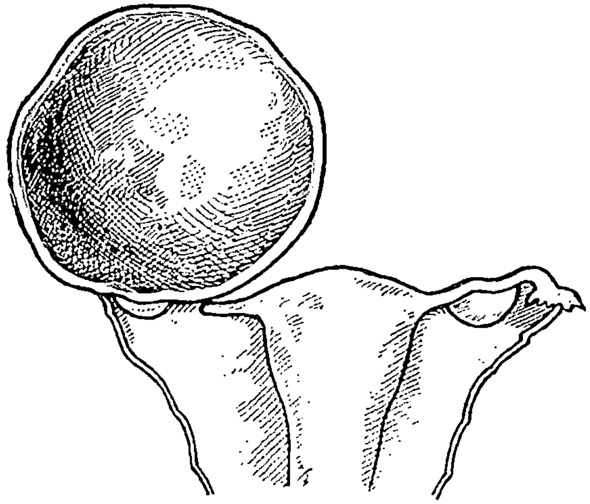

Abb. 221. Cystadenom des Ovariums. (Großes zystisches Gewächs des r. Eierstockes.)

Endlich entwickeln sich gewisse Geschwulstbildungen drüsiger Organe im Sinne von Zystadenomen, wobei die

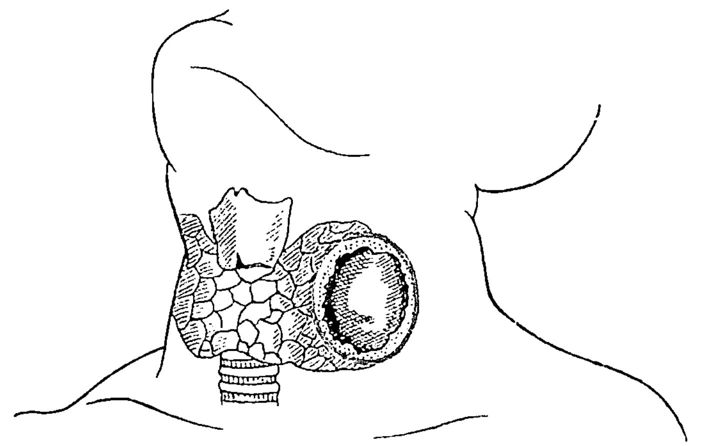

Abb. 222. Zystisch degeneriertes Schilddrüsenadenom. (Aus einer soliden Geschwulst durch Degeneration hervorgegangene Zyste.)

Wucherungen nicht als kompakte Masse, sondern in Form ständig wachsender Hohlräume erfolgt (Ovarialkystom) (Abb. 221), oder eine echte Geschwulst zystisch degeneriert (Abb. 222).

Chirurgisch wichtige Erkrankungen einzelner Gewebe.

Zu den chirurgisch wichtigen Gefäßerkrankungen gehören Aneurysma und Varizen (Krampfadern).

Das Aneurysma ist eine sack- oder spindelförmige Ausweitung der Arterie, als Folge von Wanderkrankungen (wahres A.) (Abb. 223a). Das falsche entsteht im Anschluß an teilweise oder gänzliche Wandverletzungen mit Eröffnung des Lumens (Schuß, Stich u. dgl.). Beim Aneurysma dissecans kommt es zum Einreißen der Gefäßhäute, wobei das Blut sich zwischen die einzelnen Wandschichten einwühlt.

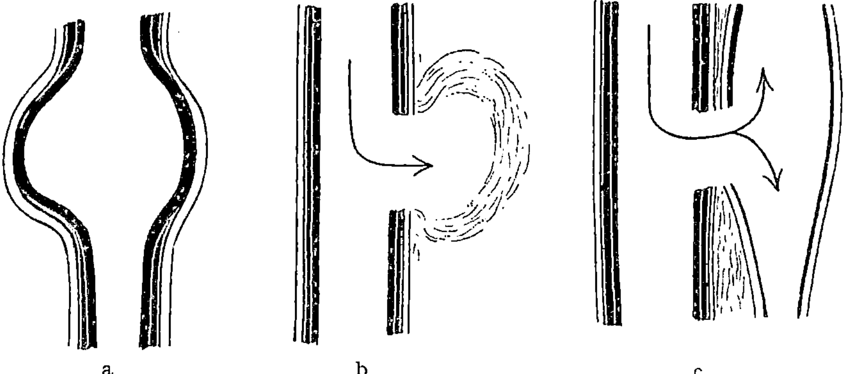
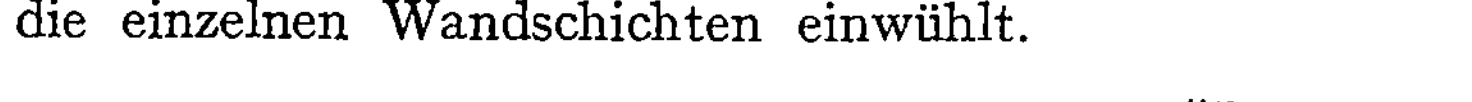

Abb. 223. Aneurysma: a echtes, b falsches, c arteriovenöse Fistel.

Das falsche Aneurysma stellt meist einen, dem verletzten Gefäß anliegenden Sack dar, der eine derbere, bindegewebige Schale aufweist, in der sich Blut, Gerinnsel und dicke Fibrinschalen finden (Abb. 223b). Häufig liegt eine gleichzeitige Verletzung von Arterie und Vene vor, mit Bildung einer arteriovenösen Fistel (Abb. 223c), wobei das arterielle Blut in die Vene hineinströmt und zu schweren Zirkulationsstörungen führt.

Die Behandlung besteht im Verschluß der Gefäßöffnung nach Entfernung des Sackes durch Naht. Mitunter genügt die doppelte Unterbindung dies- und jenseits der Verletzungsstelle, vorausgesetzt, daß die Zirkulation nach zentraler Abklemmung peripherwärts genügend, d. h. daß es aus der Peripherie arteriell blutet.

Varizen stellen erweiterte und geschlängelte Venen dar (Abb. 224). Umschriebene Ektasien werden als Varixknoten

bezeichnet. Sie sind meist die Folge mechanischer Abflußbehin-
derung, wobei statische Momente eine Rolle spielen. Deswegen

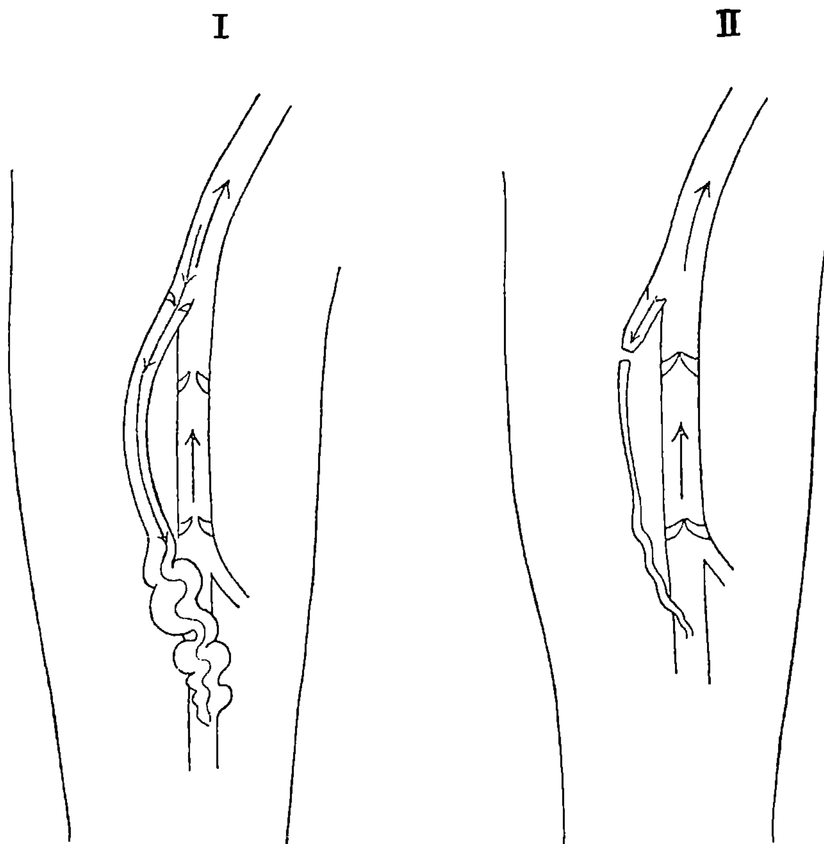

Abb. 224a. Varizen. Insuffizienz der Venenklappen in der V. saphena infolge Gefäßerweiterung durch Rückstauung des Blutes.

Abb. 224 b. Ligatur der V. saphena an der Einmündung in die V. femoral., keine Rückstauungsmöglichkeit mehr, Abfluß des Blutes durch die tiefen Venen. Verschwinden der oberflächlichen Varizen.

kommt es häufig an der unteren Extremität zu Krampfader-
bildungen, besonders dann, wenn durch Geschwülste im Leib
der Abfluß des venösen Blutes erschwert wird (Gravidität)

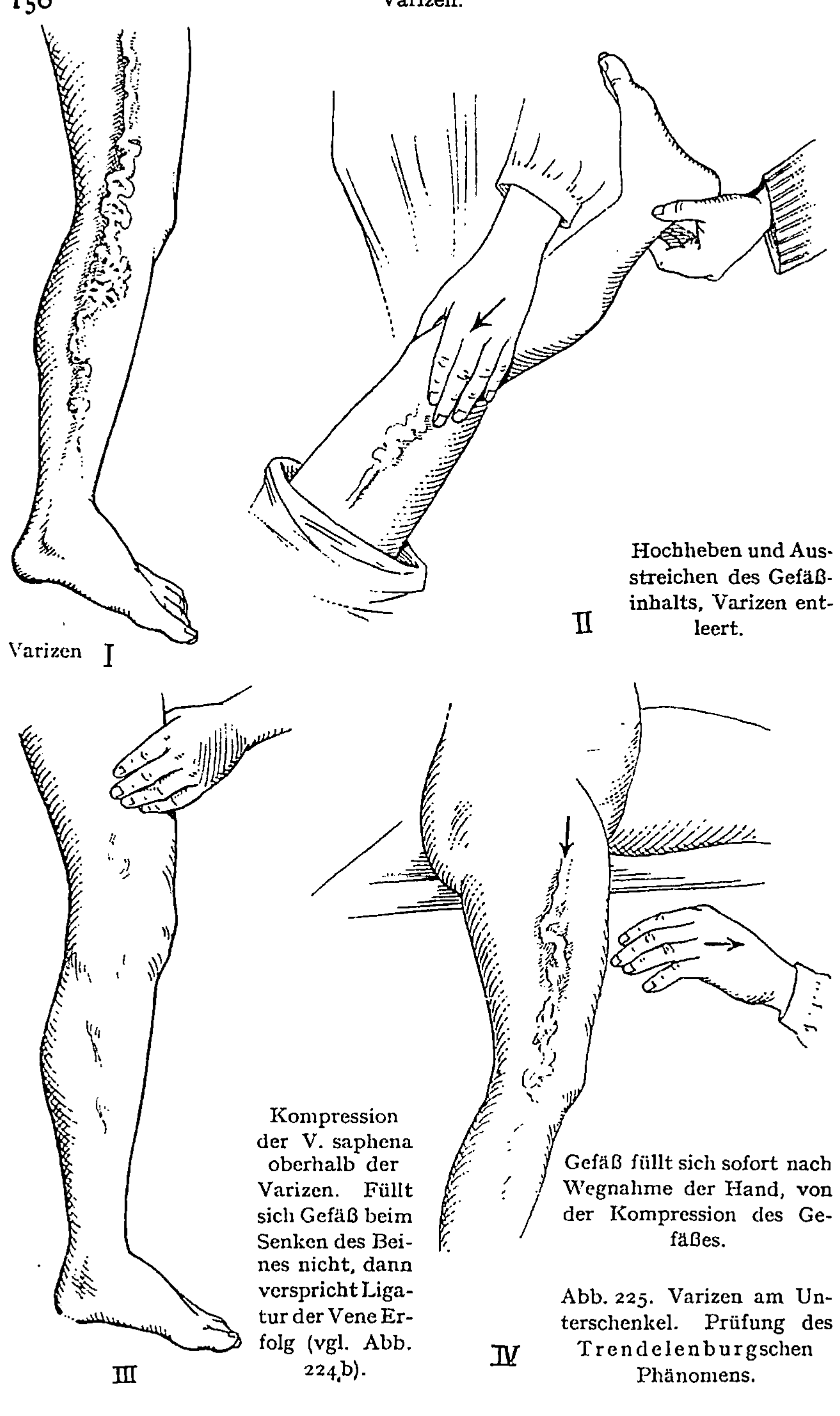

Abb. 225. Varizen am Un-
terschenkel. Prüfung des
Trendelenburgschen
Phänomens.

(Abb. 226). Eine angeborene Disposition im Sinne der Binde-
gewebsschwäche spielt außerdem eine Rolle. Als Folge länger
bestehender Varizen sehen wir Ernährungsstörungen sowohl der Muskulatur des versorgten Gebietes wie
vor allem der Haut. Es kommt zu
den gefürchteten Krampfaderge-
schwüren (Abb. 64a). Entzündungen
solcher Varizen, mit Thrombophlebitis, in deren Verlauf es in
den Gerinnseln zu Kalkniederschlägen
kommen kann, führen zur Entstehung
von Phlebolithen (Venensteinen).

Die Behandlung beruht in erster
Linie in der Vorbeugung, dann aber
in der Herbeiführung günstiger Abflußbedingungen durch Umleitung des
Stromes in funktionstüchtige Bahnen
(Abb. 224 b). Der Trendelenburgsche Versuch stellt die Aussichten
eines solchen Vorhabens fest: Nach
Ausstreichen der oberflächlichen er-
weiterten Vene, Kompression der V.
saphena oben am Foramen ovale;
dann Senkung des Beines. Füllen
sich jetzt die Krampfadern nicht, so
wissen wir, daß durch die künstlich
eingeführte Klappe das Blut sich
nicht mehr rückstauen kann und

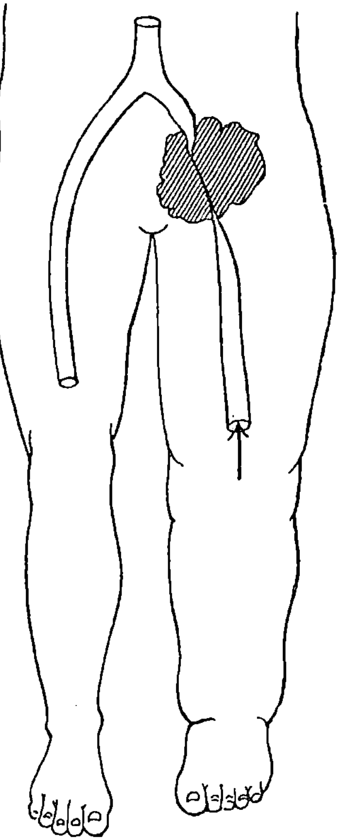

Abb. 226. Beckengeschwulst
begünstigt Krampfaderbildung.
Behinderter venöser Rückfluß,
Stauung.

durch die tiefen Venen abfließen muß, ohne die äußeren zu füllen
(Abb. 225 I—IV), was wir dauernd herbeiführen können durch
die Venenunterbindung am Foramen ovale.

Erkrankungen der Drüsen mit innerer Sekretion und allgemeine Stoffwechselkrankheiten.

Die meisten Drüsen entleeren ihr Sekret durch einen oder mehrere Ausführgänge nach außen, d. h. an die Körperoberfläche oder in ein inneres Hohlsystem (Abb. 227, 228). Im Gegensatz dazu gibt es Drüsen mit innerer Sekretion, bei denen das Produkt auf dem Lymph- oder Blutwege (deswegen auch Blutdrüsen genannt) dem Körper zugeführt

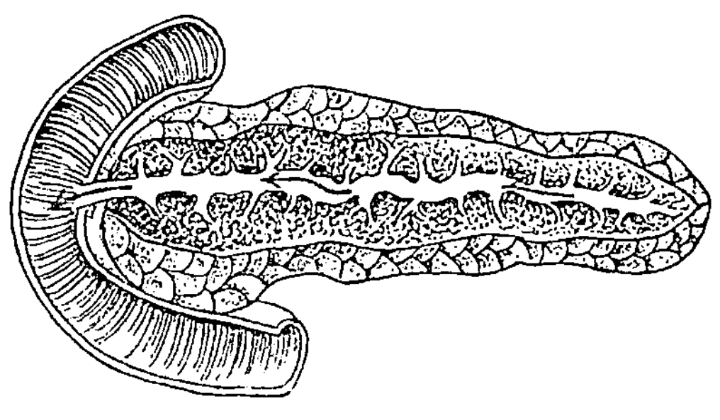

Abb. 227. Bauchspeicheldrüse entleert ihr Sekret ins Duodenum, hat aber außerdem noch eine „innere Sekretion" (Langerhans'sche Inseln).

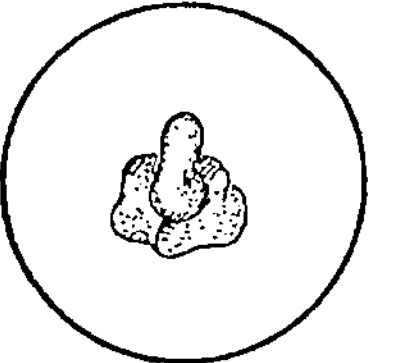

Normaler Stuhl bei normaler exkretorischer Pankreasfunktion.

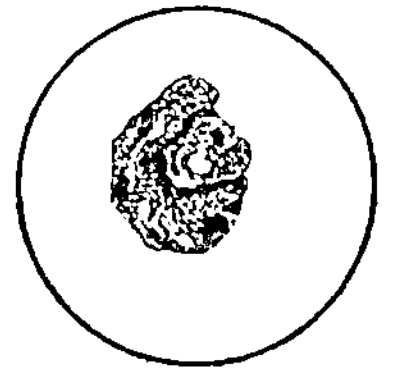

Pathologischer Stuhl bei Verschluß der Ausführgänge (sog. Fettstuhl) des Pankreas und Ausfall der exkretorischen Funktion. Inkretorische Funktion braucht dadurch nicht gestört zu sein.

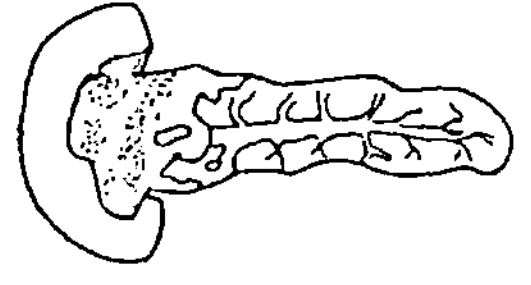

Abb. 228.

wird (Abb. 229). Überfunktion (Abb. 230) und Ausfall (Abb. 233) dieser Drüsenfunktion äußern sich meist durch ganz charakteristische Folgeerscheinungen (Abb. 230, 233).

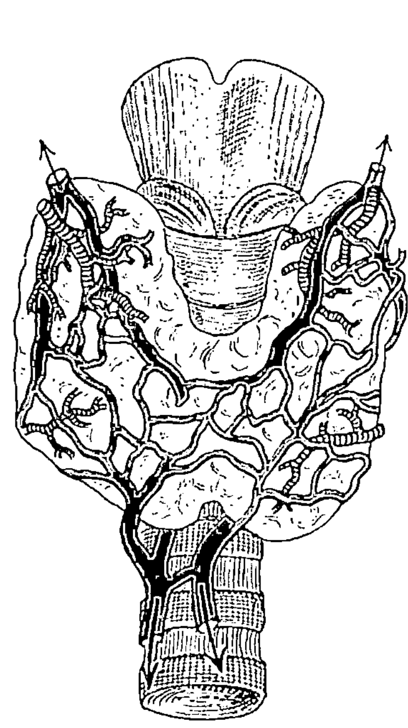

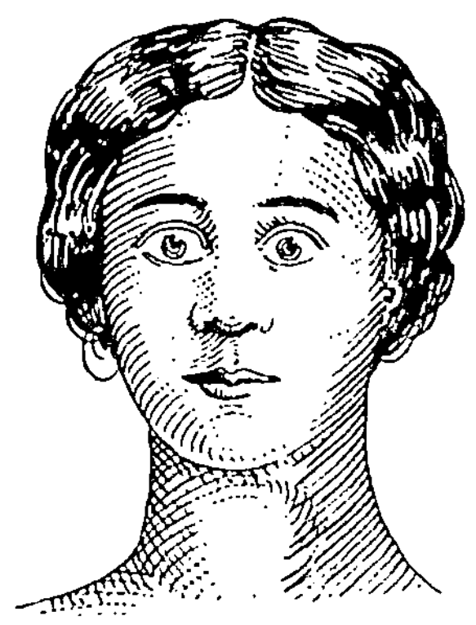

Abb. 230. H y p e r - bzw. Dysfunktion der Schilddrüse, z. B. beim Morbus Basedow. (Vergrößerte, sehr gefäßreiche Schilddrüse.)

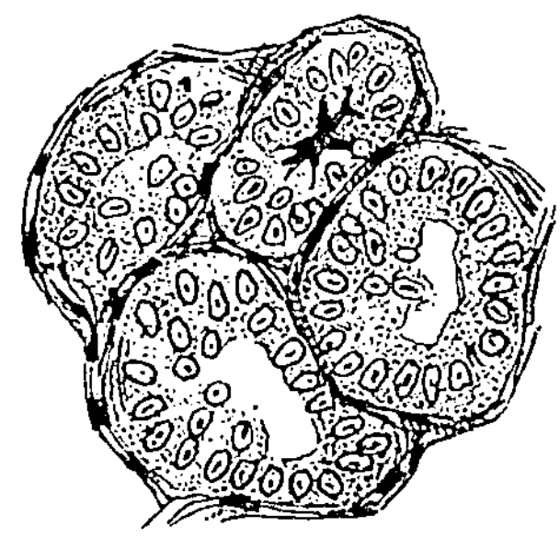

Abb. 229. Schilddrüse. Sekret gelangt ohne Drüsenausführungsgang in den Blutkreislauf (daher sog. Blutdrüse).

Abb. 231. Histologischer Befund der Schilddrüse bei Morbus Basedow. (Vgl. Abb. 230.) Mikroskop. Substrat für pathologische Funktion.

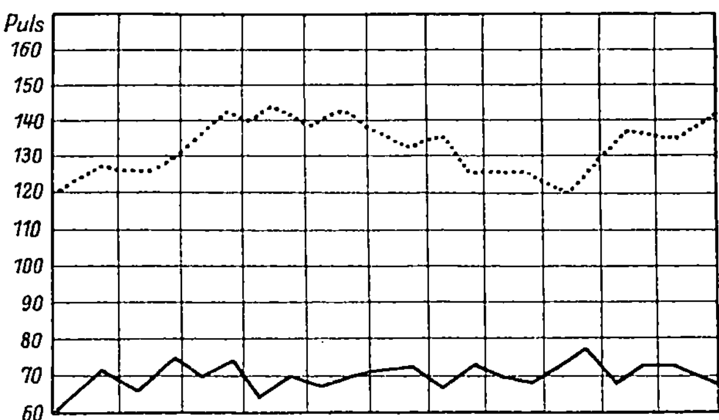

Abb. 232. ······ Pulskurve bei Morbus Basedow. ——— Normale Pulskurve. (Vgl. Abb. 230.) Teilsymptom des krankhaften klinischen Befundes.

Beim Ausfall ist ein Ersatz heute bei einzelnen Inkreten durch entsprechende vom Tier gewonnene Organpräparate, die dauernd eingenommen werden müssen oder durch Überpflanzung vom Menschen gewonnener Organe möglich. Heilen aber, wie wir im Kapitel der Transplantation schon besprochen, solche äußerst empfindliche Transplantate selten dauernd ein und besteht ihre Wirkung in der Hauptsache im Sinne des Organpräparates, daß das Transplantat vom Empfänger resorbiert wird und nach einiger Zeit verschwindet. Während dieser Zeit kann es die Erscheinungen des Ausfalls wettmachen, die aber meist wieder eintreten, wenn das Transplantat vollkommen aufgesaugt ist.

Zu den wichtigsten, den Chirurgen interessierenden Blutdrüsen gehört die Schilddrüse mit ihrem Einfluß auf die Hirnfunktion, das Knochenwachstum, die Haut; die Epithelkörperchen, der Hirnanhang (Hypophyse), die Nebenniere, die Geschlechtsdrüsen. (Über die einzelnen Erkrankungen vgl. Lehrbücher über innere Sekretion.)

Die allgemeinen Stoffwechselerkrankungen, vor allem die Zuckerharnruhr (Diabetes), die auf einer Erkrankung des Pankreas beruht, haben für den Chirurgen deswegen Bedeutung, weil die betreffenden Individuen eine gewisse Widerstandslosigkeit gegenüber operativen Eingriffen und Infektionen aufweisen. Es ist deshalb notwendig, daß wir beim Vorliegen einer solchen Erkrankung diese zuerst beheben, um dann die Operation auszuführen, falls nicht eine vitale Indikation den sofortigen Eingriff erfordert. Die Insulintherapie vermag beim Diabetes den Chirurgen in dieser Richtung wesentlich zu unterstützen, da damit der Kranke sehr bald und leicht operationsfähig gemacht werden kann.

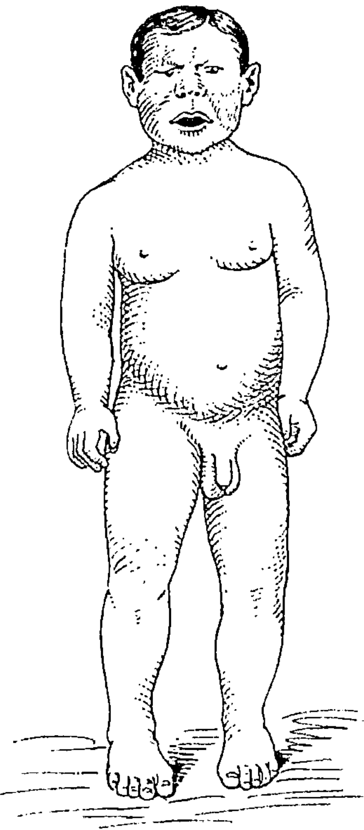

Abb. 233. Hypofunktion der Schilddrüse (Myxödem). (Zurückbleiben im geistigen und körperlichen Verhalten.

Die operative chirurgische Behandlung.

Wie überall in der Medizin spielt auch in der chirurgischen Behandlung die Prophylaxe, die Vorbeugung, eine wichtige Rolle. Sie setzt bei der Wundbehandlung ein und sucht der Wundinfektion vorzubeugen. Außer rein mechanischen Eingriffen haben dabei auch chemisch-serologische Maßnahmen eine gewisse Bedeutung, insofern, als wir bei Verletzungen bestimmter Art Antitoxine verabreichen, die das Zustandekommen der möglicherweise eintretenden Infektion verhüten (Tetanus (Abb. 162)), oder Störungen, die jene hervorgerufen zurückbilden helfen (z. B. Diphtherie). Bei ausgebrochenen Erkrankungen ist die Serumbehandlung weniger erfolgreich; sie spielt bei derjenigen verschiedener Eiterpilze, vor allem bei Pneumo- und Meningokokken noch eine untergeordnete Rolle.

Bei Veränderungen durch spezifische Erreger feiert die spezifische Behandlung Triumphe (Syphilis).

Die kausale Therapie in der Chirurgie beschäftigt sich einmal mit der Beseitigung eines Krankheitsherdes, eines kranken oder schwerverletzten Organes, z. B. Niere oder krankhafter Organveränderungen bzw. krankhafter Produkte solcher Organe (wie Steinbildungen). Bei der Behandlung echter Geschwülste besteht sie in der radikalen Beseitigung derselben, da wir jene als lokale Erkrankungen ansehen. Fremdkörper werden beseitigt, wenn sie als Ursache von Störungen anzusprechen sind. Bei der akuten Infektion soll sie teils lokal mechanisch, teils allgemein der Weiterverbreitung durch Ableitung des Eiters nach außen entgegenwirken (Abszeßspaltung u. dgl.) (Abb. 141).

Bei den Folgeerscheinungen von Verletzungen und Entzündungen, die mit störenden Narbenbildungen einhergehen, beseitigt der Eingriff die narbig veränderte Stelle oder spaltet sie, um damit die Folgen wie Verengerungen bei Hohlorganen (z. B. Magen, Harnröhre u. dgl.) zu entfernen. Bei traumatischen Knochen- und Gelenkveränderungen sucht die

Behandlung wieder normale Verhältnisse herbeizuführen, indem sie Luxationen einrenkt, Knochenbrüche richtig stellt oder durch Knochenbrüche hervorgerufene schädliche Druckerscheinungen beseitigt. Durch Verletzungen oder durch Geschwürsbildung eröffnete Hohlorgane sucht sie in erster Linie durch Naht zu verschließen, um damit den indirekten Folgeerscheinungen (z. B. Austritt von Mageninhalt) vorzubeugen (z. B. Magenperforation, Blasenruptur). Verletzungen großer Gefäße werden genäht oder durch doppelte Unterbindung versorgt, da

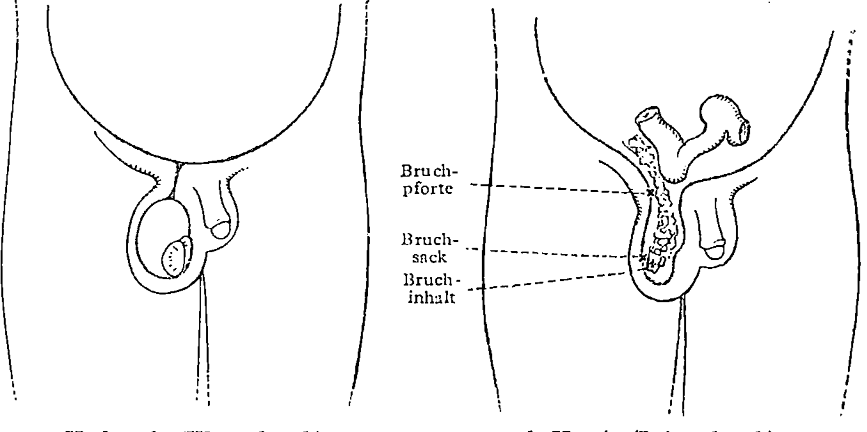

a Hydrocele (Wasserbruch).　　　　b Hernie (Leistenbruch).

Abb. 234. Leistenbruch bzw. Wasserbruch. a Wasserbruch, abgeschlossene Flüssigkeitsansammlung innerhalb der Tunica vaginalis, keine Verbindung mit der Bauchhöhle. b Leistenbruch, zeigt „Stil" nach dem Abdomen hin.

hier die Gefahr der Verblutung im Vordergrunde steht. Bei der Eröffnung anderer Hohlräume ist der Abschluß nach außen zwecks Vorbeugung einer Infektion besonders wichtig (z. B. Gelenk, Thorax).

Dann beseitigt die Chirurgie abnorme Lückenbildungen, durch die Eingeweide austreten können, sog. Hernien. Vor allem sind es die Folgeerscheinungen, die mit der Austrittsmöglichkeit einhergehen, die für den Träger gefährlich werden können (Einklemmungen, Abdrehungen) (Abb. 237).

Als Hernie oder Bruch bezeichnet man eine Ausstülpung eines mit einer serösen Haut (Bauchfell, Brustfell usw.)

ausgekleideten Hohlraumes. Man unterscheidet dabei eine Bruchpforte (Abb. 234, 235), d. i. die Stelle, an der die Ausstülpung der serösen Haut sich ausbildet, einen Bruchsack (Abb. 234), das sich ausstülpende Gebilde, Bruchhüllen, die Weichteile, die um diesen Sack herum gelegen und einen Bruchinhalt (Abb. 234), der verschieden ist und dem Hohlraum entspricht, aus dem die Vorwölbung hervorgegangen ist, beim Bauch beispielsweise Netz, Därme (Abb. 234, 236) oder übriger Bauchhöhleninhalt. Für gewöhnlich läßt sich der Bruchinhalt nach der entsprechenden Höhle zurückschieben (Abb. 236). Der Bruch ist dann reponibel. Ist der Bruchinhalt mit den Wandungen des Sackes teilweise verwachsen, dann läßt er sich nicht mehr an seinen ursprünglichen Ort bringen, der Bruch ist irreponibel (Abb. 237b). Von einer Einklemmung des Bruches spricht man dann, wenn der Inhalt durch eine enge Pforte meist unter plötzlichem Druck ausgetreten ist, nicht mehr zurück kann, dabei aber gleichzeitig an der Basis abgeschnürt wird, wodurch die Ernährung Schaden leidet und es

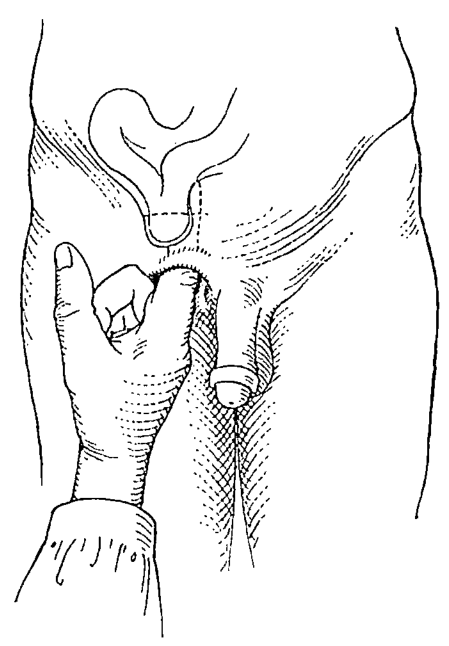

Abb. 235. Prüfung der Weite der Bruchpforte und Anschlagen des Bruchinhaltes.

zur Nekrose der betreffenden Gebilde mit deren Folgeerscheinungen (z. B. Peritonitis) kommt (inkarzerierte Hernie) (Abb. 90, 237c).

Im Gegensatz dazu ist ein Prolaps, ein Vorfall innerer Eingeweide ohne Bedeckung der zugehörigen serösen Haut. Die Eingeweide liegen dann frei oder sind nur noch von Haut oder anderen Weichteilen bedeckt (Abb. 239). Dies kommt besonders beim Mastdarm oder bei den weiblichen Genitalien vor, außerdem als Folgeerscheinungen schwerer, stumpfer

Verletzungen, die mitunter die Bauchwand ohne die Haut durchtrennen.

Eine wichtige Aufgabe ist die Beseitigung von Druckerscheinungen, die zustande kommen an knöchernen Hohlorganen, bei denen durch Verletzung oder Erkrankung raumbeengende Prozesse entstehen (Bluterguß, Geschwulstbildung). Hier muß der raumbeengende Prozeß beseitigt, der Bluterguß ausgeräumt, das Gefäß unterbunden (Abb. 182), die Geschwulst entfernt werden, (Abb. 240), oder wenn dies nicht möglich, der knöcherne unnachgiebige Hohlraum

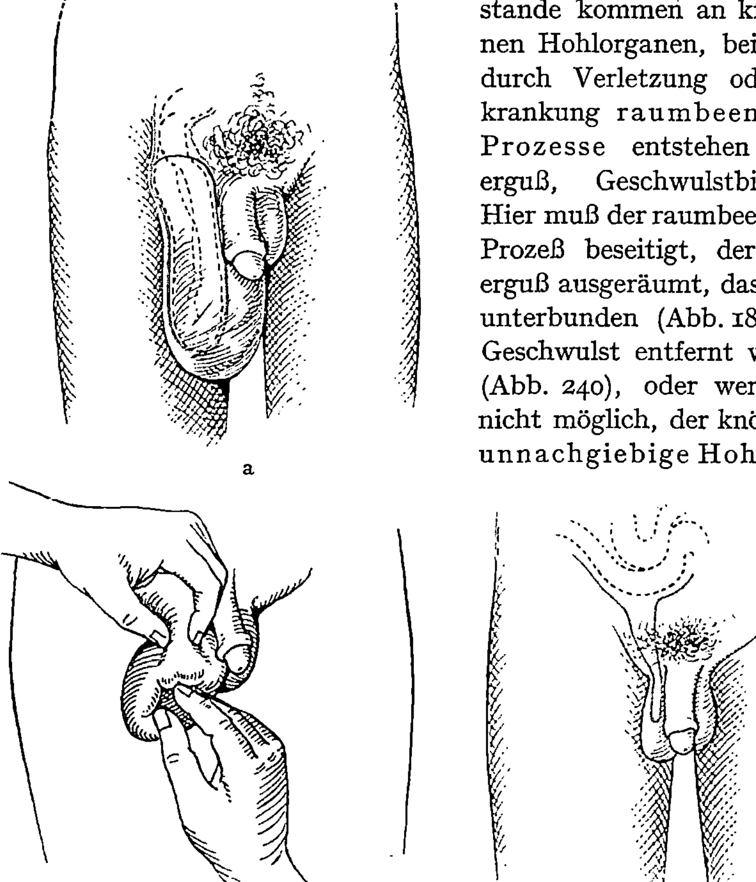

Abb. 236. Reponibler Bruch a vor, b bei, c nach der Reposition.

operativ gesprengt werden, damit die in ihm gelegenen lebenswichtigen Teile vor gefährlichem Druck bewahrt werden (Abb. 241).

Andererseits sucht der Chirurg Organe, die durch krankhafte Veränderungen in ihrer Funktion beeinträchtigt werden, durch ent-

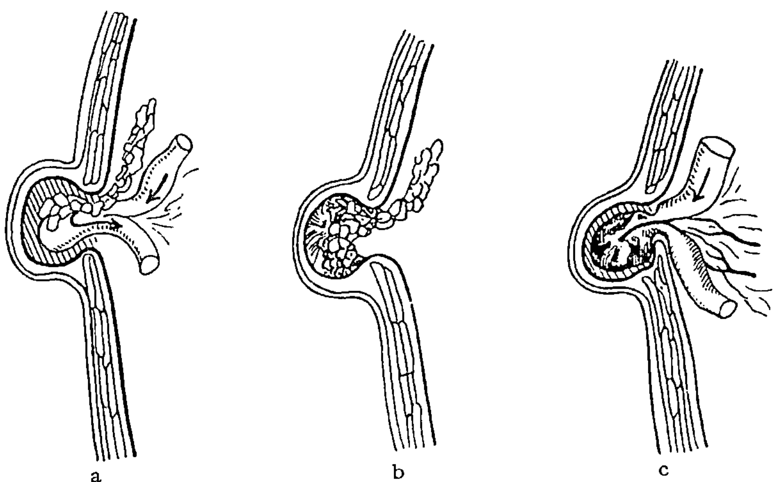

Abb. 237. a Reponible Hernie. b Irreponible Hernie (Inhalt mit Bruchsack verwachsen). c Eingeklemmte Hernie (Inhalt abgedrosselt).

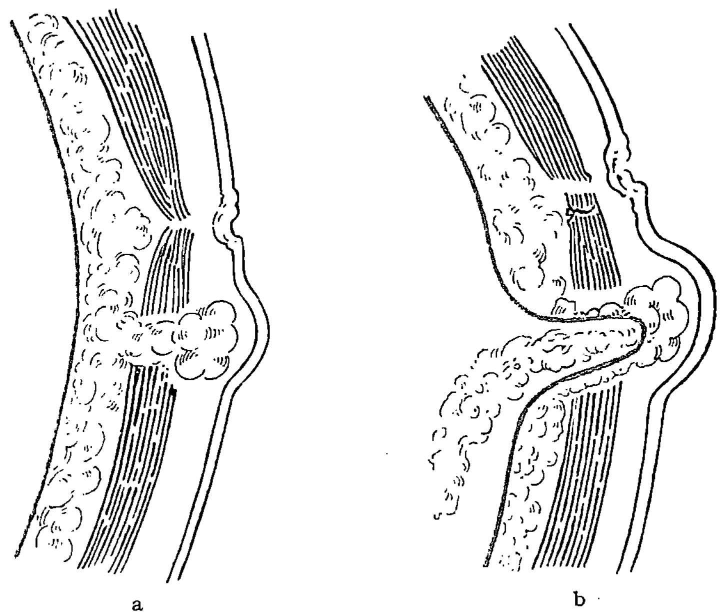

Abb. 238. a Properitoneales Lipom (keine Bauchfellausstülpung).
b Lipom mit Hernie.

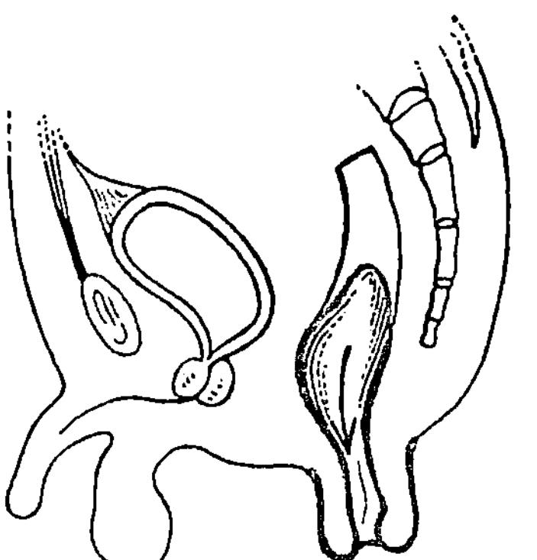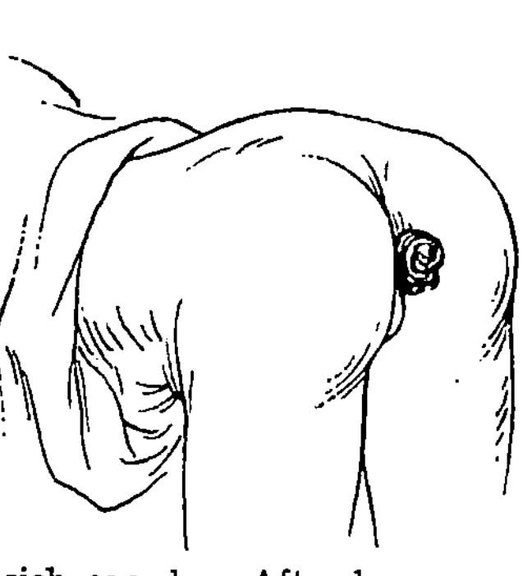

Abb. 239. Mastdarmvorfall. Mastdarm stülpt sich aus dem After hervor.

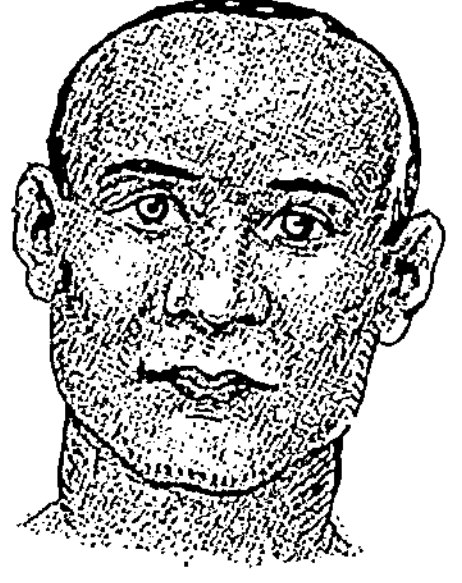

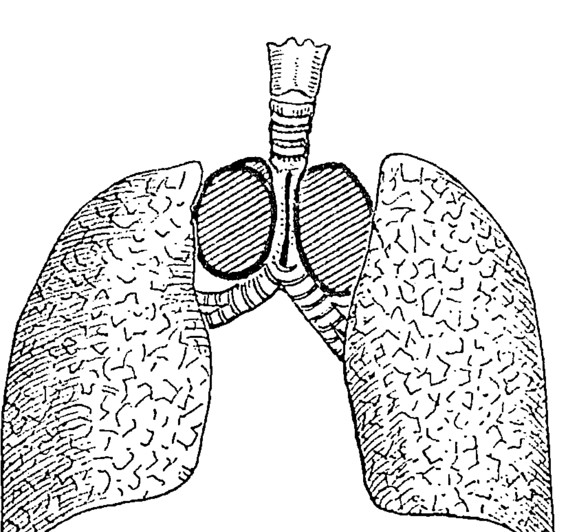

Abb. 240. Kompression der Luftröhre innerhalb des Thorax durch gutartige Geschwulst (z. B. Struma, schwerste Atemstörung). Cyanotische Hautverfärbung.

sprechende Eingriffe davon zu befreien (z. B. Kardiolyse, Dekortikation der Lunge, Spaltung der Nierenkapsel).

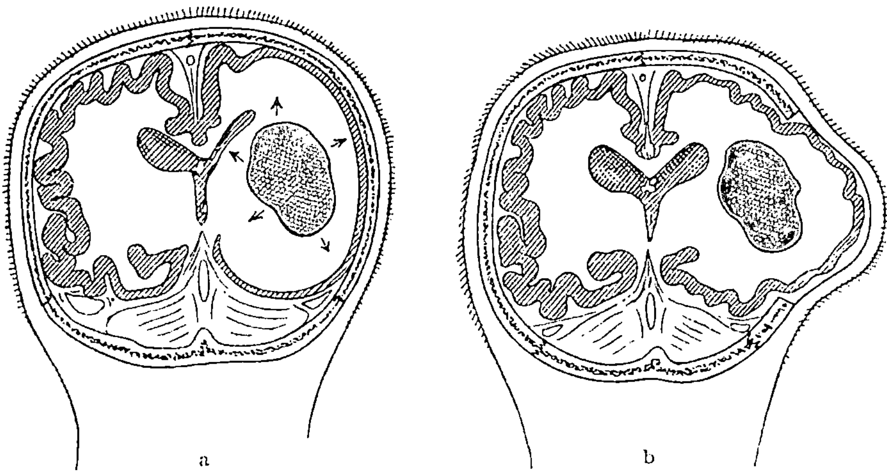

Abb. 241. a Hirngeschwulst mit Hirndruckerscheinungen infolge Raumbeengung. Entfernung nicht möglich, deshalb Entlastungstrepanation (Öffnung der unnachgiebigen Schädelkapsel). b Wegfall des Druckes auf das Gehirn, Hirnprolaps als Folge der jetzt für das Gehirn unschädlichen Auswirkung des raumbeengenden Prozesses.

Krankhafte umschriebene Gefäßveränderungen der Venen, wie Krampfadern und Hämorrhoiden werden entfernt, weil sie dem Kranken durch unangenehme Folgeerscheinungen (Krampfadergeschwüre, Blutungen) lästig werden können.

Schließlich gehört — allerdings zu den selteneren Eingriffen — die Beseitigung von Ver-

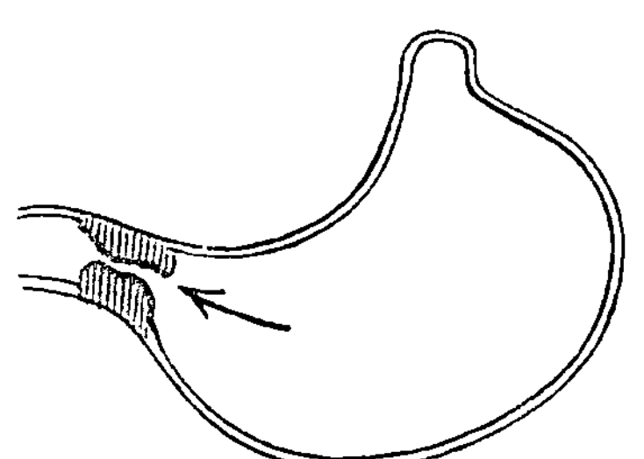

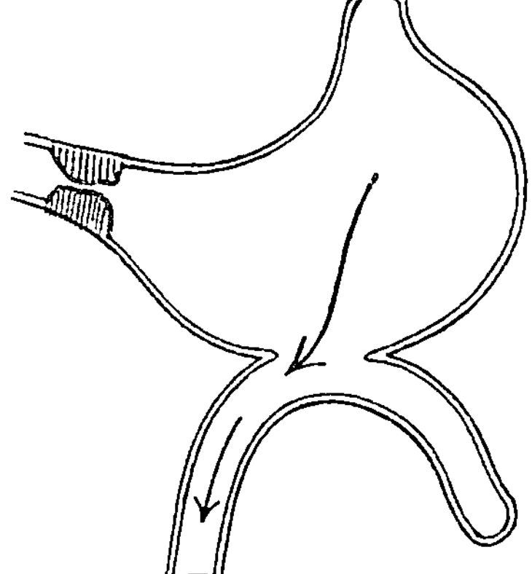

Abb. 242. Gastroenterostomie zur Umgehung eines Hindernisses am Pylorus (z. B. Narbenstenose). Verbindung zwischen Magen und oberster Jejunumschlinge.

stopfungen in der arteriellen Blutbahn durch Blutpfröpfe die das Leben des Kranken oder einzelner seiner Glieder bedrohen (Lungenembolie, periphere Gefäßembolie) (Abb. 68).

Ersatzoperationen werden ausgeführt, um ausgedehntere Gewebsverluste zu ersetzen, da wo der Körper den Ersatz nur mühsam oder gar nicht aufbringen kann. In erster Linie gilt dies von der Hauttransplantation (Abb. 246), dann aber auch von den Faszien- Knochen- und Gefäßüberpflanzungen. Bei Nerven und Sehnen sucht man den Ausfall u. U. durch Pfropfung eines Gesunden auf einen Nichtfunktionierenden auszugleichen.

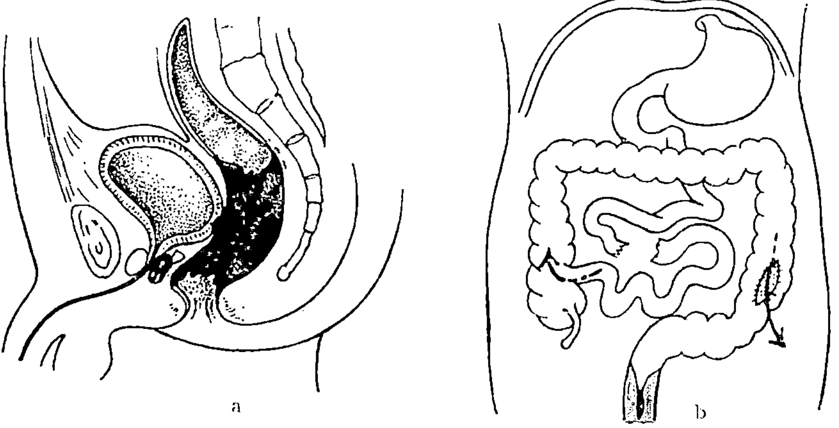

Abb. 243. Kotfistel zur Ableitung des Kotes bei tiefer sitzendem, nicht zu beseitigendem Hindernis. a Inoperabler Mastdarmkrebs. b Kotfistel an der Flex. sigmoidea.

Eine weitere Gruppe operativer Eingriffe hat den Zweck, störende Hindernisse zu umgehen, dann, wenn die Ursache vorübergehend, (Entzündung) dazu gutartig narbig, dabei die Entfernung zu eingreifend — die Umgehung denselben Erfolg hat — oder die Beseitigung nicht möglich ist. Dieser Gesichtspunkt spielt z. B. beim Luftröhrenschnitt (Abb. 162), bei der Gastrostomie, der Gastroenterostomie (Abb. 242), bei der Cystostomie und bei der Kotfistel eine Rolle (Abb. 243).

Von der Natur eingeschlagene Heilbestrebungen können wir durch Ruhigstellung der erkrankten Organe oder Gliedabschnitte und Ausschaltung aus ihrer Funktion unterstützen (Wirbelsäule, Lunge) (Abb. 171, 244), oder man kommt der Heilungstendenz des Organs zu Hilfe durch Beseitigung jener einschränkenden mechanischen Momente (Unnachgiebigkeit des Thorax, Abb. 244, 245). Änderungen der Zirkulation spielen dabei in günstigem Sinne mit.

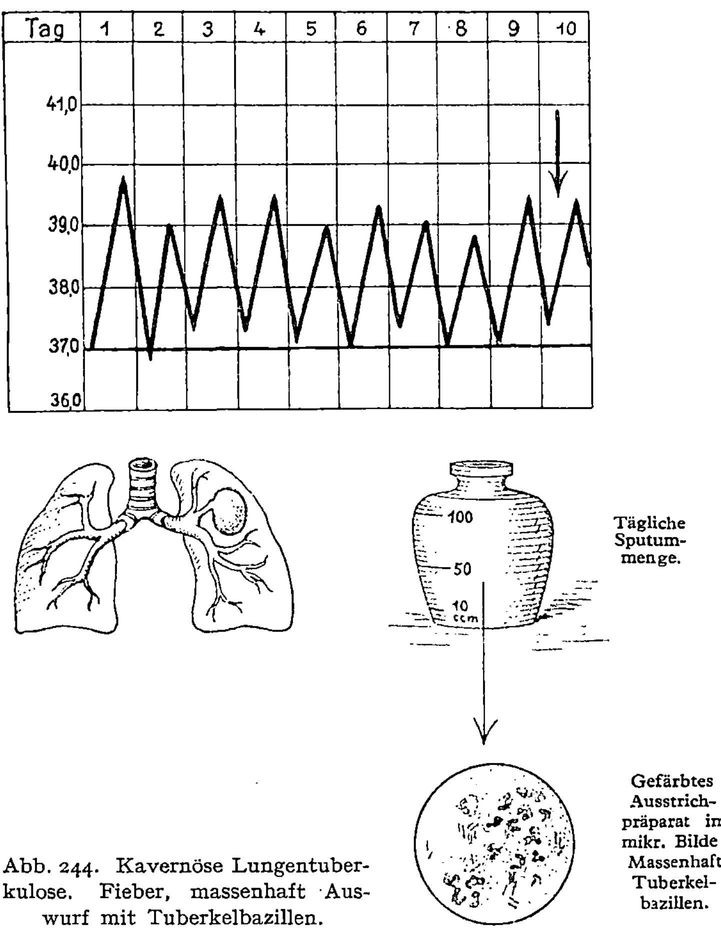

Abb. 244. Kavernöse Lungentuber- kulose. Fieber, massenhaft Aus- wurf mit Tuberkelbazillen.

Andere Gesichtspunkte sind maßgebend bei operativen Ein- griffen, die durch Entfernung gewisser Organe eine dem Körper günstige Umstimmung herbeizuführen suchen. Es sind vor allem die kranken Drüsen mit innerer Sekretion, die ganz oder teilweise operativ beseitigt werden (z. B. Thymus, Schilddrüse, Hypophyse),

während bei der Milzentfernung eine Beeinflussung gewisser
Störungen des hämopoetischen Apparates in Frage kommt, die
als Ursache bestimmter Krankheitsbilder anzusprechen sind (hämo-
lytischer Ikterus, Thrombopenie).

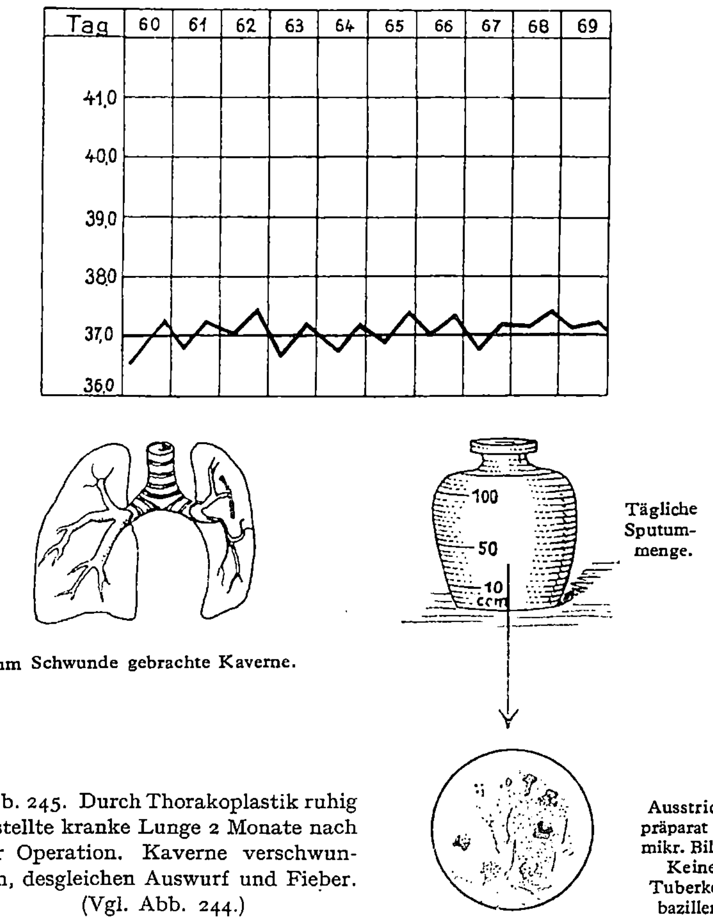

Abb. 245. Durch Thorakoplastik ruhig
gestellte kranke Lunge 2 Monate nach
der Operation. Kaverne verschwun-
den, desgleichen Auswurf und Fieber.
(Vgl. Abb. 244.)

In das Gebiet der orthopädischen Eingriffe gehört z. B.
die Korrektur abnormer Knochen- und Gelenkstellungen
und Deformitäten, die Versteifung von Schlottergelenken, die
Mobilisation versteifter Gelenke u. dgl.

Das sind einige Gesichtspunkte, die bei der operativen Therapie
maßgebend sind.

Transplantation.

Bei ausgedehnteren Verletzungen und Zerstörungen, sowie bei Erkrankungen mit Gewebsdefekten, handelt es sich oft darum, Ersatz zu schaffen, da der Körper ihn nicht selbst aufbringen kann. Einfach lägen die Verhältnisse, wenn man totes Gewebe oder solches uns zur Verfügung stehender Tiere verwenden könnte. Die Erfahrung hat aber gezeigt, daß nur die

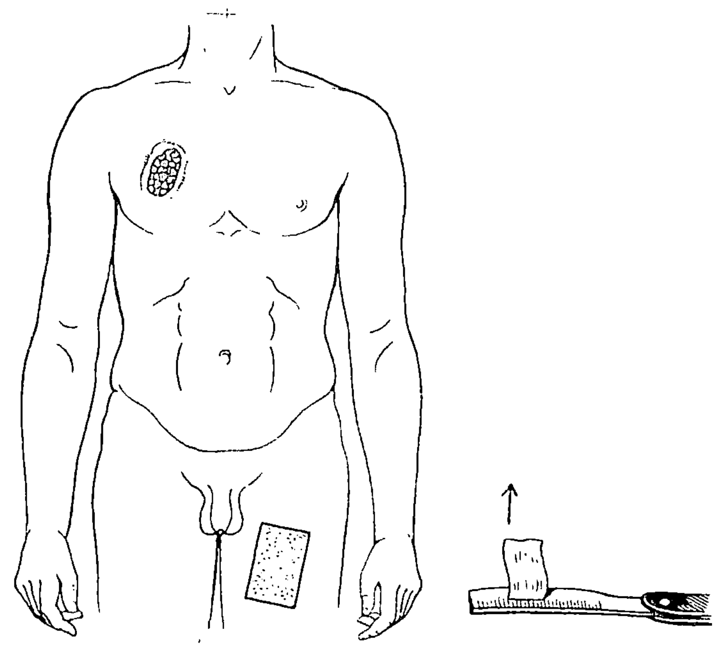

Abb. 246. Epidermis-Autotransplantation nach Thiersch. (Freie Transplantation.) Epidermislappen aus dem l. Oberschenkel wird auf einen Hautdefekt der Brust überpflanzt.

Autotransplantation eine gewisse Gewähr für Einheilung gibt, wobei der Spender dasselbe Individuum wie der Empfänger ist (Abb. 246). Unter Homo-(Hetero)-Transplantation versteht man die Überpflanzung von. Geweben eines Individuums auf ein anderes derselben Spezies (Abb. 247, 248), bei der Alloplastik (Abb. 249) wird fremdes, totes Material verwendet. Während nun das körpereigene Gewebe meist anwächst, dient anderes Material dem Körper als Baustoff, oder kann während seiner beschränkten Lebensfähigkeit dem Träger über eine für ihn kritische Zeit der ungenügenden Funktion zurückgebliebener geschädigter Gewebe, die sich aber wieder erholen, hinweghelfen (Überpflanzung von Drüsen mit innerer Sekretion: Epithelkörperchen, Schilddrüse).

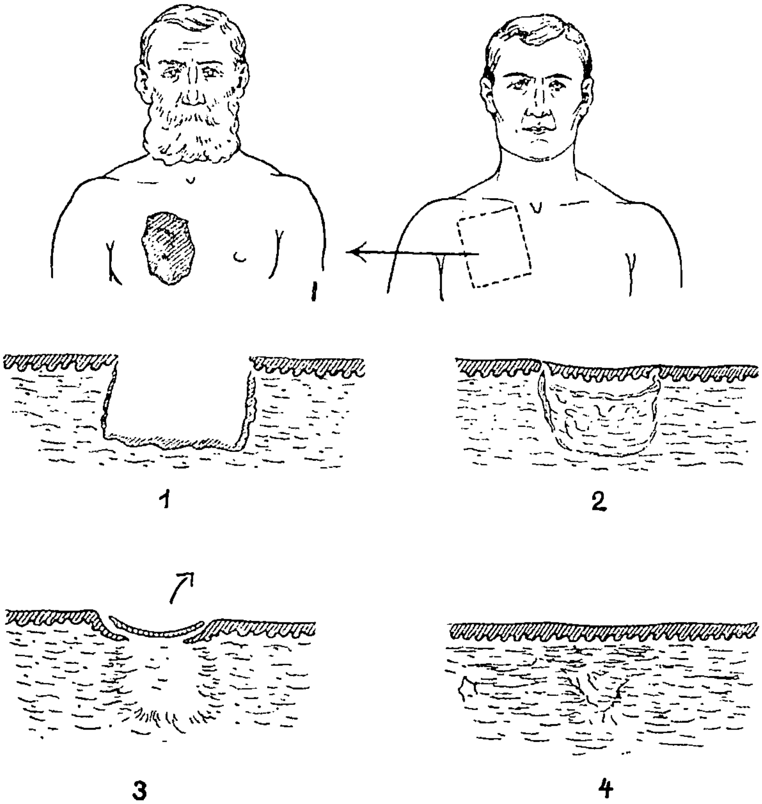

Abb. 247. Heterotransplantation (z. B. von Sohn auf Vater) Transplantat wird nach einigen Wochen ausgestoßen und ist durch körpereigenes ersetzt worden (1—4).

Bei der freien Transplantation wird die Überpflanzung eines Gewebes von einem auf einen anderen so vorgenommen, daß es sofort aus seiner Ernährung ausgeschieden, auf diejenige vom neuen Ort angewiesen ist (Abb. 246, 247). Tritt es nicht bald in Kontakt mit der neuen Umgebung (Unterlage, Bett), oder liegen irgendwelche Störungen vor, die den Kontakt verhindern, so ist die Gefahr des Absterbens sehr groß (Abb. 250). Je schlechter der neue Boden und je anspruchsvoller das Transplantat, um so unsicherer und unwahrscheinlicher ist die Anheilung.

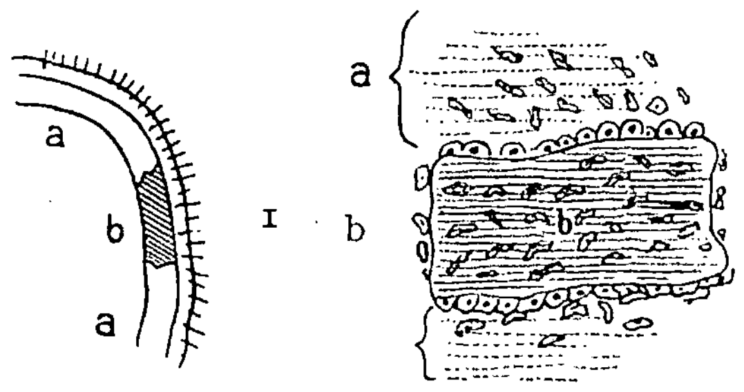

Knochentransplantat.

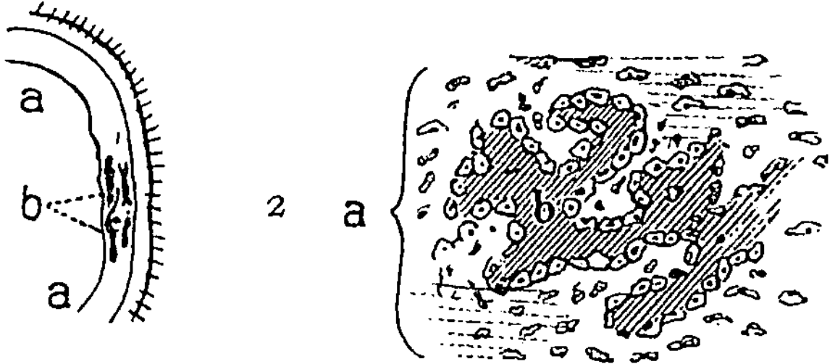

Teilweiser Abbau des „fremden" Knochens.

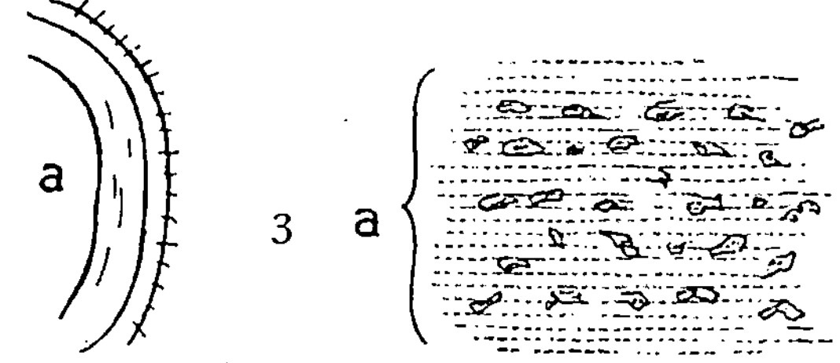

Ersatz des Transplantates durch körpereigenen Knochen.

Abb. 248. Langsam erfolgender Ersatz eines „fremden" (b) Knochentransplantates durch den eigenen (a) Knochen (Alloplastik). 1—3.

Dieser Gefahr sucht die gestielte oder Lappentransplantation vorzubeugen, bei der das Transplantat durch einen Stiel, der mindestens ein größeres den ganzen Lappen ernährendes Gefäß enthält, noch 2 bis 3 Wochen vom alten Mutterboden her ernährt und der Stiel dann schrittweise durchtrennt wird, wenn die neuen Blutversorgungswege in genügendem Maße vorhanden sind (Abb. 251, 252). Als Gewebe, die mit Erfolg überpflanzt werden, kommen Haut (Epidermis), Schleimhaut, Knochen, Fett, Fascie, Gefäße in Frage. Organtransplantationen (Epithelkörperchen, Schild-

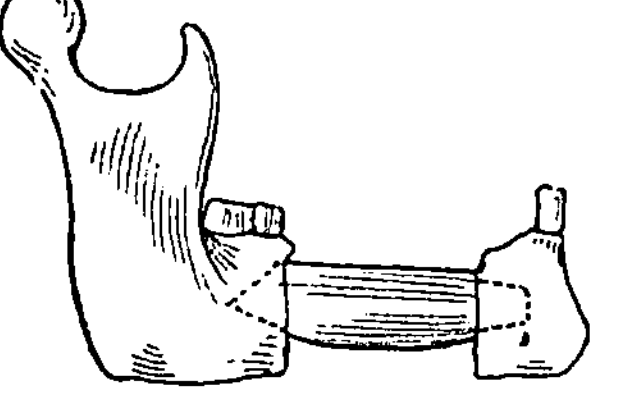

Knochengeschwulst.

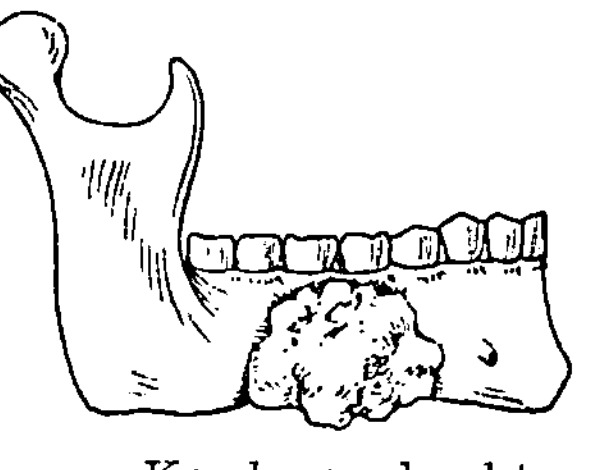

Abb. 249. Ersatz des durch Operation der Geschwulst entstandenen Knochendefektes durch Elfenbein (Alloplastik).

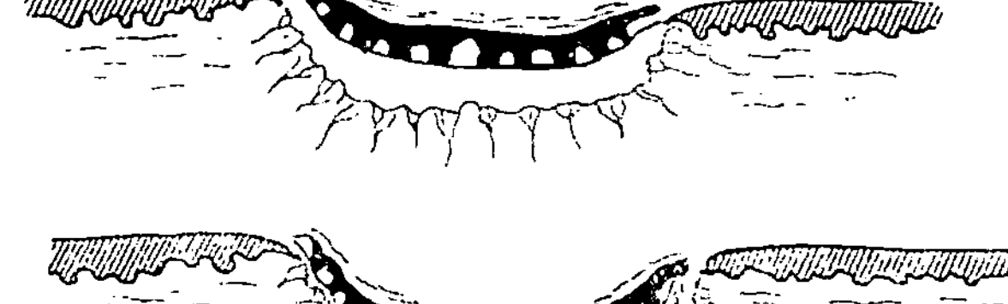

Abb. 250. Störung der Anheilung eines Epidermislappens durch Eiterung. Einwachsen der Gefäße von der Unterlage wird dadurch verhindert.

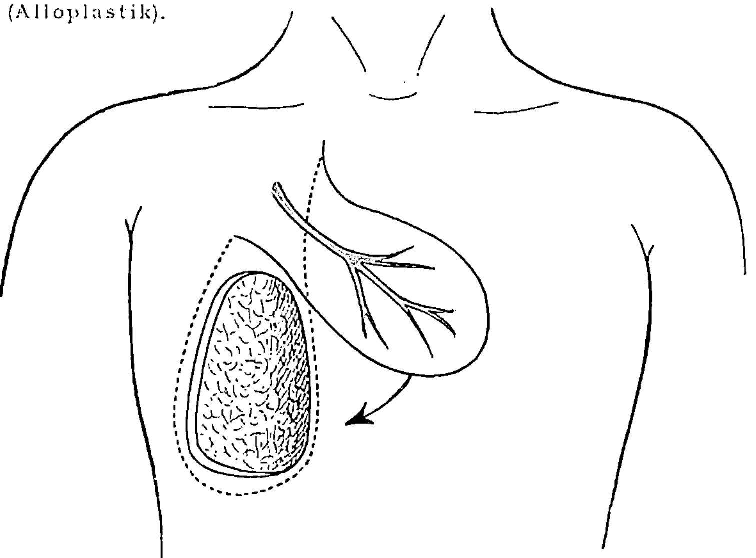

Abb. 251. Gestielter Hautlappen, enthält eine von der Basis her den ganzen Lappen ernährende Arterie.

drüse, Ovarium, Testis) sind nur in Ausnahmefällen erfolgreich
geblieben

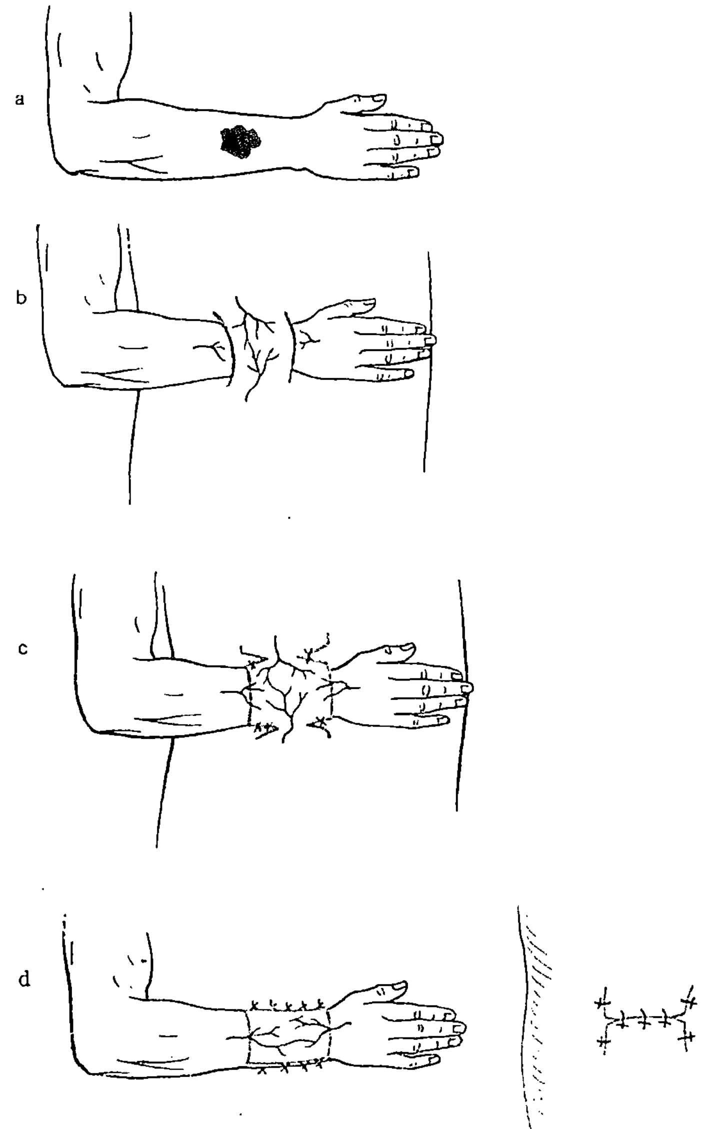

Abb. 252. Muffplastik. a Defekt. b Muffplastik aus Bauchhaut. c Etappenweise
Einkerbung des Stieles. d Angeheilter Lappen, durch Naht geschlossene Ent-
nahmestelle an der Bauchwand.

Auf die Anzeigestellung, wann die einzelnen Gewebe und wobei sie transplantiert werden, kann hier nicht eingegangen werden; nur sei erwähnt, daß die Epidermistransplantation nach Thiersch (Abb. 246, 250) die praktisch wichtigste ist, der nur der Nachteil anhaftet, daß die Epidermis nicht als voll-

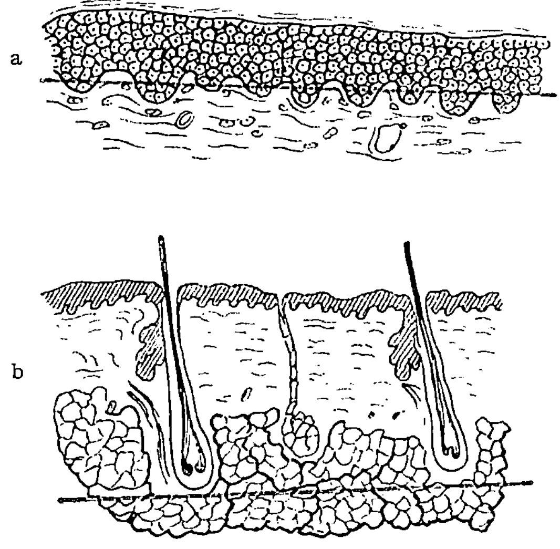

Abb. 253. a Thiersch'sche Epidermistransplantation. b Transplantation der ganzen Haut.

wertiger Ersatz der Haut anzusehen ist und an Stellen, die durch Druck, Zug oder Spannung belastet werden, nicht angewendet werden soll.

Bei der Alloplastik handelt es sich um Fremdkörpereinheilung, z. B. Elfenbein, Paraffin, Silber, bei der es zur Einkapselung, manchmal allerdings zur Resorption kommt. Andererseits ist Wanderung und Ausstoßung solcher Fremdkörper vor allem bei Infektionen nicht selten.

Gang der Untersuchung.

Durch die Befragung und Erhebung der Vorgeschichte (Anamnese) setzen wir uns in Konnex mit dem Patienten und

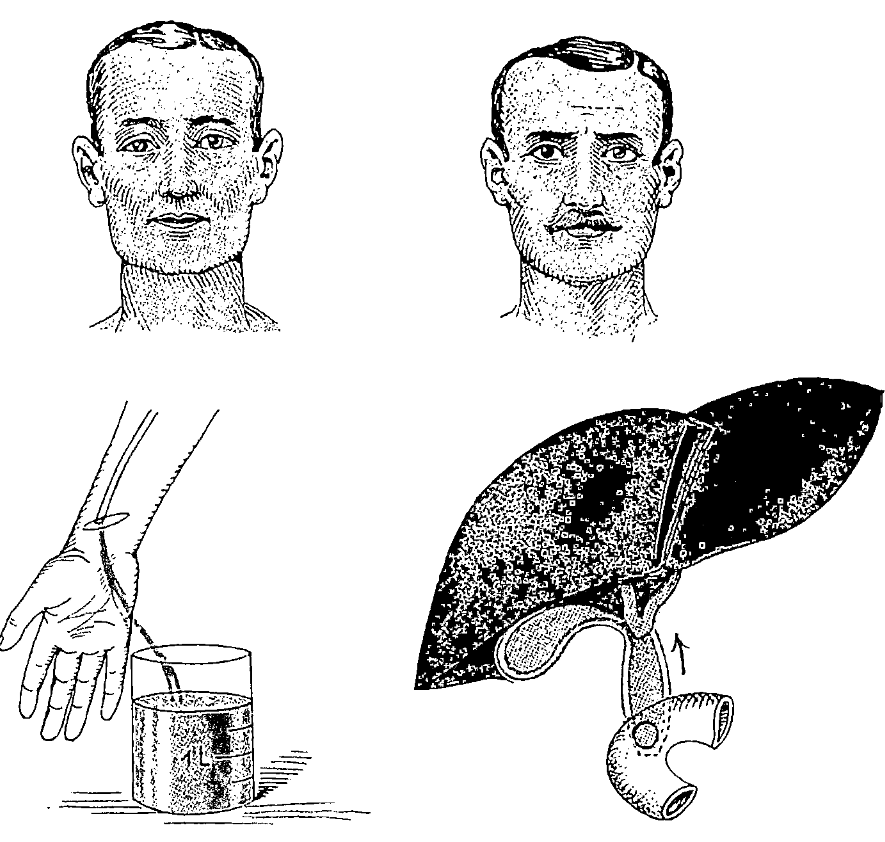

Abb. 254. Farbveränderung. Anämische (blasse) Hautfarbe (z. B. nach größerem Blutverlust).

Abb. 255. Farbveränderung. Ikterische Hautverfärbung, z. B. als Folge von Gallenstauung (Gelbfärbung nur bei Tageslicht, nicht bei künstlicher Beleuchtung erkennbar!).

erfahren von ihm — allerdings subjektiv gefärbt — Entstehung und Verlauf der Erkrankung. Für gewisse Krankheiten (z. B.

Ulcus duodeni) und Verletzungen (innere Ruptur) können die Angaben ausschlaggebend sein und müssen deshalb möglichst ein-

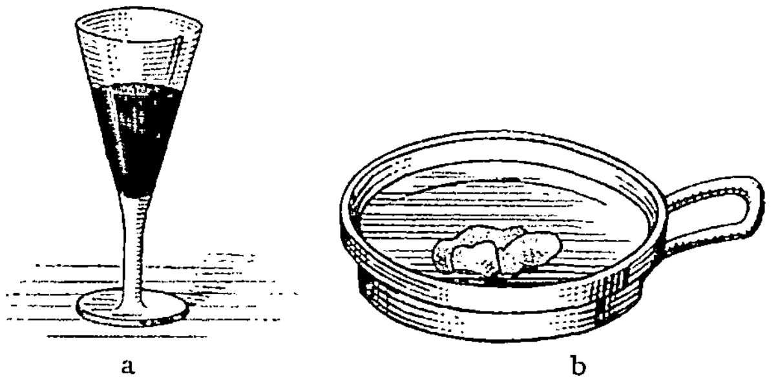

Abb. 256. Farbveränderungen. a Gallenfarbstoffhaltiger (bierbrauner) Urin. b Lehmartig aussehender Stuhl bei behinderter Entleerung der Galle in den Darm.

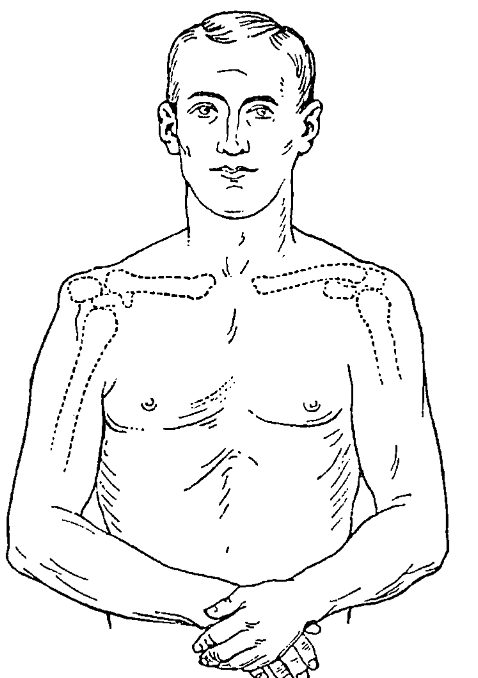

Abb. 257. Typische Formveränderung der Schulter, Fehlen der „Schulterrundung" (z. B. bei Luxatio humeri).

gehend erhoben werden. Sie erfordert klare Fragestellung und nicht subjektives Hineinfragen.

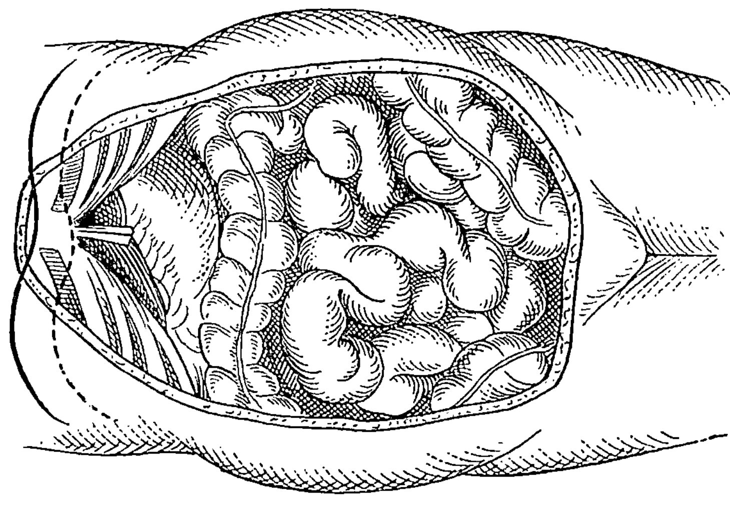

Abb. 259. Formveränderung. Gleichmäßige Auftreibung des Abdomens durch abnorme Gasfüllung (Meteorismus) der Därme. (Tympanitischer Klopfschall.)

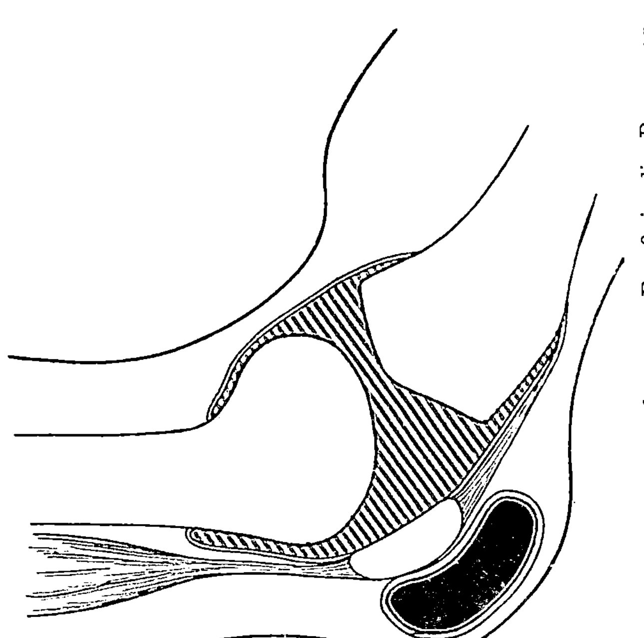

Abb. 258. Formveränderung. Erguß in die Bursa vor dem Kniegelenk. Lokalisierte Schwellung vor der Patella (vgl. Abb. 59b. Anschwellung des Kniegelenkes).

Bei der Inspektion (Besichtigung) stellen wir Farbveränderungen (Blässe (Abb. 254), Röte, Cyanose (Abb. 246),) Ikterus (Abb. 255), Aussehen des Patienten, Körperformveränderungen (Abb. 257, 258) an der Körperoberfläche, Ernährungszustand, abnorme Auftreibungen (Abb. 259, 260) oder Schwund (Abb. 90), Achsenverschiebungen u. dgl. (Abb. 257) fest und können uns

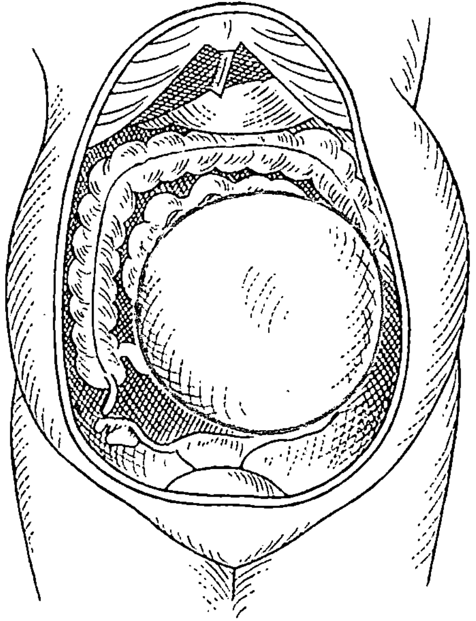

Abb. 260. Formveränderung. Umschriebenere Auftreibung des Leibes durch gut abgrenzbare Geschwulst, (z. B. Ovarialkystom). Perkussion ergibt Dämpfung zwischen den gashaltigen Darmschlingen.

über Gang und Haltung (Abb. 257) nicht bettlägeriger Kranken sowie aktive Beweglichkeit seiner Glieder orientieren.

Die Cyanose (Blaufärbung) charakterisiert sich dadurch, daß die sonst rot durchschimmernden Schleimhautstellen und die weiß oder rötlich gefärbte Haut bläulich erscheinen. Dies beruht darauf, daß das arterielle Blut zu wenig Sauerstoff bekommt. Entweder liegt ein Hindernis in der Zuleitung (Luftröhre, Bronchien) vor (Abb. 240, 262), oder die Respirationsfläche der Lungen ist stark eingeschränkt (Abb. 280). Schließlich kann ein ungenügend wirkender Motor (ein krankes Herz) nicht die nötigen Blutmengen durch die Lungen pumpen, um damit eine genügende Sauerstoffaufnahme zu gewährleisten (Abb. 263).

Selbstverständlich erfordert die Cyanose je nach ihrer Ursache baldigste Beseitigung des Hindernisses, wobei für den Chirurgen in der Hauptsache Verengerungen der Luftwege (Abb. 162) oder Kompression der Lungen — durch Erguß oder Luft (Pneumothorax) — eine Rolle spielen.

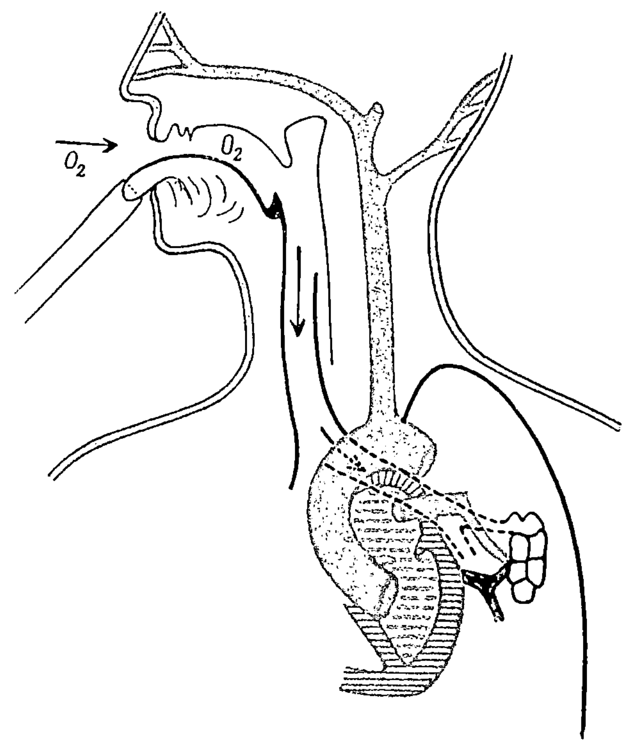

Abb. 261. Normale O_2-Zufuhr bei freien Luftwegen und normaler Gasaustausch in gesunder Lunge. (Rote Gesichtsfarbe.)

Meist geht eine ungenügende Sauerstoffzufuhr mit Dyspnoe einher, weil der Kranke versucht, durch intensivere Atmung das Hindernis zu überwinden oder die genügenden Luftmengen durch die Lungen durchzubringen. Liegt eine Verengerung der oberen Luftwege vor, dann hört man sehr häufig bei der Atmung ein Geräusch, das als Stridor bezeichnet wird, das durch Ein- oder Ausstreichen der Luft durch eine verengte Stelle zustandekommt (z. B. bei Struma).

Verkrümmungen der Extremitäten können in verschiedensten Richtungen vorhanden sein. So spricht man von einer

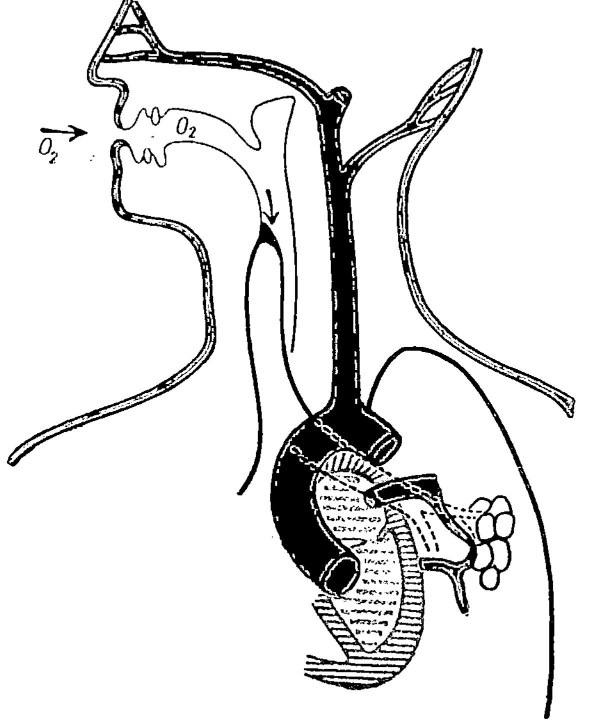

Abb. 262. Farbveränderung. Cyanose infolge behinderter Luftzufuhr und Übei-
sättigung des Blutes mit CO_2. (Bläuliche Lippen- und Gesichtsfarbe). (Vgl. Abb. 261.)

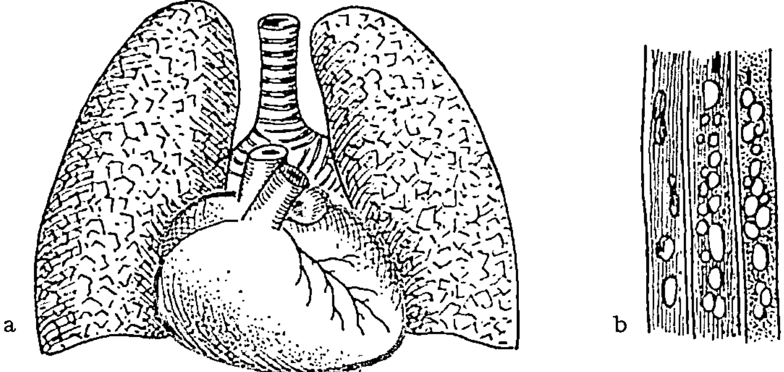

Abb. 263. Herzmuskeldegeneration als Ursache von cyanotischer Hautfarbe.
a Herzerweiterung. b Verfettung der Herzmuskulatur.

Varus-(O) (Abb. 265) und einer Valgus-(X) (Abb. 266) Stellung.
Die Varusstellung ist bedingt durch Veränderung des normalen

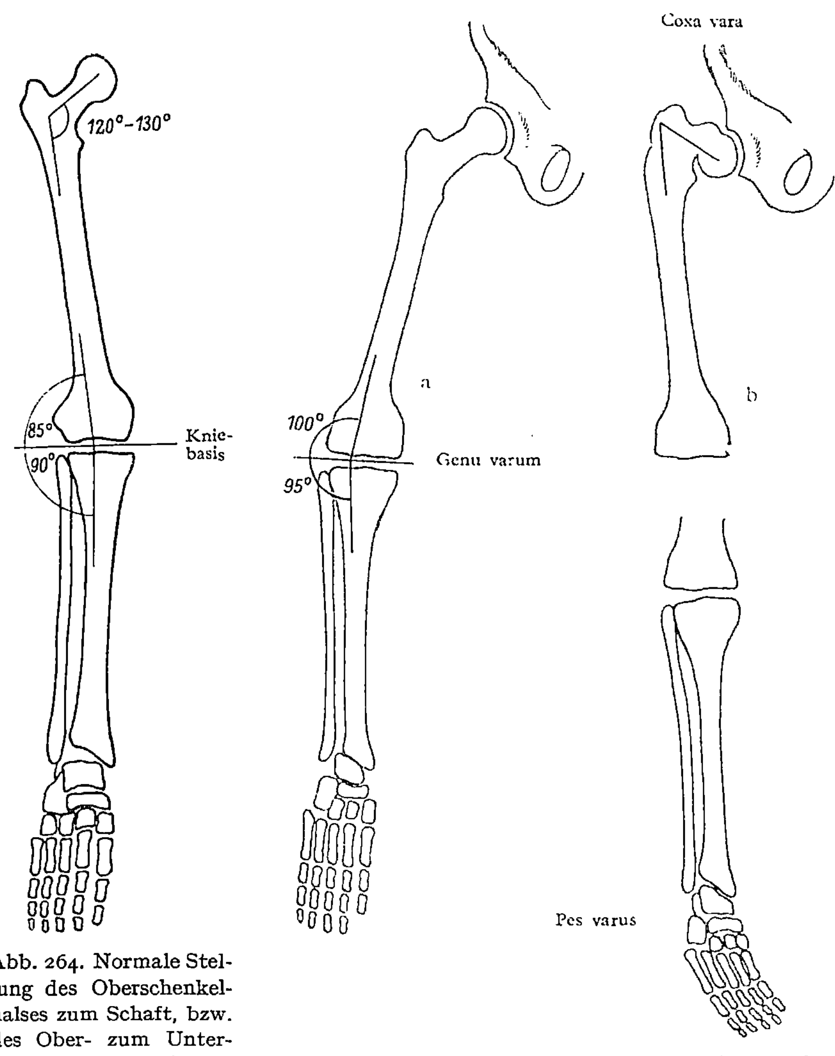

Abb. 264. Normale Stellung des Oberschenkelhalses zum Schaft, bzw. des Ober- zum Unter- und Unterschenkels zum Fuß (vgl. eingezeichnete Winkelmaße).

Abb. 265. Varus (O)-Stellung. Coxa vara (Schenkelhalsschaftwinkel kleiner als 120°, hier ca. 70° (b). Genu varum, Winkel im Knie 195° statt 175° (a).

Winkels einzelner Knochen und Knochenabschnitte zueinander im Sinne eines O, während jene bei der Valgusstellung umgekehrt

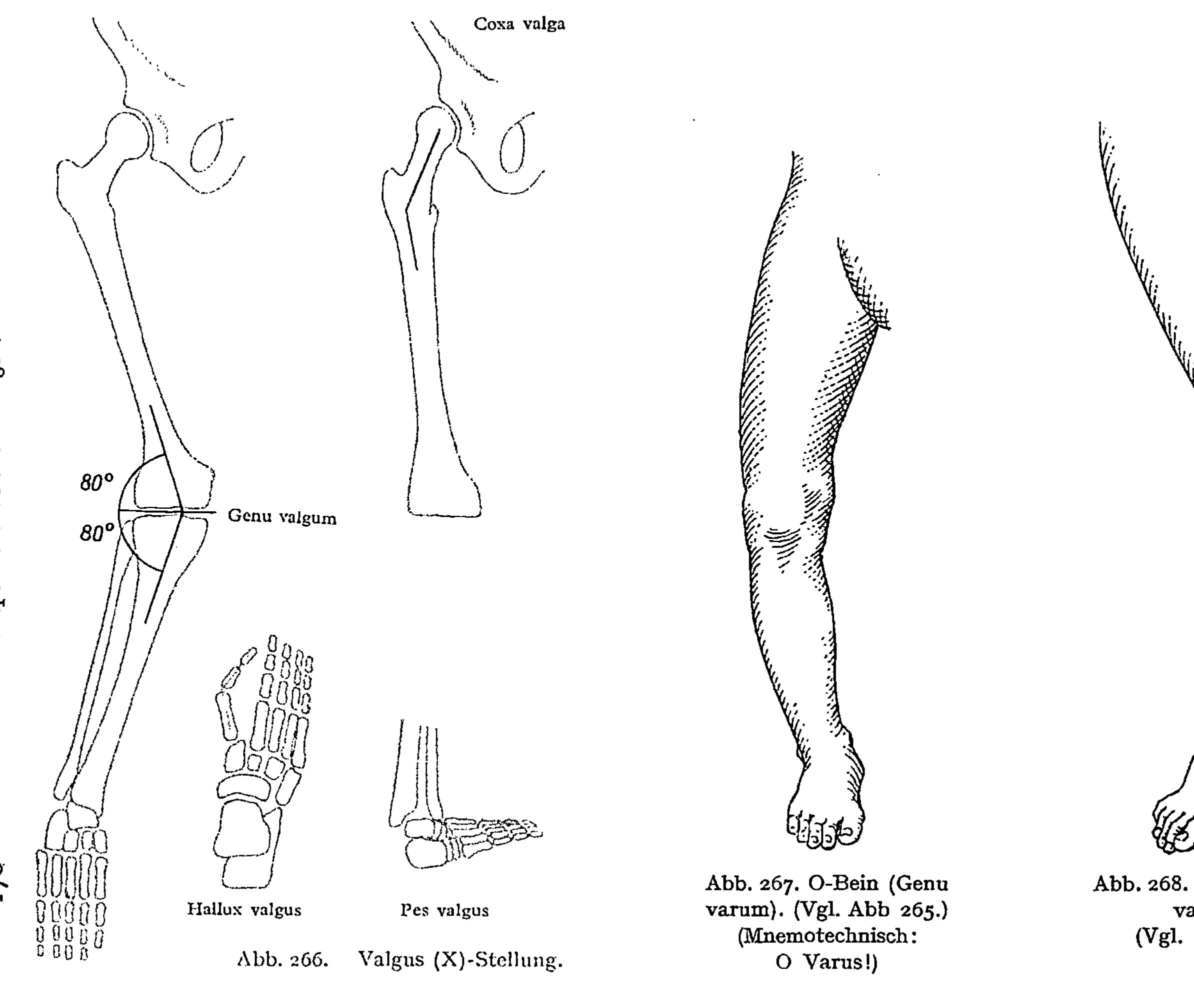

Abb. 266. Valgus (X)-Stellung.

Abb. 267. O-Bein (Genu varum). (Vgl. Abb 265.) (Mnemotechnisch: O Varus!)

Abb. 268. X-Bein (Genu valgum). (Vgl. Abb. 266.)

X ähnlicher wird. Am ausgesprochensten ist dies beim Kniegelenk, wo von O- und X-Bein gesprochen wird (Abb. 267, 268).

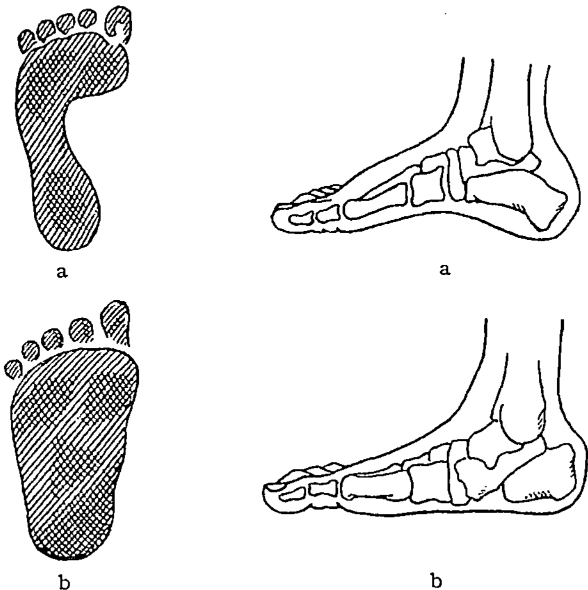

Abb. 269. Pes planus (Plattfuß). a Normales Fußgewölbe mit normalem Abdruck, b Fehlen des Fußgewölbes. Auftreten der ganzen Fußsohle. Abdruck bei Plattfuß.

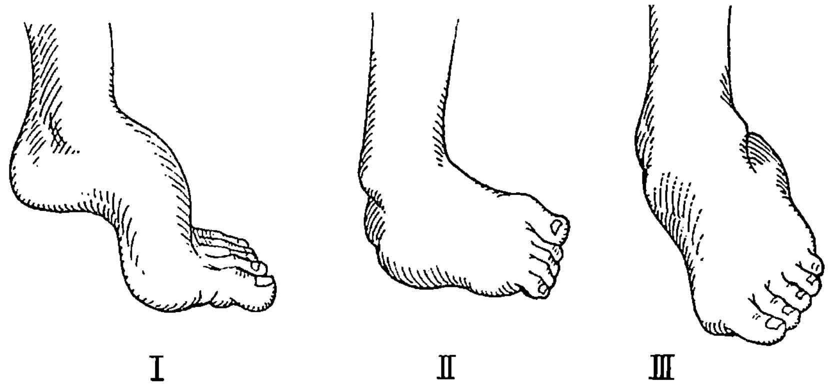

Abb. 270. I Spitzfuß, II Klumpfuß, Pes varus (vgl. Abb. 265, III Knickfuß, Pes valgus (vgl. Abb. 266).

Verkrümmungen der Wirbelsäule finden im Sinne der Vermehrung der normalen Krümmung statt, wobei man von einer

Kyphose (Abb. 172) spricht als einer vermehrten Buckelbildung und einer Lordose (Abb. 279) als einer vermehrten Aushöhlung Kommt es zur seitlichen Verkrümmung, bei der die Wirbelsäule S-förmig verbogen ist, dann liegt eine Skoliose (Abb. 271) vor. Als Gibbus (Abb. 172) wird ein umschriebener, auf 2—3 Wirbelkörper beschränkter Buckel bezeichnet. Kommt es außerdem zu einer Drehung der Wirbelkörper im Bereiche der Brustwirbelsäule, so bedingt dies eine Änderung der Stellung der Rippen in dem Sinne, daß bei Rechtsdrehung des Wirbel-

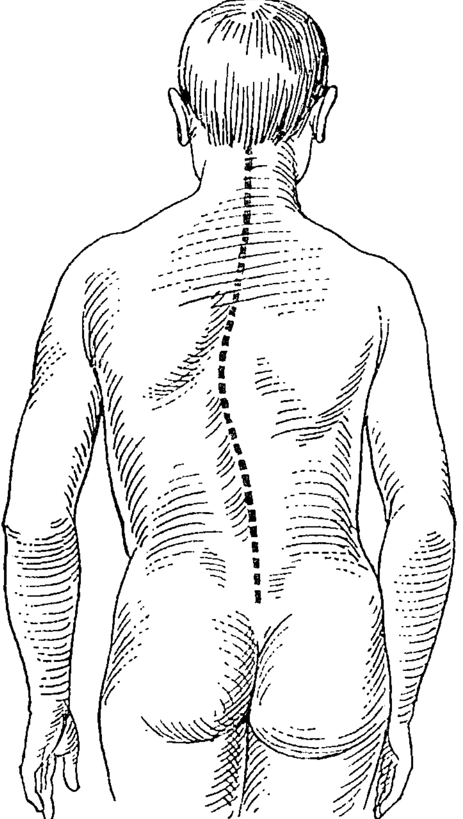

Abb. 271. Skoliose, S-förmige Verbiegung und Drehung der Wirbelsäule und gleichzeitige Verbiegung der Rippen (Rippenbuckel). Rot Dornfortsätze. (Vgl. Abb. 272.)

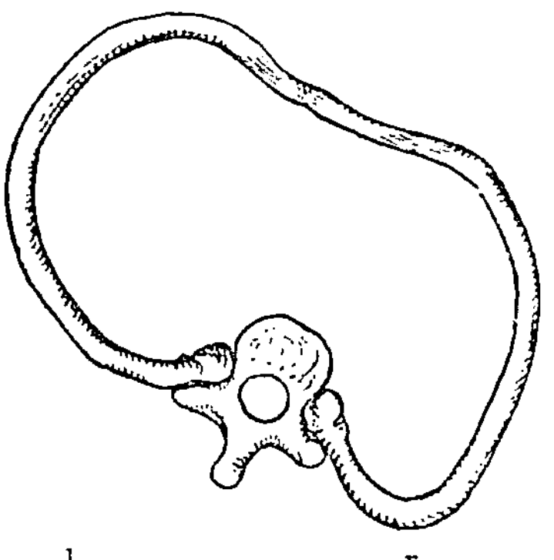

Abb. 272. Verbiegung der Rippen bei Skoliose der Wirbelsäule, Rippenbuckel (r.) infolge Drehung der Wirbelkörper. (Vgl. Abb. 271.)

körpers die rechte Rippe in steilerem Winkel nach hinten abgeht (Abb. 272), während die linke flach nach vorn verläuft, wodurch es rechts hinten zu einer Buckelbildung (Rippenbuckel) und vorn zu einer Abflachung des Brustkorbes kommt (Abb. 272).

Eine genaue Betrachtung einzelner Körperregionen zeigt uns Einzelheiten der Veränderungen an diesen und setzt uns auf

Grund anatomischer Kenntnisse in die Lage, die Herkunft zu vermuten, z. B. Hals, Bauch, Abb. 273, 274). Veränderte Atmungstypen und Herzschlag mit ihren krankhaften Folgezuständen (Dyspnoe usw.) lassen sich sofort erkennen, werden aber natürlich durch genauere Untersuchung der betreffenden Organe vervollständigt.

Als Dyspnoe bezeichnet man eine durch verschiedene Ursachen bedingte erschwerte Atmung. Sie

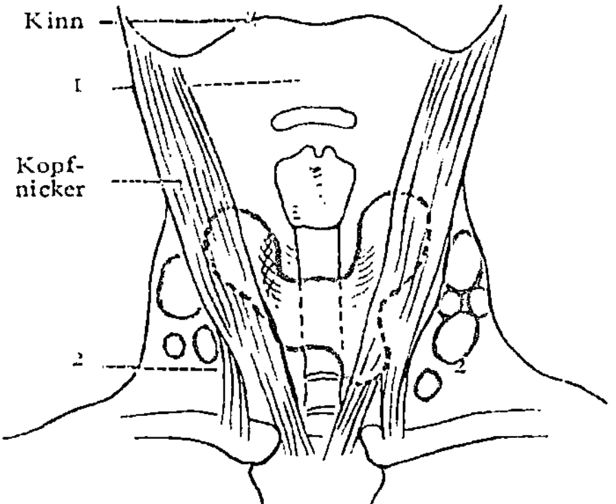

Abb. 273. Äußere Topographie des Halses. 1 Mittleres und 2 seitliche Halsdreiecke. Mittleres ist begrenzt durch Kinn und beide Kopfnicker, seitliche durch letzteren, Schlüsselbein und Rand des M. trapezius.

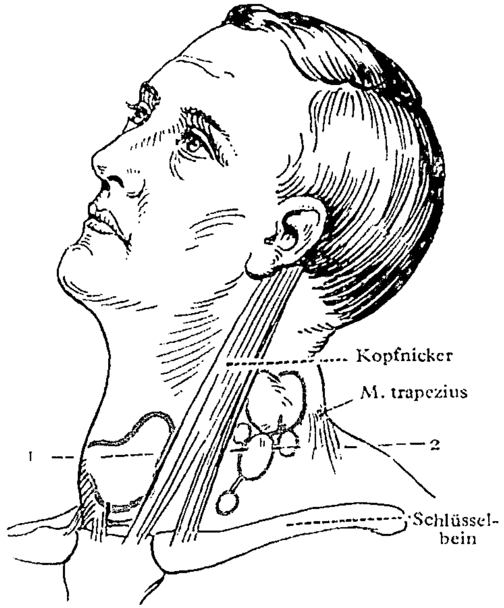

Abb. 274. Topographie des Halses (vgl. Abb. 273). 1 Mittleres Halsdreieck. Sitz von Schilddrüse, Kehlkopf, Ösophagus. 2 Seitliches Halsdreieck. Sitz der Lymphdrüsen und der entsprechend von jenen ausgehenden krankhaften Veränderungen (rot). (Rot, Kropf bzw. Lymphene.)

hat ihre Ursache in einem Hindernis im Bereich der oberen Luftwege, die von außen zusammengedrückt (Kropf) (Abb. 240) oder deren Lumen durch Schleimhautschwellung verengt wird (Diphtherie) (Abb. 162). Natürlich führt auch der Ausfall einer oder beider Lungen zur ungenügenden Sauerstoffversorgung, wobei es sich um Erkrankung der Lungen oder aber um Verdrängung derselben durch Flüssigkeit oder Luft handelt (Abb. 280).

Je nach der Ursache ist natürlich auch die Behandlung eine verschiedene. Wenn möglich beseitigt sie die Ursache oder sie sucht während der Erkrankung dem Körper die Möglichkeit genügender Luftzufuhr zu schaffen. Dies ist bei Hindernissen in den oberen Luftwegen durch den Luftröhrenschnitt möglich (Abb. 162).

Unter Diaphanoskopie verstehen wir die Durchleuchtung gewisser Körperabschnitte durch Dahintersetzen einer Licht-

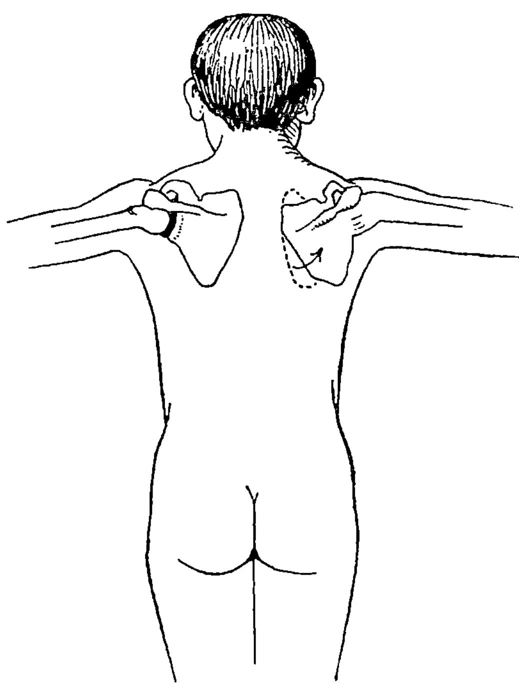

Abb. 275a. R. Schulterversteifung in Ruhelage.

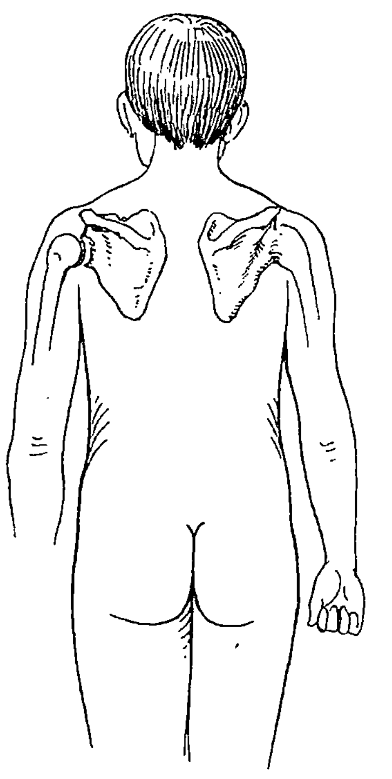

Abb. 275b. Hebung des Armes bei r. Schulterversteifung. Scheinbare Bewegungsmöglichkeit bis zur Horizontalen, wobei aber das Schulterblatt mit gehoben wird (Pfeil), also keine Beweglichkeit im Schultergelenk stattfindet.

quelle, die uns über krankhafte Verschattung Aufschluß gibt (Hydrozele).

Bei der Untersuchung

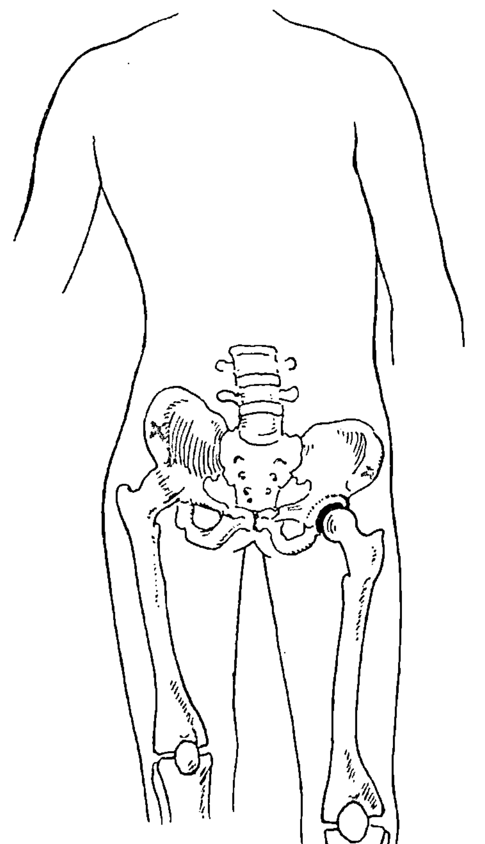

Abb. 276a. Versteifung der r. Hüfte in abnormer Stellung. In Ruhelage Höhertreten der kranken Hüfte, und Verkrümmung der Wirbelsäule, wodurch das r. Bein neben das gesunde gebracht wird (vgl. Abb. 276b).

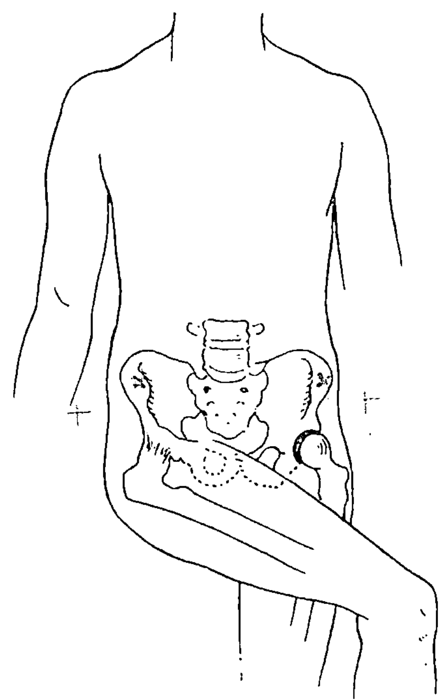

Abb. 276b. Nachweis der krankhaft fixierten Stellung im r. Hüftgelenk, indem das Becken und die Wirbelsäule in normale Stellung gebracht werden (Bein steht dann in Adduktions-Flexionsstellung).

der Extremitäten sowie bei Hals und Rumpf folgt dann die Prüfung auf aktive (Abb. 275) und passive Bewegungsmöglichkeit (Abb. 278, 279).

Beim Gelenk unterscheiden wir Bewegungen in den verschiedensten Richtungen. Sie hängen von der Art des Gelenkes ab. Die wichtigsten sind die Beugung (Flexion) (Abb. 281, 3), die Streckung (Extension), das Abspreizen (Abduktion) (Abb. 281, 1), im Gegensatz zur Adduktion (Abb. 281, 2), die Pronation (Abb. 281, 5), Supination (Abb. 281, 6) und schließlich die Drehbewegung oder Rotation (Abb. 281, 4; 282).

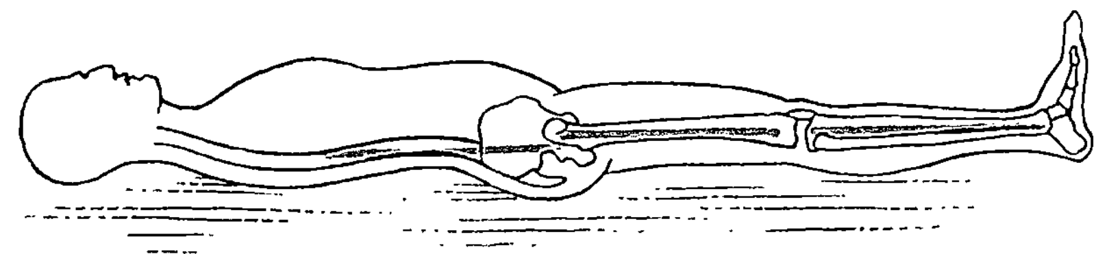

Abb. 277. Normale Rückenlage bei gesundem Hüftgelenk (rot eingezeichnet Achse von Wirbelsäule und Bein).

Beim Knie kommt es zur abnormen Beweglichkeit nach hinten, zur Rekurvation (Abb. 283a) durch Kapselerschlaffung

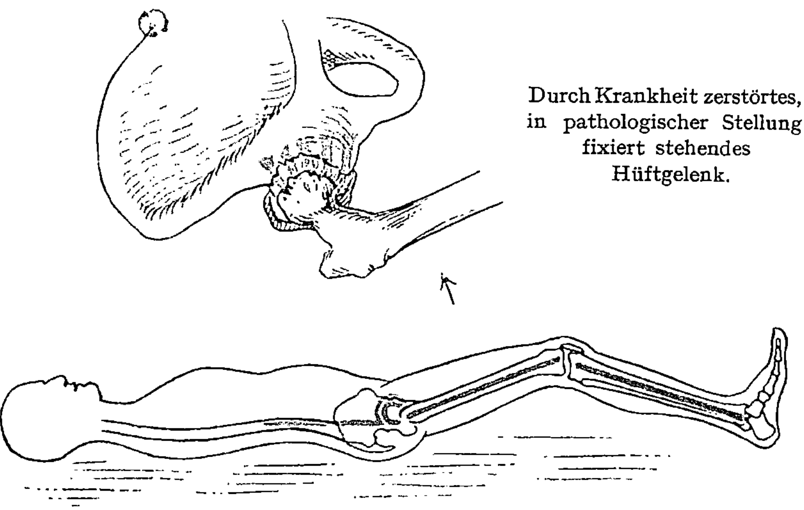

Abb. 278. In Beugestellung des Oberschenkels fixierte Hüfte. Rückenlage nur möglich bei in der Hüfte gebeugtem Oberschenkel. Abweichung der Achse durch krankhafte Stellung infolge Ausfalls eines beweglichen Hüftgelenkes.

bzw. Kreuzbandverletzung. Eine abnorme seitliche Bewegung spricht für Insuffizienz der entsprechenden seitlichen Bandapparate (Abb. 283b).

Die Kontrolle des Pulses gibt uns Aufschluß über den Zustand des Herzens durch Feststellung der Frequenz und der

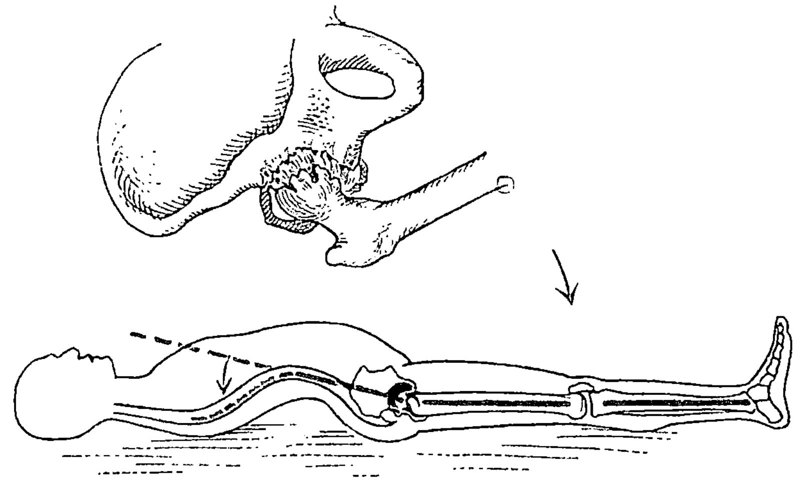

Abb. 279. Lordose. Rückenlage bei in Beugestellung fixierter Hüfte. Auflegen des Oberschenkels nur möglich bei starker Wirbelsäulenverkrümmung. Winkel zwischen Oberschenkel und Wirbelsäulenachse wie Abb. 278. Krumme Haltung der von der Unterlage abstehenden Wirbelsäule wird infolge deren Biegsamkeit im Sinne des Pfeiles z. T. ausgeglichen (rotpunktierte Achse).

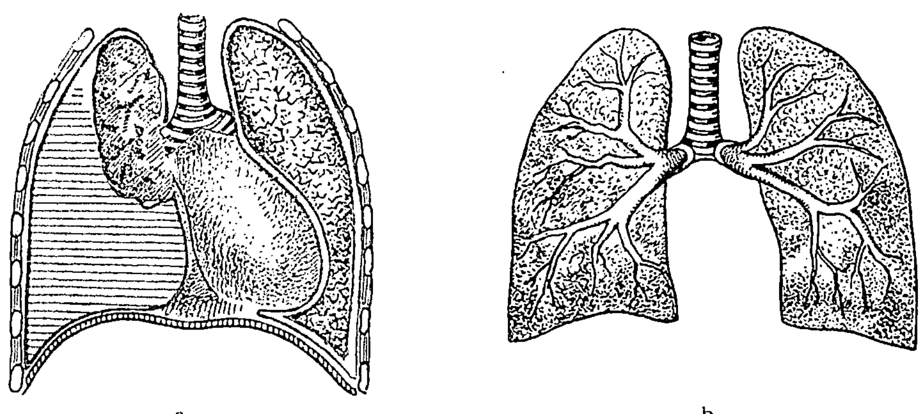

a   b

Abb. 280. Dyspnoe infolge Ausschaltung ausgedehnter Lungenabschnitte, z. B. a durch Pleuraerguß, b durch doppelseitige Lungenentzündung.

Qualität (Abb. 284). So sind z. B. für bestimmte Herzkrankheiten bestimmte Pulsveränderungen charakteristisch (vgl. Lehrbücher der inneren Medizin). Dasselbe gilt für den Hirndruck (Abb. 184) (Druckpuls). Außerdem wird abnorme Pulsation bzw. mitgeteilte erkannt (Abb. 285 a), und schließlich stellen

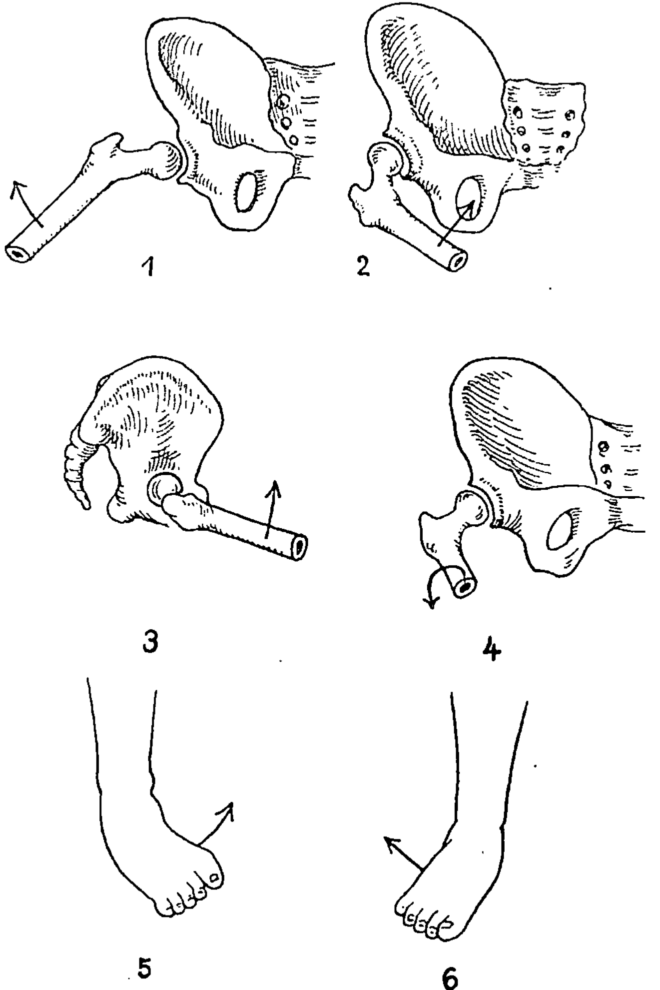

Abb. 281. Bewegungsmöglichkeiten in einem Gelenk. 1 Abduktion. 2 Adduktion. 3 Flexion. 4 Rotation. 5 Pronation. 6 Supination.

wir das Fehlen des Pulses fest, z. B. als Folge embolischer Verstopfung des Gefäßes (Abb. 286 c).

Die aufgelegte Hand kann außerdem Reibegeräusche feststellen, die durch Gegeneinanderreiben sonst glatter Ober-

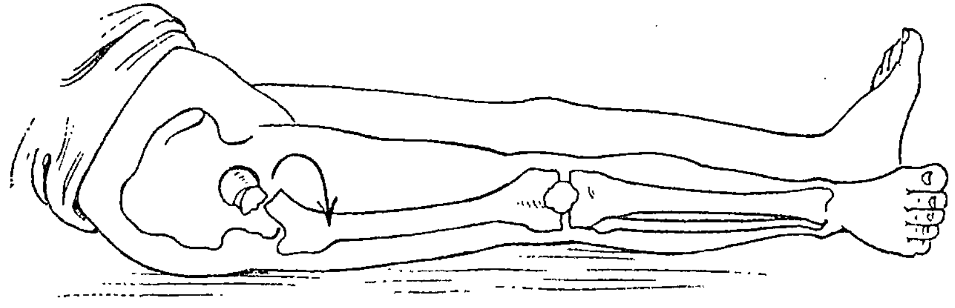

Abb. 282. Außenrotationsstellung des r. Beines, z. B. bei Oberschenkelhalsbruch. Folge einer direkten Gewalteinwirkung, oder Auswirkung der Sehnenkraft des schon normalerweise auswärts gedrehten Fußes.

flächen zustande kommen. Dies gilt beispielsweise für Gelenkveränderungen (Abb. 287), mit Ausschwitzung einhergehende Herz-

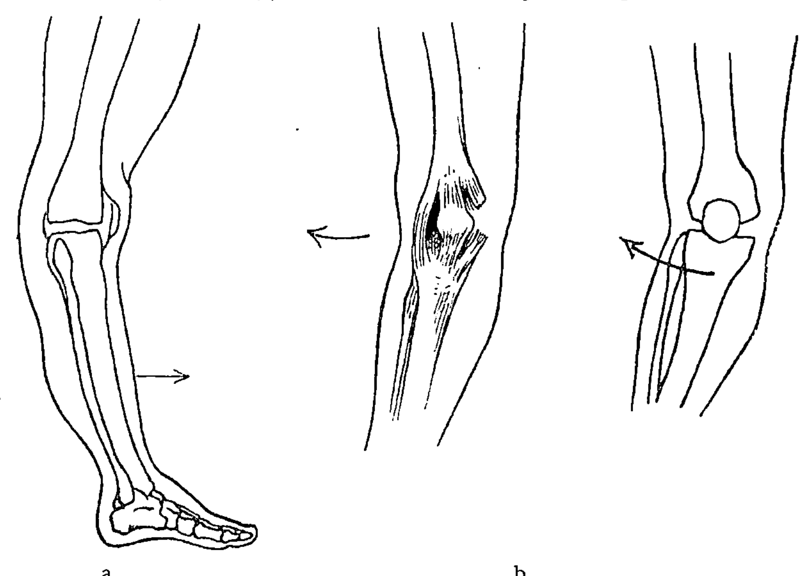

Abb. 283. a Rekurvation, abnormes Durchbiegen des Knies nach hinten. b Abnorme seitliche Bewegungen im Kniegelenk.

beutelentzündungen, für Auflagerungen gewisser sonst glattflächiger Bauchorgane.

Die Palpation (Betastung) orientiert uns über Größe und Form, Oberfläche und Konsistenz (Abb. 288a) krankhafter Veränderungen. Sie gibt uns Aufschluß über die Beziehungen der betreffenden Veränderungen zu der Bedeckung und zu ihrer Unterlage (Abb. 205, 206, 210—212). Sie stellt Beweglichkeit

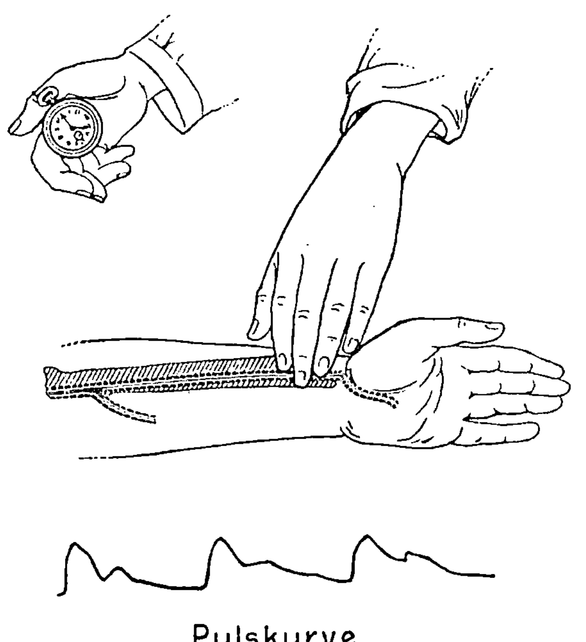

Abb. 284. Pulskontrolle zur Feststellung der Zahl und Qualität der Pulsschläge. Auflegen des Zeige- oder Mittelfingers auf die Art. radial.

(Abb. 289) und Verschieblichkeit (Abb. 290) fest und prüft bei Bewegungsanomalien abnorme, federnde oder eingeschränkte Bewegungen. Außerdem können wir mit ihr die Verdrängbarkeit einer Anschwellung, z. B. eines Varixknotens (Abb. 291), eines Bruches (Abb. 236) feststellen. Bei Luftaustritt unter der Haut fühlt man eigenartiges Knistern (Abb. 292).

Durch Auflegen zweier Hände und Druck der einen bei ruhig aufliegender anderer weisen wir bei abgesackten Flüssigkeits-

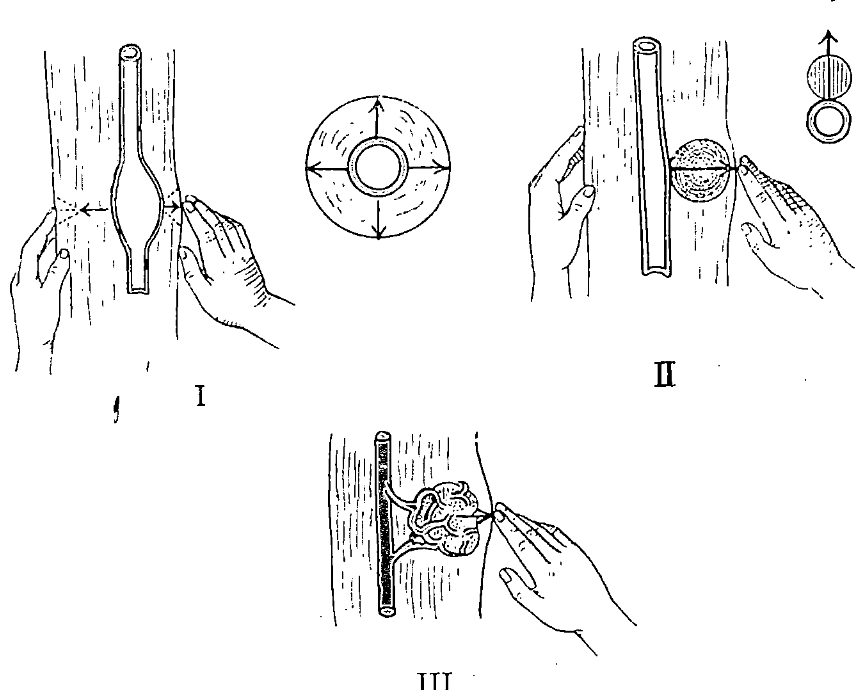

Abb. 285. I Allseitige abnorme Pulsation, z. B. bei Gefäßerweiterung. II Mitgeteilte Pulsation eines dem Gefäß aufsitzenden Gebildes nur nach einer Richtung. III Pulsierende gefäßreiche Geschwulst, die abnorme Pulsation vortäuscht.

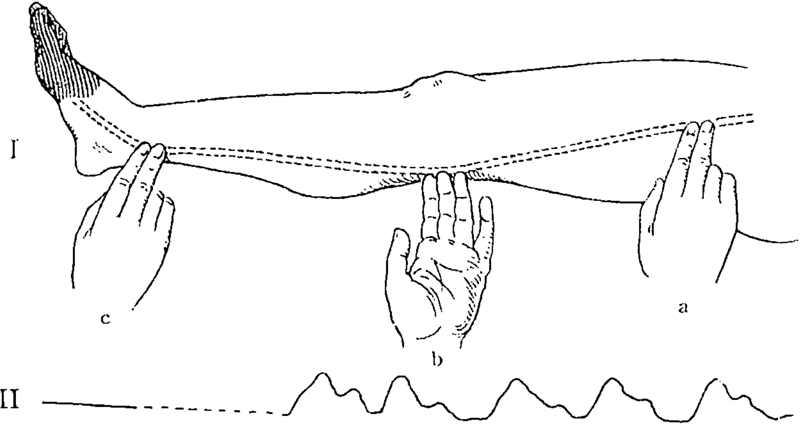

Abb. 286. I Nekrose des Fußes nach embolischem Verschluß der Art. tibialis. Feststellung des oberhalb noch nachweisbaren (a, b), unterhalb fehlenden (c) Pulses, II graphische Darstellung des Pulses.

ansammlungen Fluktuation (Abb. 293) und Undulation nach (Abb. 294, 295).

Im Kniegelenk gelingt der Nachweis kleinerer Flüssigkeitsansammlungen dadurch, daß man den Inhalt unter die Patella drückt und diese jetzt gegen die Unterlage durch Fingerdruck anschlägt (Tanzen der Patella) (Abb. 296).

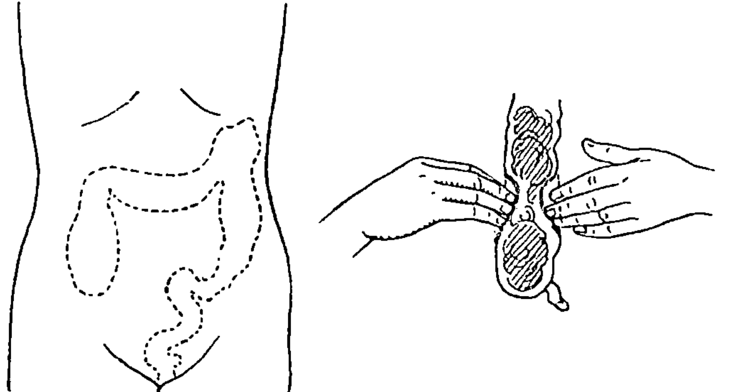

Abb. 287. a Normaler Knorpelüberzug. b Teilweise zerstörter Gelenkknorpel. Knirschen bei Bewegungen der unregelmäßigen Flächen gegeneinander.

Als Schaukeln (Ballottement) bezeichnen wir die Möglichkeit, ein Organ zwischen zwei aufgelegten Händen hin und her zu werfen, ein Symptom, was besonders für die Niere von Wichtigkeit ist (Abb. 298).

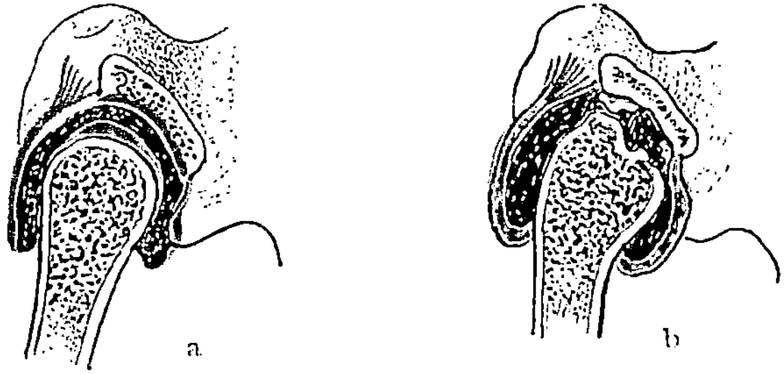

Abb. 288. Knetbare „Geschwulst", z. B. bedingt durch abnorm langes Verweilen des Kotes in der Dickdarmschlinge.

Krepitation kommt bei Reiben zweier harter Gegenstände, z. B. Knochenfragmente zustande. Es tritt vor allem beim Knochenbruch auf, wenn die Knochenenden gegeneinander verschoben werden.

Schließlich gibt uns die Palpation Aufschluß über die Schmerzhaftigkeit und weist uns bei diffusen Krankheiten auf

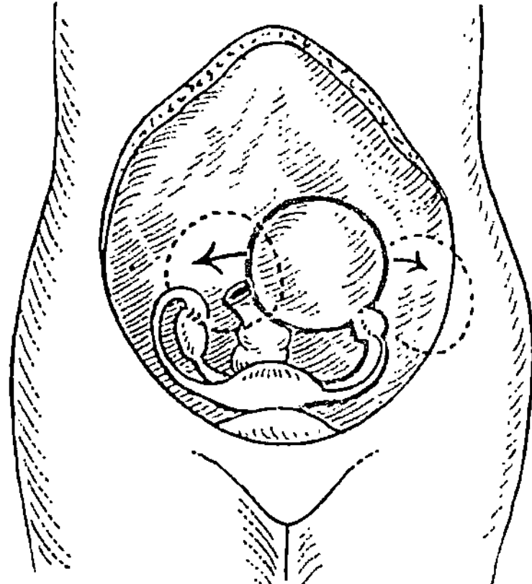

Abb. 289. Beweglichkeit eines Ovarialtumors um seinen im kleinen Becken fixierten Stiel (im Sinne der Pfeilrichtungen).

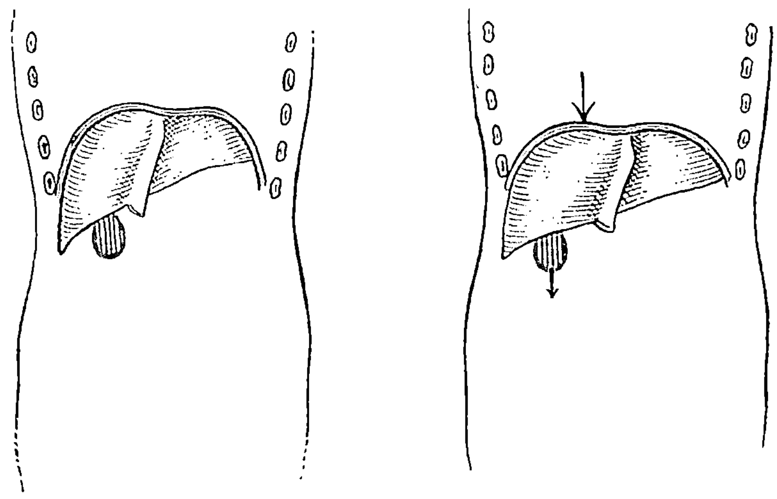

Abb. 290. Respiratorische Verschieblichkeit (bei Organen, die sich bei der Atmung mit dem Zwerchfell bewegen, z. B. Gallenblase). Tiefertreten der Leber und Gallenblase bei der Inspiration (b).

den genauen Sitz der Erkrankung hin (z. B. Schmerz in der Hohlhand bei Schwellung am Dorsum).

Die digitale Untersuchung beruht darauf, daß wir mit 1 oder 2 Fingern normale Körperöffnungen (Vagina, Rectum) zur Abtastung von ihr aus erreichbarer Organe benutzen und damit krankhafte Veränderungen derselben oder solche, die von ihnen ausgegangen sind, feststellen können (Abb. 300, 301).

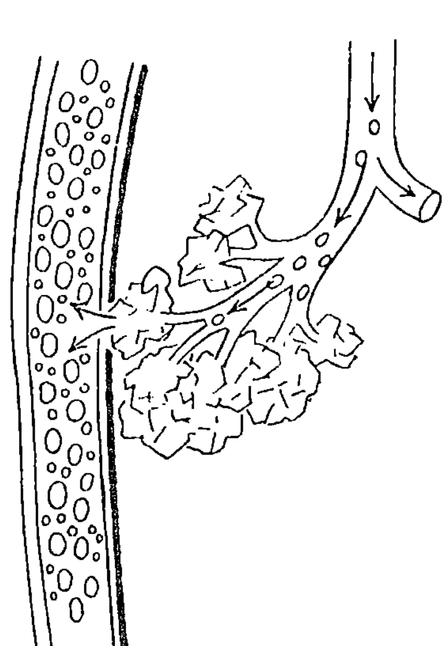

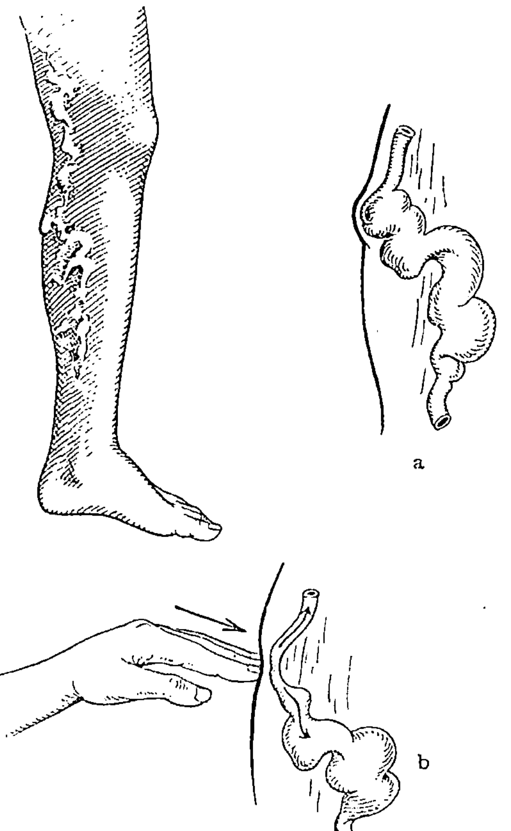

Abb. 291. Kompressibilität. Lymphe oder Blut sind im Gefäß wegzudrücken, z. B. bei Gefäßgeschwulst (Krampfaderknoten.)

Abb. 292. Hautemphysem. Nach Verletzung erfolgt Luftaustritt aus Lunge oder Luftröhre ins subkutane Gewebe. Fingerdruck stellt eigenartiges Knistern fest, wobei die Gasbläschen weggedrückt werden.

In der Chirurgie spielt vor allem die Untersuchung vom Mastdarm (Abb. 46, 300) und vom Munde aus eine Rolle; natürlich ist auch diejenige von der Vagina in entsprechenden Fällen nicht zu unterlassen (Abb. 301).

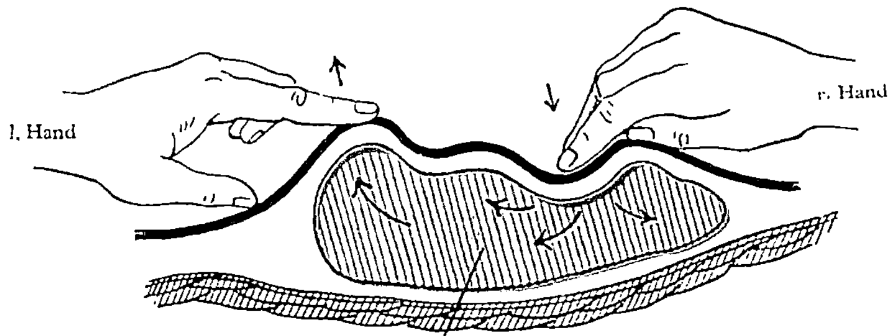

Abb. 293. Nachweis von Fluktuation, wobei mit der einen Hand ein leichter Druck ausgeübt wird, der die weggedrückte — inkompressible — Flüssigkeit an anderer Stelle durch passives Heben der andern Hand erkennen läßt (r. Hand drückt, l. wird gehoben).

Abb. 94. Undulation, Erschütterung einer in einem Hohlraum freibeweglichen Flüssigkeit und Nachweis der dabei entstandenen Wellenbewegung an anderer Stelle. Anschlagen mit r. Hand. Nachweis durch die aufgelegte l. Hand. (Vgl. Abb. 295.)

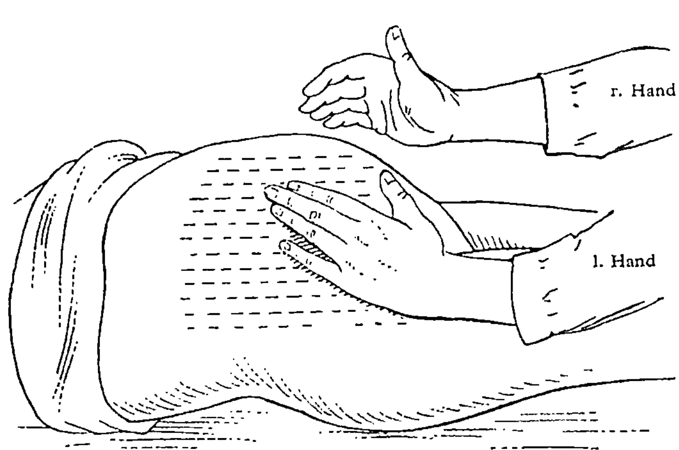

Abb. 295. Erzeugung einer Wellenbewegung in einem Hohlraum durch Erschütterung der Flüssigkeit mit der einen Hand, die an einer andern Körperstelle von der andern gefühlt wird. (Vgl. Abb. 294.)

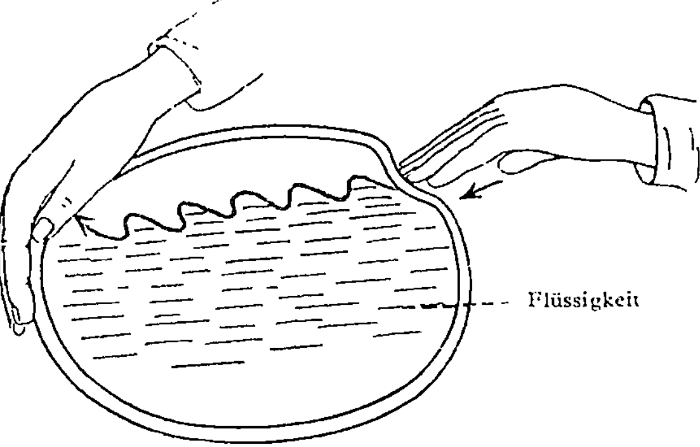

Die Perkussion (Beklopfung) gibt uns Aufschluß über Schallverschiedenheiten. Es handelt sich dabei in erster

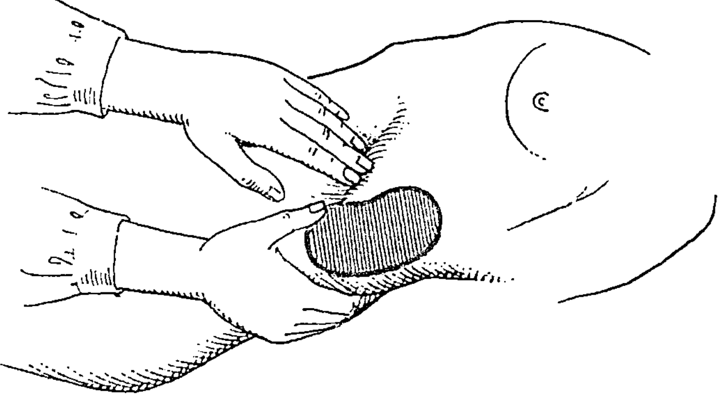

Abb. 296. Erguß im Kniegelenk. Nachweis durch Feststellung des „Tanzens" der Patella. Wegdrücken der Flüssigkeit aus den Buchten des Gelenkes unter die Kniescheibe mit Daumen und 3—5 Finger beider Hände. Hierauf Andrücken der Patella mit einem Zeigefinger gegen die Femurcondylen (Anschlagen gegen den Knochen). Bei Freigabe federt die Kniescheibe in ihre ursprüngliche Lage zurück.

Linie um Abgrenzung von luft- oder gashaltigen Teilen gegenüber festen (Abb. 302, 305). Bei den Lungen- und Herz-

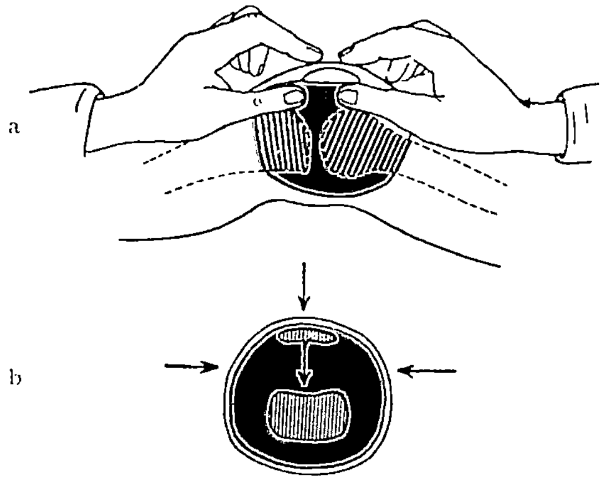

Abb. 297. Bimanuelle Palpation der Niere.

erkrankungen ist sie ganz besonders wichtig, spielt aber auch bei Erkrankungen der Bauchhöhle eine Rolle. Hier stellen wir abnorme

Flüssigkeitsansammlungen (Abb. 304), Überlagerungen gewisser Organe durch gashaltige Därme u. dgl. m. fest (Abb. 305).

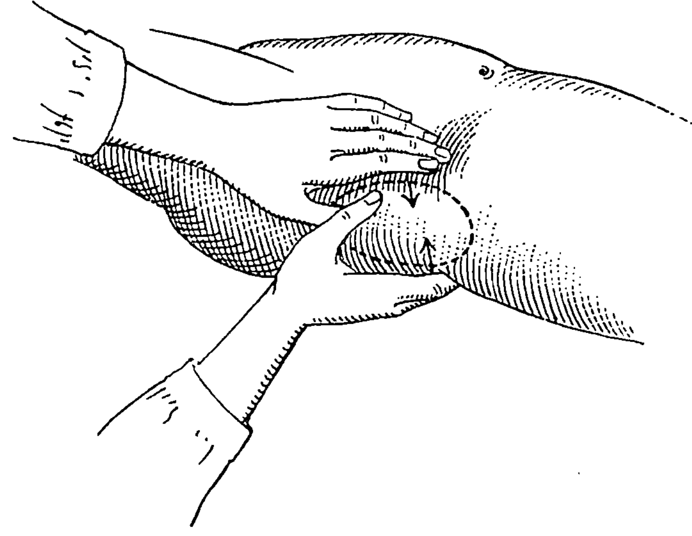

Abb. 298. Schaukeln (Ballottement) einer Nierengeschwulst zwischen je einer vorn und hinten aufgelegten, abwechselnd einen Druck ausübenden Hand.

Die Auskultation (Behorchung) setzt uns in Kenntnis über hörbare Phänomene. Hier spielen vor allem Veränderungen

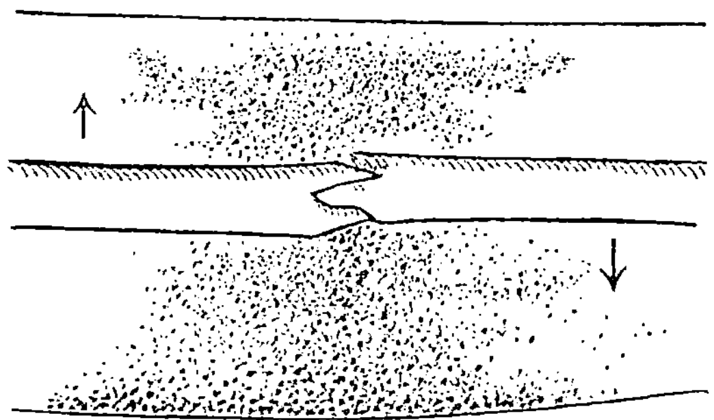

Abb. 299. Nachweis von Krepitation (Knochenreiben) durch vorsichtiges Verschieben zweier Knochenfragmente gegeneinander (Pfeilrichtung).

an der Lunge und Geräusche am Herzen eine große Rolle. Aber auch die Prüfung auf Magen-, Darm- und Plätschergeräusche ergibt uns wichtige Aufschlüsse (Abb. 307).

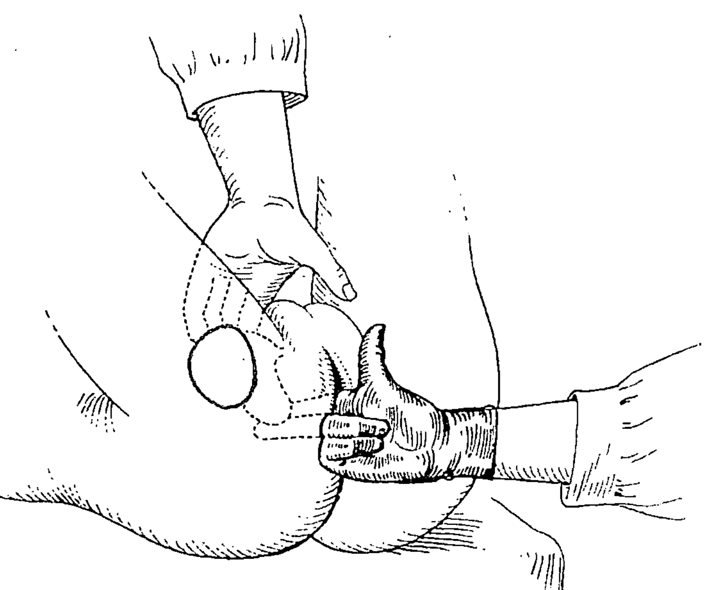

Abb. 300. Innere Untersuchung. R. Zeigefinger in der Vagina, r. Mittelfinger im Mastdarm, 1. Hand auf dem Abdomen.

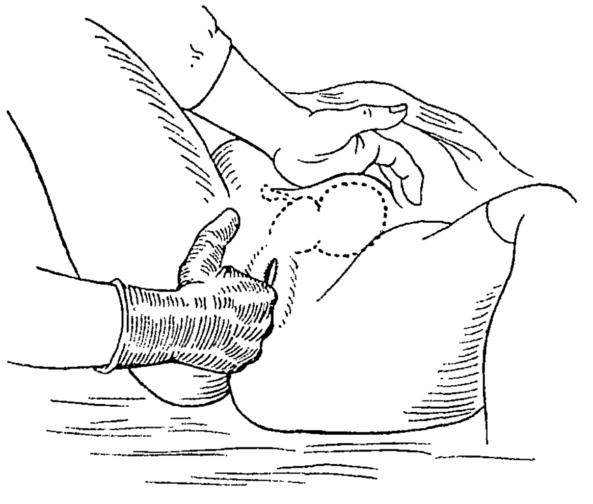

Abb. 301. Bimanuelle digitale Untersuchung bes. wichtig bei der Diagnostik gynäkologischer Erkrankungen z. B. Feststellung einer Geschwulst des Uteruskörpers. Die rechte Hand (2 Finger) untersucht von der Vagina, die linke von außen her.

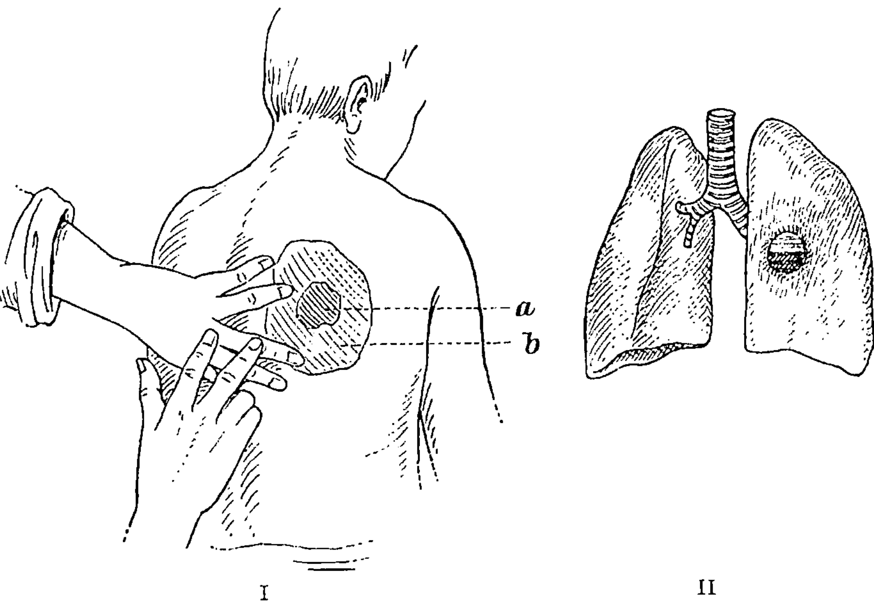

Abb. 302. Lungenabszeß. Durch Perkussion wird umschriebene Dämpfung innerhalb des senoren Lungenschalles festgestellt (a sog. absolute, b sog. relative Dämpfung).

I Perkussionsfigur. II Anatomisches Substrat.

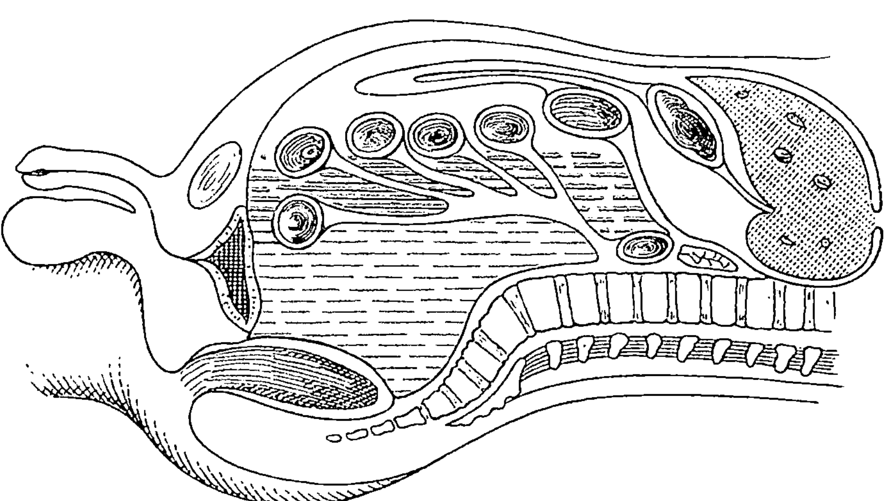

Abb. 303. Abnorme freie Flüssigkeitsansammlung in der Bauchhöhle bei Rückenlage.

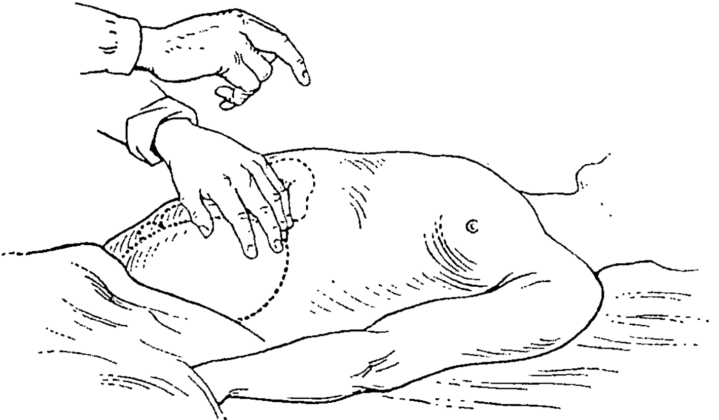

Abb. 304. Verschiebung der Dämpfung bei freier Flüssigkeitsansammlung in der Bauchhöhle nach Lagewechsel des Kranken. Flüssigkeit sammelt sich stets an den tiefergelegenen Stellen an, während gashaltige leichter sind, und obenauf schwimmen. a Rückenlage. b Linke Seitenlage.

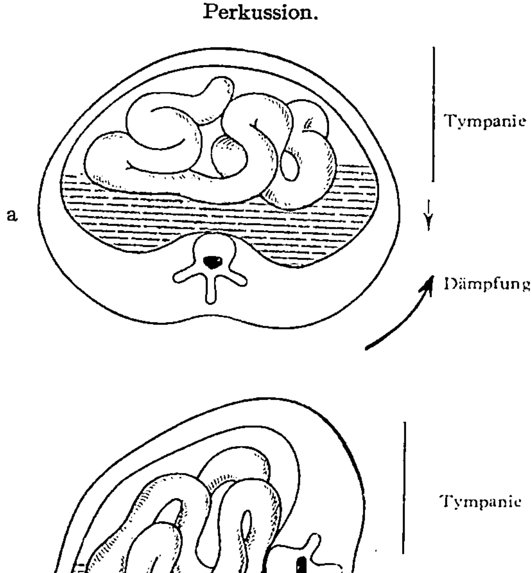

Abb. 305. Durch Perkussion festgestellte Dämpfung innerhalb der tympanitisch klingenden gashaltigen Darmschlinge bei solider Geschwulst (rot), die die Därme überlagert oder verdrängt. (Vgl. Abb. 306.)

Geschmacks- und Geruchsprüfungen sind in der modernen Diagnostik etwas in den Hintergrund getreten. Wohl zeigt uns der

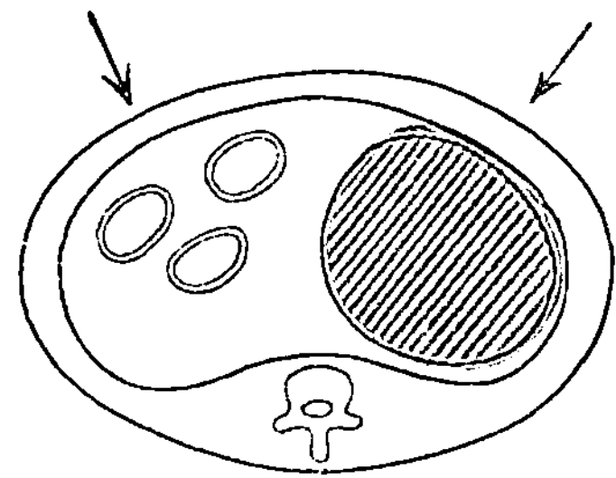

Abb. 306. Umschriebene Geschwulst (rot) · gibt gedämpften Schall (roter Pfeil) — wenn sie nicht von gashaltigen Därmen überlagert ist. Im Gegensatz dazu tympanitischer Schall über den gashaltigen Darmschlingen (schwarzer Pfeil). (Vgl. Abb. 305.)

Geruch einer Wunde oder einer Fistel die Art derselben an, insofern, als z. B. Magen-, Darm- und Blasenfisteln sich durch den

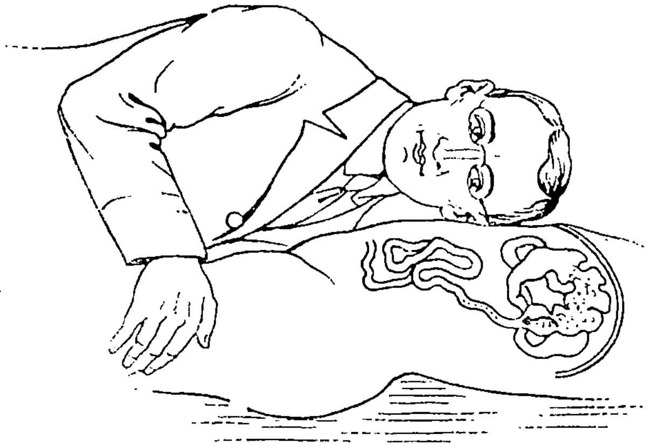

Abb. 307. Auskultation des Abdomens, z. B. bei Darmverschluß, ergibt Durchspritzgeräusche oder Plätschern bei abnormer Flüssigkeitsansammlung im Darm, oder völlige Ruhe bei Darmlähmung.

Geruch der austretenden Flüssigkeit (Magensaft, Galle, Kot, Urin) charakterisieren.

Die Messung orientiert uns über Länge und Umfangs-
verschiedenheit, über Verschiebung gewisser Gebilde gegeneinander (Abb. 308).

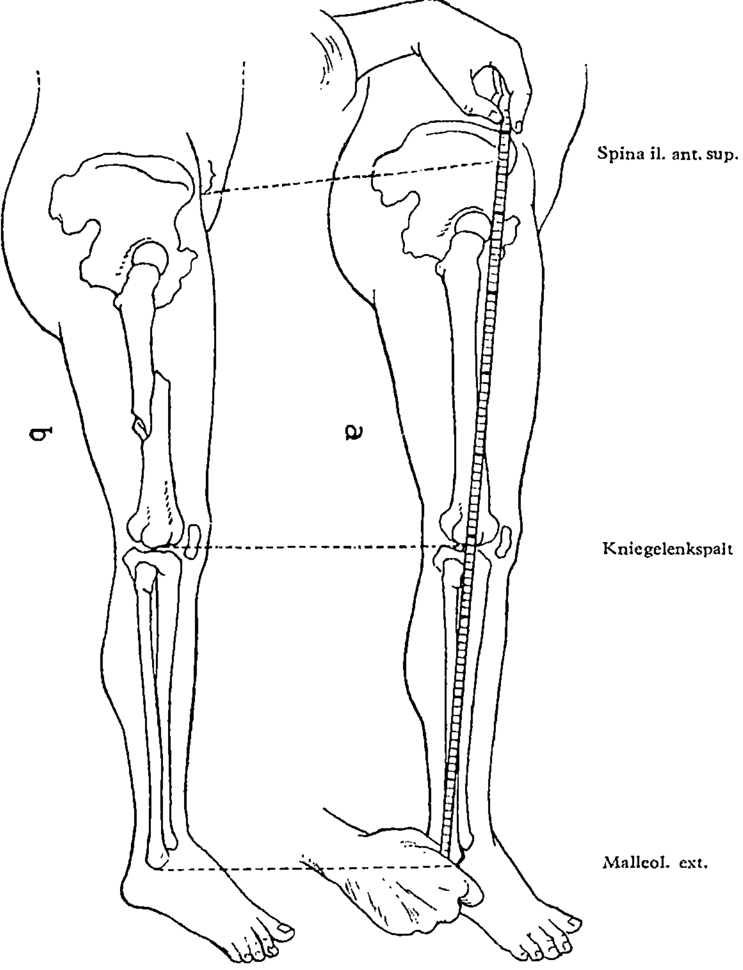

Abb. 308. Vergleichende Messung zweier Unterextremitäten; a normal, b Verkürzung des Oberschenkels.   Messungen müssen von möglichst genau fixierten
— meist Knochen- — Punkten ausgehen, z. B. Spina iliaca ant. sup., oberer
Rand des Troch. major, Kniegelenkspalt, Mall. ext. od. int.

Bei krankhaften Veränderungen am Becken bzw. an der Hüfte spielt die
Roser-Nélatonsche Linie eine große Bedeutung (Abb. 310). Sie verbindet Spina

iliaca ant. sup. mit Tuber ischiadic. und tangiert dabei den Trochanter major. Jeder Trochanterhochstand zeigt uns krankhafte Veränderungen im Bereiche des

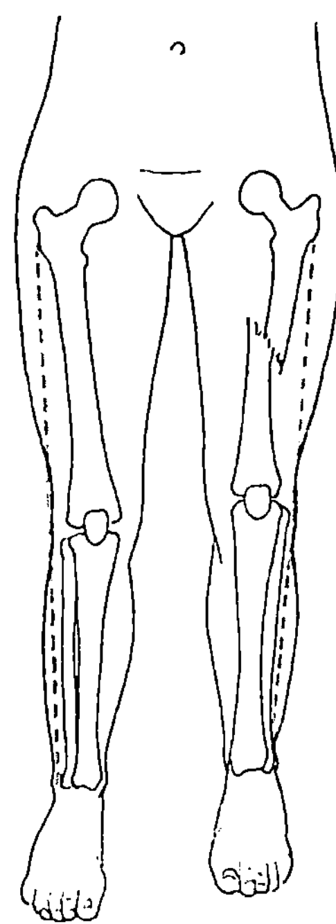

Abb. 309. Reelle Verkürzung des Oberschenkels bei schlecht geheiltem Bruch des l. Femurs.

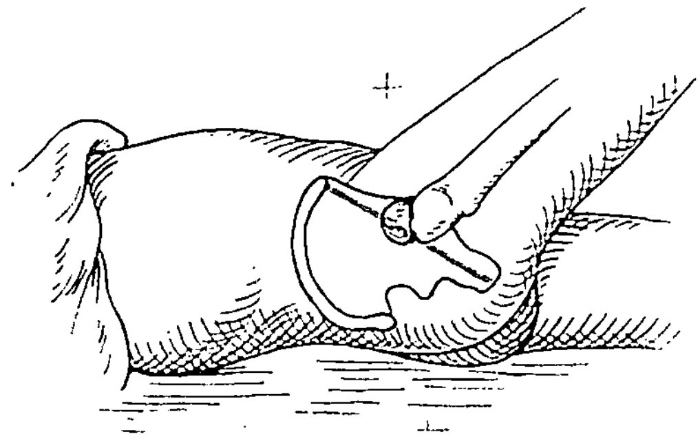

Abb. 310. Roser-Nélatonsche Linie. Verbindung zwischen Spina iliaca ant. sup. und Tuber ischiadic.

Hüftgelenks (Verrenkungen (Abb. 311, 316), Zerstörungen des Gelenks) (Abb. 312), Schenkelhalsfraktur (Abb. 313) oder Verbiegung im Bereiche des Schenkelhalses — kleinerer Winkel zwischen Hals und Schaft (Coxa vara) — (Abb. 314) an. Vgl. dazu Abb. 315.

Das Trendelenburgsche Phänomen bei Hüfterkrankungen stützt sich darauf, daß normalerweise das Becken durch beide unteren Extremitäten gestützt wird. Wird der eine Unterstützungspunkt weggenommen, ein Bein gehoben (beim Gehen) (Abb. 317), so vermögen die normale Hüftmuskulatur und der Bänderapparat das Becken und den Oberkörper in der Horizontalen zu halten. Kann die Muskulatur diese Funktion nicht ausüben entweder dadurch, daß sie erkrankt ist, oder aber daß die Ansatz-

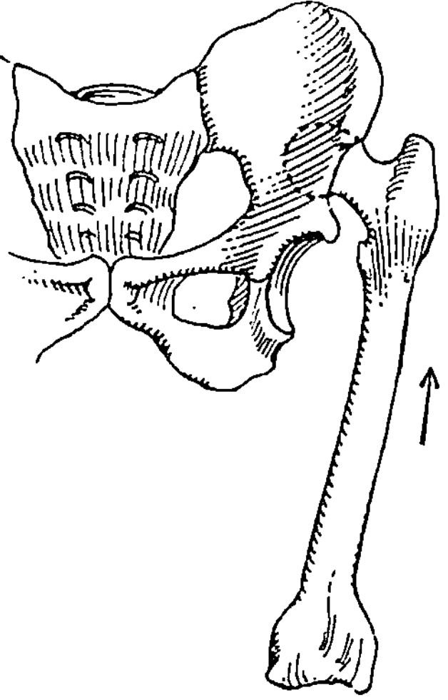

Abb. 311. Hochstand des Trochanters bei Lux. coxae iliaca; Kopf und Trochanter nach oben an abnorme Stelle getreten, Pfanne leer.

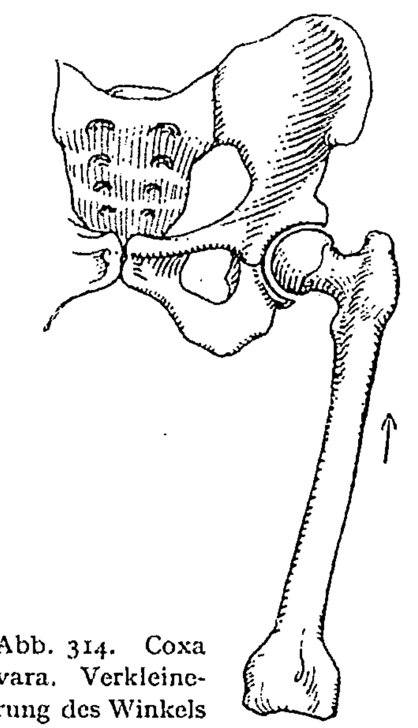

Abb. 312. Zerstörung der Hüftgelenk-
pfanne und Höhertreten des Kopfes mit
dem Trochanter (z. B. bei Coxitis tbc.).

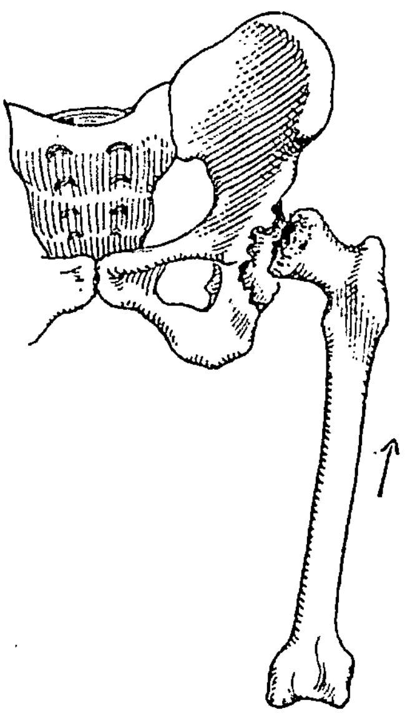

Abb. 313. Schenkelhalsfraktur.
Höherrücken des Schaftes mit dem
Trochanter durch Muskelzug.

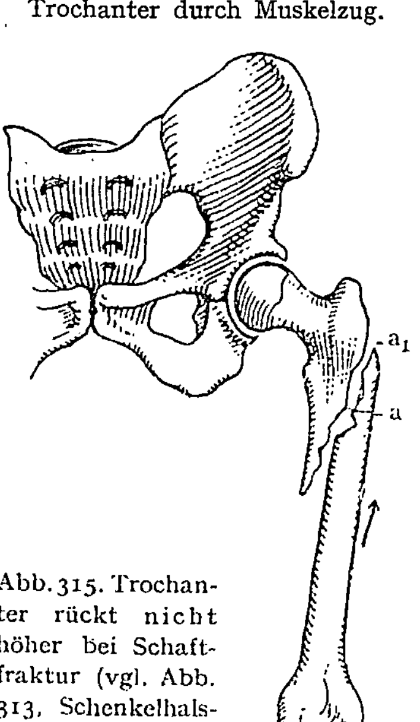

Abb. 314. Coxa
vara. Verkleine-
rung des Winkels
zwischen Schenkelhals und Schaft, wodurch der Trochanter höher rückt.

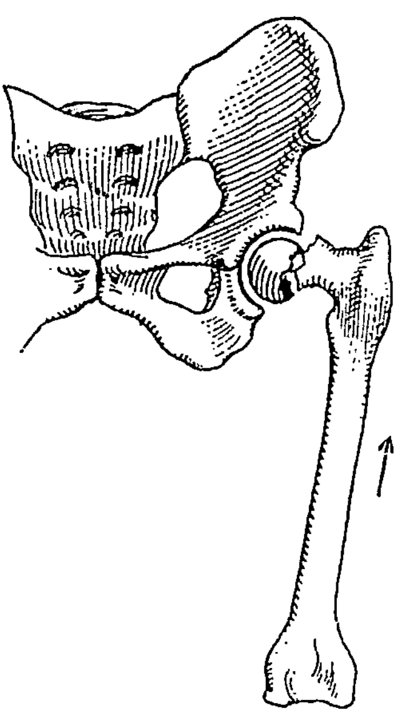

Abb. 315. Trochan-
ter rückt nicht
höher bei Schaft-
fraktur (vgl. Abb.
313, Schenkelhals-
bruch). a_1 gehört
auf Höhe von a. Verschiebung
liegt unterhalb des Troch. maj.

punkte sich wesentlich genähert haben (d. h. der Muskel zu lang geworden wie dies bei der Lux. coxae der Fall ist), dann kommt

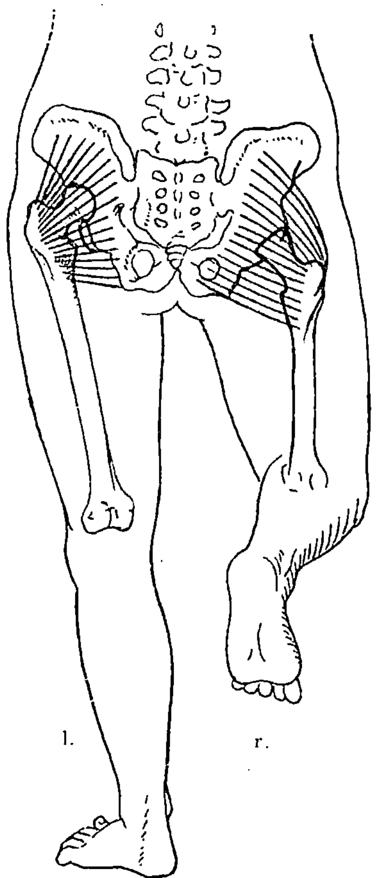

Abb. 316. Lux. coxae sin. Trendelenburgsches Phänomen. „Herabfallen" der nicht unterstützten (r.) Hüfte wegen mangelhafter Fixationsmöglichkeit des Beckens auf der anderen (l.) Seite infolge Näherrückens der Muskelansatzstellen der Mm. glutaei (vgl. Abb. 317).

es zur Senkung des Beckens und Oberkörpers nach der anderen Seite (watschelnder Gang) (Abb. 316, 317).

Die Messung stellt Zu- und Abnahme des Körpergewichts fest, womit wir einen Überblick über den allgemeinen Zustand,

über den Verlauf einer Erkrankung und über den Erfolg der
Behandlung gewinnen.

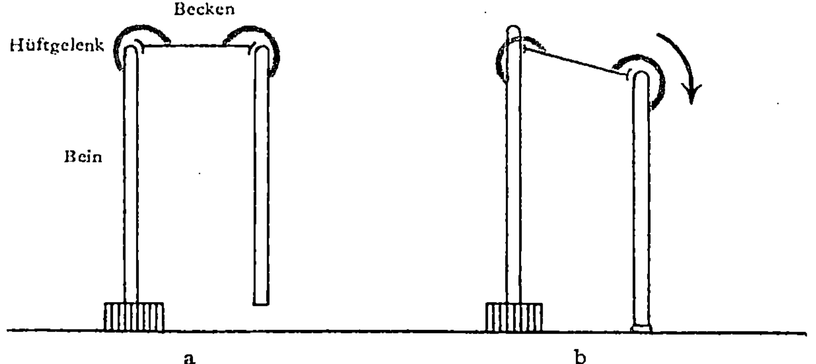

Abb. 317. Schema zur Erklärung des Trendelenburgschen Phänomens, bei Lux.
coxae cong. a normaler, b pathologischer Zustand, wo Punkt 2 näher an 1 her-
angerückt, daher Unwirksamkeit der Muskelaktion, die das Becken nicht in
horizontaler Lage halten kann.

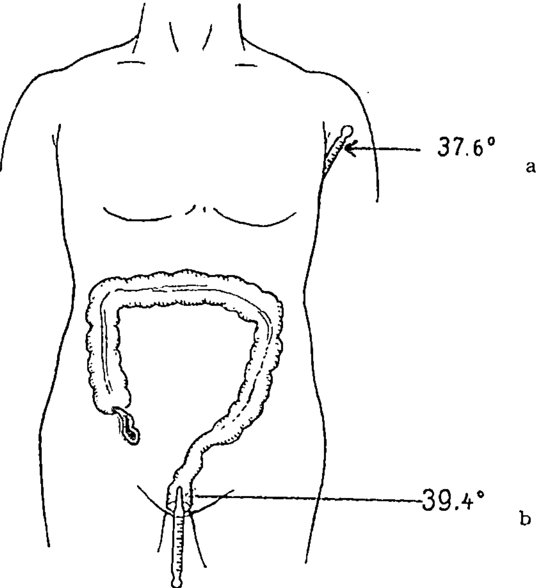

Abb. 318. Temperaturmessung. a unter der
Achsel, b im Mastdarm. Divergenz, z. B. bei ent-
zündlichem Prozeß im Unterbauch (Appendicitis).

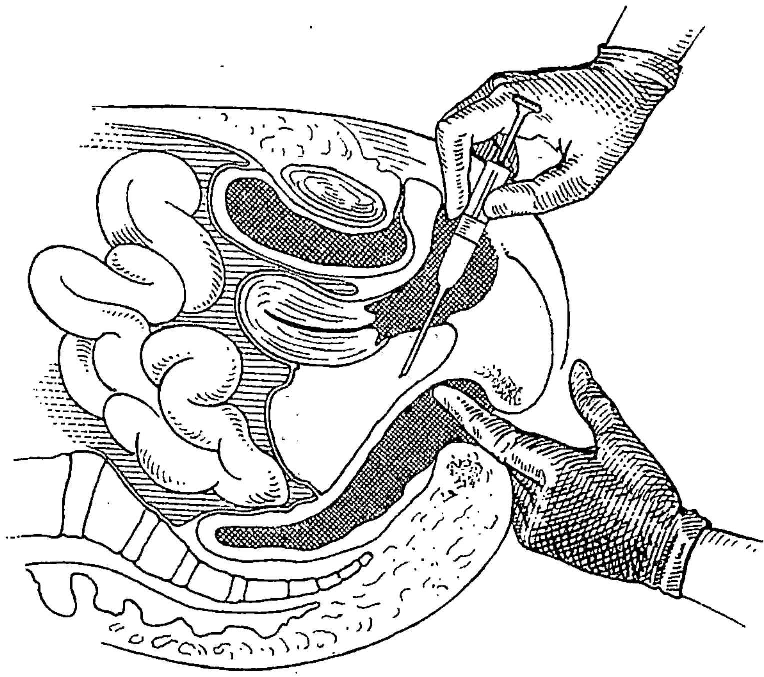

Abb. 320. Nachweis eines krankhaften Befundes im Douglas (l. Zeigefinger). Probepunktion von der Vagina aus ergibt Eiter.

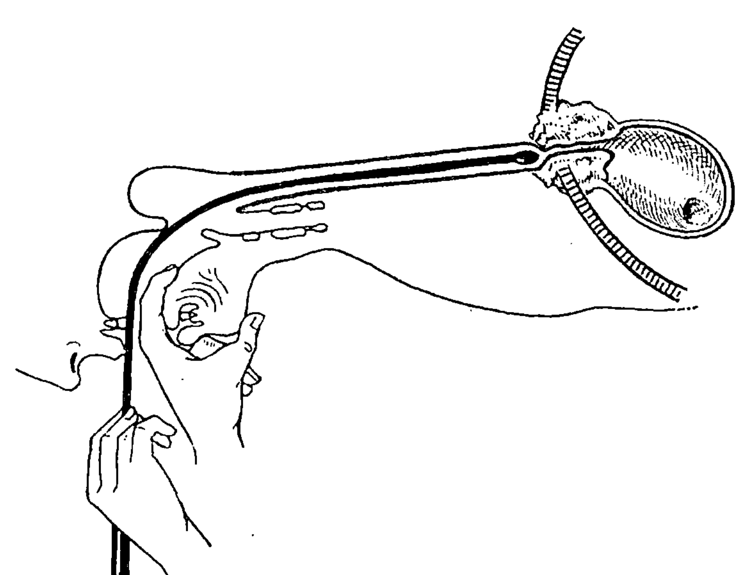

Abb. 319. Sondierung ergibt Tiefe des Hindernisses (z. B. bei der Speiseröhre Sitz eines Gewächses).

Als besondere Art spielt die Temperaturmessung eine Rolle, die uns, wie früher schon gesagt, Schlüsse auf die Art der Erkrankung und über den Wundverlauf und ähnliches mehr ziehen läßt (Abb. 318).

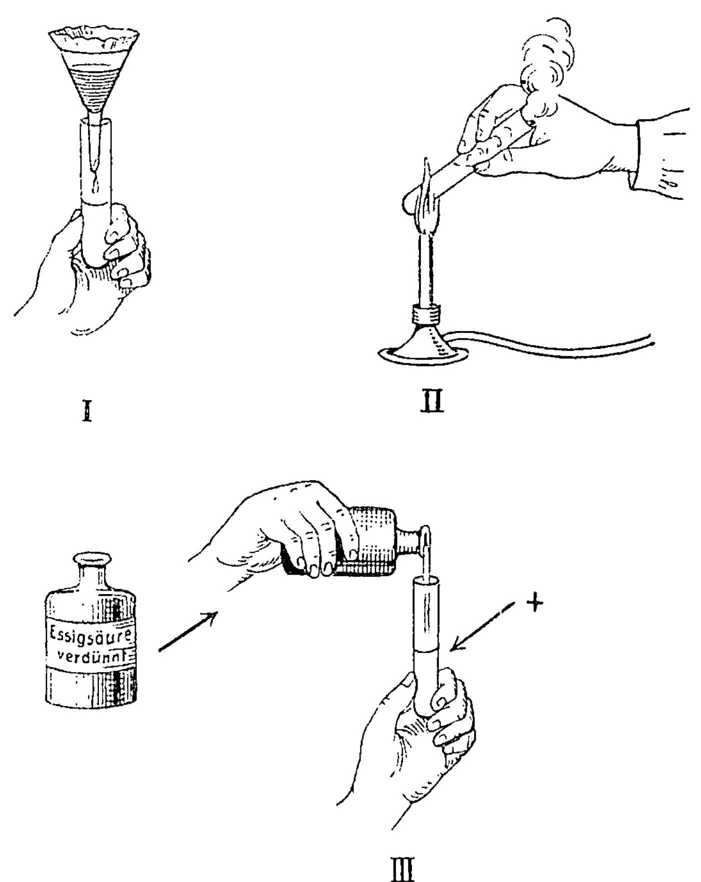

Abb. 321. Untersuchung des Urins auf Eiweiß. I Filtrierung. II Erwärmung. III Zusatz von einigen Tropfen konz. Essigsäure führt zur Ausfällung von Eiweiß, ergibt also eine Trübung.

Bei Hohlorganen kann uns die Sondierung (Abb. 319) über Verengerungen oder krankhafte Ausstülpungen Aufschluß geben.

Eindeutiger ist die Spiegeluntersuchung, die uns durch die Einführung entsprechender Hohl- oder Prismenspiegel die

Hohlräume ableuchten und Veränderungen an ihrer Wandung und in ihrem Innern erkennen läßt.

Endlich ist die Röntgendurchleuchtung und das Röntgenbild als letzte Untersuchungsmethode noch zu erwähnen. Sie soll erst nach gründlicher klinischer Untersuchung erfolgen, kann

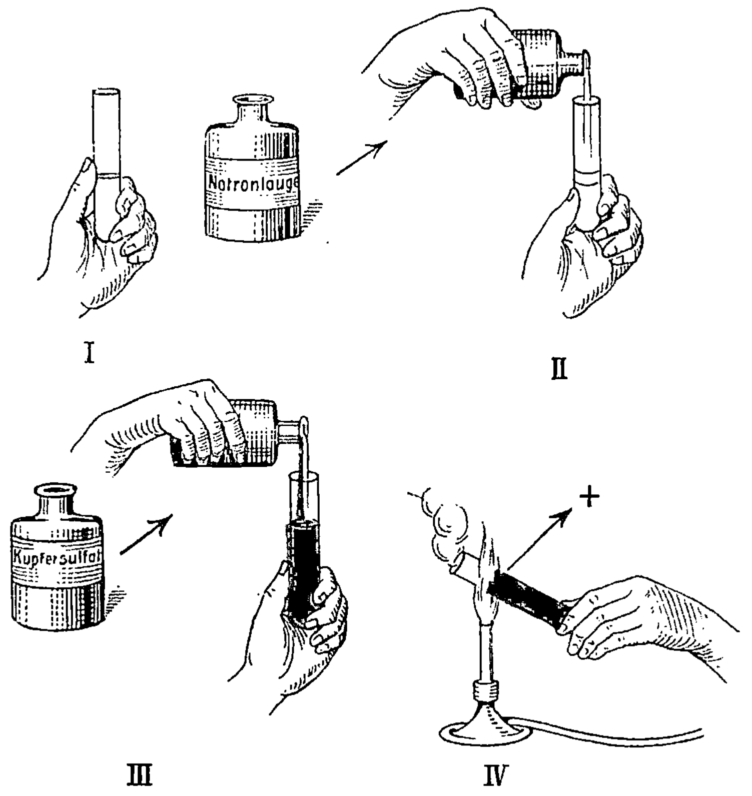

Abb. 322. Nachweis von Zucker im Urin mit Trommerscher Probe. III Rotfärbung zeigt Anwesenheit von Zucker.

uns bei den Knochen- und Gelenkerkrankungen, aber auch bei der Erkrankung innerer Organe mit Hilfe von Kontrastmitteln manchen genaueren Aufschluß über die vorliegende Erkrankung geben.

Bei Verdacht auf Flüssigkeitsansammlung findet die Probepunktion Anwendung. Sie gibt uns auch über Art und Menge derselben Aufschluß (Abb. 320). Auch gestattet sie uns deren chemische, bakterielle und histologische Untersuchung.

Natürlich wird man Ex- und Sekrete chemisch und mikroskopisch untersuchen, da damit Aufschlüsse über die Funktion der betr. Organe zu erhalten sind (Abb. 321, 322).

Eine genaue cytologische, bakteriologische und serologische Blutuntersuchung ist bei der Diagnose zahlreicher Erkrankungen von ausschlaggebender Bedeutung, und darf deshalb nicht unterlassen werden (Abb. 133).

Sachregister.